Das Bild der Masern auf der äußeren Haut

Von

Dr. Clemens Frh. von Pirquet
o. ö. Professor der Kinderheilkunde an der Universität Wien.

Mit 456 Originalzeichnungen des Verfassers,
14 anderen Textfiguren und 8 Tafeln.

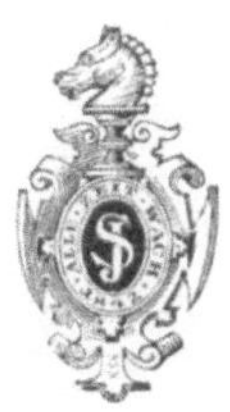

Springer-Verlag Berlin Heidelberg GmbH

1913

Additional material to this book can be downloaded from http://extras.springer.com.

ISBN 978-3-662-24392-3 ISBN 978-3-662-26513-0 (eBook)
DOI 10.1007/978-3-662-26513-0

Softcover reprint of the hardcover 1st edition 1913

Sonderabdruck aus der Zeitschrift für Kinderheilkunde
Orig. Bd. VI, H. 1/3.

Inhalts- und Abbildungsverzeichnis.

Einleitung.

Bevor ich auf das eigentliche Thema eingehe, will ich darlegen, aus welchen Gesichtspunkten ich das Bild der Masern auf der äußeren Haut einem genauen Studium unterzog.

Vor zehn Jahren hatte ich die Beobachtung gemacht, daß krankhafte Erscheinungen nach der Reinjektion artfremden Serums sofort eintreten können, während nach der erstmaligen Injektion eine längere Inkubationszeit zwischen Injektion und Krankheitserscheinungen verstreicht. Ich hatte aus dieser Beobachtung den allgemeinen Schluß gezogen, daß die Inkubationszeit bei gewissen Krankheiten nicht, wie man bis dahin angenommen hatte, von der Vermehrung der Infektionserreger im Körper abhängig sei, sondern von der Ausbildung von antikörperartigen Reaktionsprodukten: die Krankheit träte dann ein, wenn diese Reaktionsprodukte (Ergine) im Organismus erscheinen und mit der körperfremden Substanz in Wechselwirkung treten. Als Beweise führte ich außer den Serumerscheinungen Vaccination, Blattern und Masern, ferner die Tuberkulinreaktion an[1]).

Ich machte mich nun gemeinsam mit B. Schick[2]) daran, zunächst das Krankheitsbild, das nach Einverleibung artfremden Serums auftritt, zu studieren. Wir gaben ihm den Namen „Serumkrankheit" und wiesen nach, daß die dabei zu konstatierenden Krankheitszustände sich nach der Zeit ihres Auftretens in normalzeitige, sofortige und be-

[1]) C. v. Pirquet, Zur Theorie der Infektionskrankheiten. Überreicht in der Sitzung der math.-naturw. Klasse der Kaiserl. Akademie d. Wissensch. in Wien am 2. IV. 1903; Akadem. Anzeiger VI über die Sitzung vom 13. II. 1908.

[2]) C. v. Pirquet u. B. Schick, Zur Theorie der Inkubationszeit. Wiener klin. Wochenschr. 1903, Nr. 26 u. 45.

schleunigte Reaktionen trennen lassen[1]). Zur klinischen Bezeichnung der ganzen Erscheinungen der veränderten Reaktionsfähigkeit des Organismus führte ich den Ausdruck „Allergie" ein[2]).

Der nächste Punkt in der Reihe war das Studium der Vaccination. Ich wies nach, daß bei wiederholter Vaccination dieselben zeitlichen Gesetze gelten wie bei der Reinjektion von Serum[3]) und beobachtete eingehend die Klinik der Vaccination, der Revaccination und der vaccinalen Hautausschläge[4]). Zur Erklärung dieser Ausschläge und aus dem Vergleiche mit dem Blatternexanthem nach inokulierter Variola formte ich eine Theorie des Blatternexanthems[5]), auf die ich im folgenden ausführlich zurückkommen werde, weil ich sie auch zur Erklärung des Masernexanthems heranziehe.

Das Studium der Tuberkulose unter den an der Serumkrankheit und der Vaccination gewonnenen Voraussetzungen führte mich zur Methode der cutanen Tuberkulinreaktion[6]).

Nun blieben von dem im Jahre 1903 aufgestellten Programme noch die Masern übrig. Das Verhältnis von Masern und Tuberkulose hatte ich schon bei der cutanen Tuberkulinreaktion berührt[7]) und ich bereitete mich zu dem Thema vor, indem ich für Nothnagels Handbuch den Artikel Masern von Jürgensen einer Durcharbeitung unterzog[8]). Nunmehr ging ich daran, die Studien über den Hautausschlag der Masern, die ich seit 1903 nebenbei betrieben hatte, zusammenzufassen

---

[1]) C. v. Pirquet u. B. Schick, Die Serumkrankheit. Deuticke, Wien 1905.

[2]) C. v. Pirquet, Allergie, Münch. med. Wochenschr. 1906, 30.

[3]) Zur Theorie der Vaccination. Verhandl. d. Gesellsch. f. Kinderheilk. in Kassel 1903. — Die frühzeitige Reaktion bei der Schutzpockenimpfung. Wiener klin. Wochenschr. 1906, 28. — Ist die vaccinale Frühreaktion spezifisch? Wiener klin. Wochenschr. 1906, 47.

[4]) Klinische Studien über Vaccination und vaccinale Allergie. Deuticke, Wien 1907.

[5]) Eine Theorie des Blatternexanthems. Wiener klin. Wochenschr. 1907, 9.

[6]) Die Allergieprobe zur Diagnose der Tuberkulose des Kindesalters. Wiener med. Wochenschr. 1907, 28.

[7]) Das Verhalten der cutanen Tuberkulinreaktion während der Masern. Deutsche med. Wochenschr. 1908, 30.

[8]) Jürgensen-Pirquet, Masern. Hölder, Wien 1911. — Neuere Erfahrungen über Masern: Jahreskurse f. ärztl. Fortbildung. Lehmann, München, Okt. 1911.

und mit den übrigen Beobachtungen und Theorien in Vereinigung zu bringen.

Methoden der Registrierung des Masernexanthems.

Die Reaktion der Vaccine auf der äußeren Haut läßt sich von Tag zu Tag verfolgen, zeichnen und messen. Auf diese Art lassen sich regelmäßige Kurven des Ablaufes der Papille und Area gewinnen, von denen auf die Gesetze der Krankheitsentwicklung Rückschlüsse möglich sind. Ich wollte nun zunächst in gleicher Weise den Ablauf des Masernexanthems in den einzelnen Efflorescenzen beobachten.

Die anfangs befolgte Technik der Registrierung war die folgende: Auf der Haut eines Masernkranken wurden mit Tinte Punkte in der Distanz von 10 mm aufgetragen, und der dazwischen vorhandene oder auftretende Ausschlag in Abständen von Stunden oder Tagen abgezeichnet.

Fall 1. K., Hedwig, 2 Jahre alt. Aufgenommen in die Wiener Universitäts-Kinderklinik am 28. XII. 1906.

Unwohlsein und Husten seit 4, Schnupfen seit 3, Ausschlag seit 2 Tagen. Temperaturmaximum (in der klinischen Beobachtung) am 29. XII.: 39,5, danach lytischer Abfall.

29. XII. 3 Tage nach Beginn des Exanthems: Mittelfleckiger, dunkelroter Ausschlag reichlich im Gesicht, spärlich an den Extremitäten. Außenseite der Unterarme und Unterschenkel frei.

29. XII. Um 11^{30} erste Zeichnung, nochmals um 2^{30}.

30. XII. 10 vormittags dritte und 31. XII. vierte Zeichnung.

Je eine Hautstelle von 9 qcm auf Stirne, Brust, Bauch, Oberschenkel, und eine von 4 qcm auf dem Unterarm wurden gezeichnet.

Nur die letztere Stelle ist hier wiedergegeben, weil sie am besten verfolgt wurde. Die Figuren wurden schematisch gehalten, um vorläufig nur einen Begriff davon zu geben, welche Veränderungen die Efflorescenzen durchmachen.

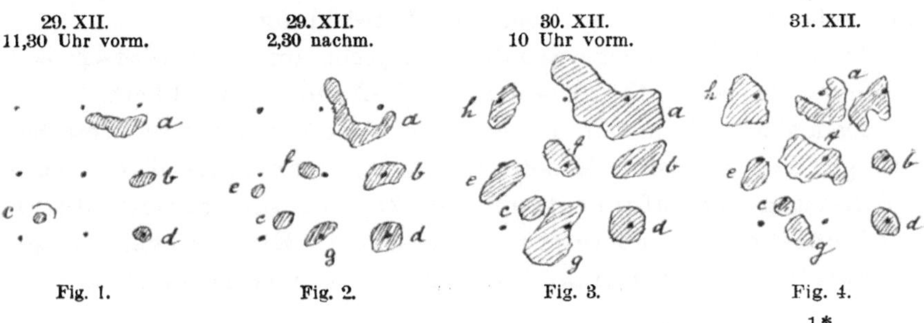

Fig. 1. Fig. 2. Fig. 3. Fig. 4.

Auf der ersten Figur sehen wir in der Nähe der 9 Punkte 4 Effloreszenzen von verschiedener Größe (*a*—*d*). Sie waren unscharf begrenzt, nur die Stelle *c* hatte eine deutlich umrissene Kontur und war von einem anämischen Hofe umgeben.

In Fig. 2 (3 Stunden später) sind alle diese Efflorescenzen angewachsen und außerdem drei neue entstanden, (*e*—*g*).

Am nächsten Tage (Fig. 3) ist bei allen ein erhebliches Anwachsen zu konstatieren; nur noch ein neuer Punkt *h* ist hinzugetreten.

Noch einen Tag später (Fig. 4) finden wir keine neue Efflorescenz, aber noch eine Vergrößerung bei *f* und *h*, während *b*, *c*, *d*, *e* und *g* sich verkleinern, *a* eine Art von Zerfallsprozeß mitmacht.

Die Masernflecke sind nicht so scharf abgegrenzt wie die Vaccine, und die Zeichnung der Konturen ist immer einer bedeutenden Willkür unterworfen. Auch die im folgenden Falle ausgeübte Messung der Flecke ist dementsprechend nicht als eine genaue zu bezeichnen.

Fall 2. K., Karoline, 8 Jahre alt. Aufgenommen am 25. XII. 1906.

Husten seit 8, Kopfschmerzen, Schnupfen, Fieber seit 3 Tagen. Ausschlag am 25. XII. morgens. Temperaturverlauf: 25. und 26. XII. Fieber bis 39,8, dann kritischer Abfall.

Messung einzelner Flecke:

	26. XII. 10^{45} mm	1^{00} mm	4^{00} mm	27. XII. vorm. mm	28. XII. vorm. mm
a Bauch	3	3	3	6 : 4	diffuse Rötung
b	10 : 4	10 : 6	11 : 6	blasser	
c	5 : 6	5 : 6	6 : 5	4 : 3	
d linker Oberschenkel	2	3 : 2	3 : 3	10 : 6	
e	1	2	1 : 5	6 : 7	
f	1	2	3 : 4	6 : 10	

Die schon anfangs großen Efflorescenzen am Bauche wachsen in der Beobachtungszeit nicht mehr an (*b*), verkleinern sich sogar (*c*); nur das anfangs kleine *a* zeigt noch eine Entwicklung.

Die etwas frühzeitiger abgefaßten Stippchen am linken Oberschenkel wachsen von einem Durchmesser von 1—2 mm auf 6 : 10 mm.

Damit war die in den meisten Lehrbüchern vermerkte Lehre bestätigt, daß sich der Masernausschlag einerseits durch Vergrößerung der aufgetretenen Flecke und andererseits durch Aufschießen neuer Elemente ausbreitet. Eine kurvenmäßige Darstellung des Verlaufes der Einzelefflorescenz schien aber angesichts der Schwierigkeiten einer exakten Größenbestimmung nicht durchzuführen.

Mein Interesse wandte sich deshalb dem Auftreten des Ausschlages als Ganzes zu: in welcher Weise er nach und nach die einzelnen Regionen des Körpers befällt, und in welcher Zeit er den ganzen Ablauf durchmacht.

Zu diesem Zwecke mußte die ganze äußere Decke beobachtet werden.

Dies wollte ich nun zunächst auf dem Wege der Photographie erreichen. Bei unpräparierter Haut erwies sich aber die Photographie als nicht deutlich genug, um die Exanthemflecke scharf zur Darstellung zu bringen. Ich griff deshalb zu dem Hilfsmittel, die Exanthemflecke zuerst zu bemalen und dann die Haut zu photographieren.

Ein Versuch in dieser Richtung wurde an Johann G. unternomen.

Fall 3. Johann G., 4 Jahre alt. Wegen nephritischer Ödeme aufgenommen am 19. V. 1906.

Nach fast einjährigem Spitalsaufenthalte erfolgt eine Hausinfektion mit Masern. 10. III. 1907 Fieber. 13. III. Koplik sche Flecke. 14. III. abends beginnt das Exanthem. Am 15. III. werden die Efflorescenzen der Beine mit verschiedenen Farben bemalt, danach photographiert.

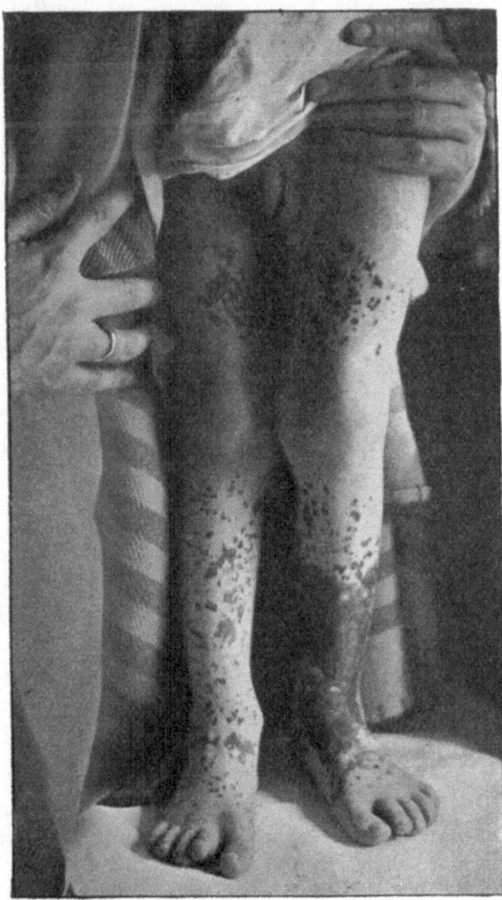

Fig. 5 (Fall 3).

Fig. 5. Das Bild zeigt an den Unterschenkeln Kolorierung mit Karbolfuchsin, am linken Oberschenkel mit Jodtinktur, am rechten mit schwarzer Tinte. Am deutlichsten tritt die Jodtinktur hervor, sie hat aber den Nachteil (wie alle alkoholischen Lösungen), daß sie auf der

Haut zerfließt, und die Flecke daher größer erscheinen als sie wirklich sind. Die schwarze Tinte ist gut verwendbar, färbt aber bei jeder Befeuchtung ab. So wurde weiterhin das wässerige Karbolfuchsin gewählt. Vor der Bemalung muß die Haut mit Äther entfettet werden, damit die Farbe haftet.

Auf dem Bilde sehen wir einen ausgebreiteten dichten, großfleckigen zur Konfluenz neigenden Ausschlag. Die Knie wurden nicht bemalt. Hier kann man ersehen, wie wenig das natürliche Exanthem auf der Photographie hervortritt.

Der linke Unterschenkel ist konfluierend gerötet. Hier war am 13. III., also 1 Tag vor dem Beginne des Exanthems, ein Senfumschlag appliziert worden. Dadurch wurde daselbst der Ausschlag reichlich hervorgerufen, eine Beobachtung, auf die wir später noch zurückkommen werden.

Fall 4. A., Vinzenz, 2 Jahre alt. Aufgenommen am 6. III. 1907 mit Ausschlag. (Photogramme auf Tafel I.)

Temperatur bis 39,3 (am 6. III.), allmählicher Abfall. Am 10. III. neuer Anstieg durch Bronchitis.

Am 7. III. vormittags ist das Exanthem konfluierend auf der Stirne, dünn gesät auf Stamm und Oberarmen; es fehlt noch auf Unterarmen und Beinen.

Das Exanthem der rechten Körperhälfte wird mit Karbolfuchsin (in wässeriger Lösung) gefärbt und dann photographiert.

Tafel I, Fig. 6 (Vorderansicht) läßt ein dichtes Exanthem an der Stirn erkennen, ein spärlicheres in der Umgebung des Mundes, auf Brust und Bauch.

Tafel I. Fig. 7 (Rücken): Dichtstehende Papeln bis zur Gegend der Cristae ilei herab. Das Sakraldreieck nimmt am Ausschlag teil. Auch der nicht bemalte Ausschlag der linken Rückenhälfte ist, wenn auch undeutlich, erkennbar.

Tafel I, Fig. 8 (Seitenansicht): Die Flanke ist ziemlich gleichmäßig besetzt, der Oberarm zeigt neben vielen kleinen einige größere Efflorescenzen.

Fall 5. S., Heinrich, 3 Jahre alt. Aufgenommen am 8. III. 1907 mit katharrhalischen Symptomen und Koplikschen Flecken. Das Exanthem tritt in der Nacht vom 10. auf 11. III. ein. Temperatur bis 12. III. um 39°, fällt nicht ganz ab (Otitis). (Photogramme auf Tafel II.)

Hier wurde der Versuch gemacht, nicht nur den einmaligen Befund, sondern auch die Entwicklung des Exanthems durch Bemalung des Körpers selbst zu registrieren: am 11. III. vormittags wurde der Ausschlag der rechten Körperhälfte mit Karbolfuchsin übermalt, nachmittags die hinzugekommenen Flecke mit Methylenblau. Am 12. III. wurde die linke Körperhälfte mit Karbolfuchsin bemalt.

Tafel II, Fig. 9 zeigt die linke, eben mit Karbolfuchsin bemalte Körperseite, $1^1/_2$ Tage nach Beginn des Masernexanthems. Wir sehen einen außerordentlich dichten, konfluierenden Ausschlag auf der Wange. Hand und Fußrücken sind ebenfalls stark besät, der übrige Körper weniger dicht, fast ganz gleichmäßig. Am linken Oberarme sieht man die kreisförmige Anordnung vieler Eftlorescenzen am Rande von Kuhpockennarben.

Tafel II, Fig. 10. Die Rückseite ergibt auch eine ziemlich gleichmäßige Verteilung. Nur die Gegend des Nates und der Fersen ist spärlich ergriffen.

Auf der rechten Körperhälfte sollte die Bemalung vom Vortage her einen Vergleich erlauben. Sie ist aber stark abgeschwächt und außerdem zeigt sich das unbemalte Masernexanthem daneben, so daß eine scharfe Scheidung nicht möglich ist.

Fall 6. Leopoldine K., 7 Jahre alt. (Photogramme auf Tafel III.)

Lag auf der inneren Abteilung seit 28. I. 1907 mit Verdacht auf Tbc. pulm. Tuberkulininjektionen. Positive Reaktionen an den Unterarmen.

12. III. 39,3. „Keine lokale Reaktion mehr. Keine Angina, kein Schnupfen, keine Koplik.“ (Verschwinden der Tuberkulinreaktion als erstes Masernzeichen.)

13. III., früh. Auftreten von Masernexanthem. Leichte Conjunctivitis. Coryza. Nasenbluten. Einige Koplik an der Unterlippe. Auf die Masernabteilung transferiert. Temperatur nachmittags 40,4.

14. III. Exanthem am ganzen Körper verbreitet. Temp. nachm. 38,8.

15. III. Exanthem nur mehr schwach sichtbar. Temp. nachm. 37,6.

18. III. Exanthem verschwunden. Temp. 37,2.

Am 13. III., etwa $^1/_2$ Tag nach Beginn des Exanthems wurde die Bemalung der linken Körperhälfte vorgenommen und die Photographie angefertigt.

Tafel III, Fig. 11. Im Gesichte ziemlich dichter Ausschlag, am Stamme spärlicher. Auch die Extremitäten sind schon beteiligt: auffallend ist, daß der Fußrücken reihenweise Efflorescenzen aufweist (Schuhdruckfalten). Auf dem Unterarme Flecken in der Gegend einer älteren Tuberkulinreaktion. Auf den Oberschenkeln sind kleinste follikuläre Rötungen zu sehen, die von einem anämischen Hofe umgeben sind, der sich von der (leicht cyanotischen) Grundfläche abhebt.

Tafel III, Fig. 12. Der Rücken ist recht dicht ergriffen bis zu einer

Linie, die ungefähr der Crista ilei entspricht. Dichte Efflorescenzen über und unter dem Ellenbogen, der selbst frei bleibt.

Fall 6a. Ein ähnliches Bild geben die Photogramme auf Tafel IV von Leopold P., vom 21. IV. 1907. (Krankengeschichte verloren.)

Hier ist das ganze Exanthem bemalt worden.

Tafel IV, Fig. 13 zeigt die Ausbreitung auf Gesicht und Brust; die Arme sind noch frei.

Tafel IV, Fig. 14 und 15 den Rücken. Das Exanthem ist mittelfleckig, ziemlich spärlich, doch mit Tendenz zur Gruppenbildung.

Die Nates sind noch fast ganz blank; an Ober- und Unterschenkeln zeigen sich wie auf der Vorderseite follikuläre Efflorescenzen mit anämischen Höfen.

Die Photographie hatte mich nicht sehr befriedigt. Abgesehen davon, daß sie in der schlecht beleuchteten Masernstation nur bei besonders günstigen Lichtverhältnissen und bei ruhigen Kindern Erfolg versprach, waren mehrere Aufnahmen notwendig gewesen, um jedesmal das Exanthem festzuhalten und diese Aufnahmen hätten doch auch wieder durch eine Zeichnung zu einem einheitlichen Bilde vereinigt werden müssen.

Darum zog ich es vor, eine Zeichnung gleich nach dem lebenden Objekte zu machen. Von vornherein war es klar, daß es sich hier nur um eine schematische Wiedergabe handeln konnte. Erst allmählich kam ich zu einer definitiven Darstellungsform, nach der dann gleichmäßig verfahren wurde.

Die Zeichnung hat den Vorteil vor der Photographie, daß sie die Abgrenzungen, die wichtig erscheinen, schärfer wiedergibt. Sie hat den Nachteil, daß sie notwendigerweise ungenau ist und daß sie nicht alle Details aufnehmen kann. Es kam mir zunächst hauptsächlich darauf an festzulegen, wo sich die ersten frischen Effloreszenzen finden und welche Körperstellen von Exanthem frei bleiben; eine genaue Darstellung des ausgebildeten, dichten Exanthems schien mir weniger wertvoll.

In der Zeichnung wurde das beginnende spärliche kleinfleckige Exanthem durch Punkte markiert, die größeren Flecken durch Kreise; dichtstehendes, bereits ausgebreitetes Exanthem wurde nur schraffiert. In der Dichte der Schraffen wurde die Intensität angedeutet: je dichter die Schraffen, desto intensiver. In der Lage der Schraffen wurde ferner die Hyperämie und Pigmentation versinnbildlicht. Ein frischer, hellroter Ausschlag vor jeder Pigmentierung wurde senkrecht schraffiert, der abblassende schräg, der ganz abgeblaßte Ausschlag endlich, an dem nur mehr geringe Hyperämie vorhanden ist, durch horizontale Schraffen. Das Schema, auf dem die Zeichnung mit roter Tinte ein-

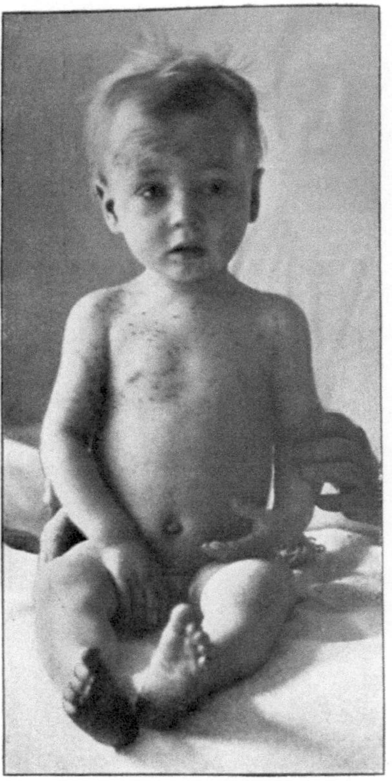

Fig. 6.

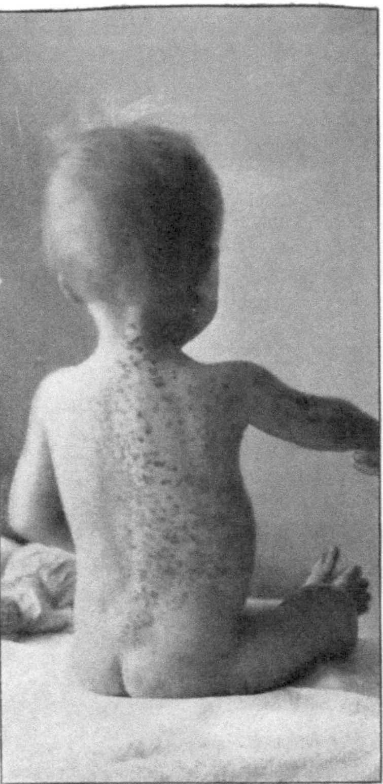

Fig. 7.

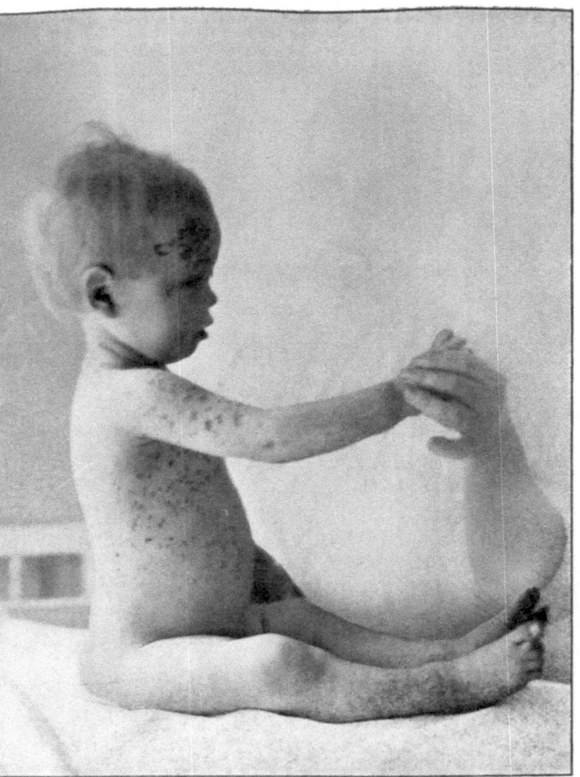

Fig. 8.

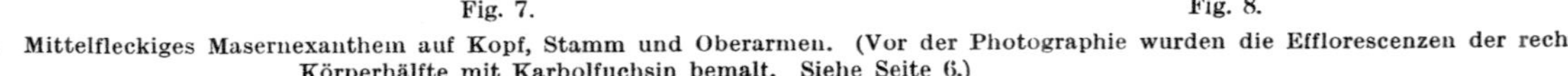

Fall 4. Zweijähriger Knabe. Mittelfleckiges Masernexanthem auf Kopf, Stamm und Oberarmen. (Vor der Photographie wurden die Efflorescenzen der rechten Körperhälfte mit Karbolfuchsin bemalt. Siehe Seite 6.)

Verlag von Julius Springer in Berlin.

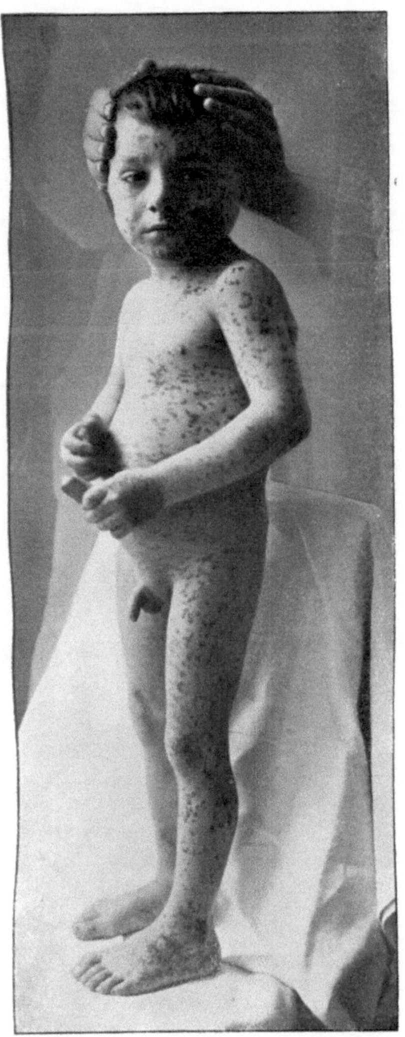

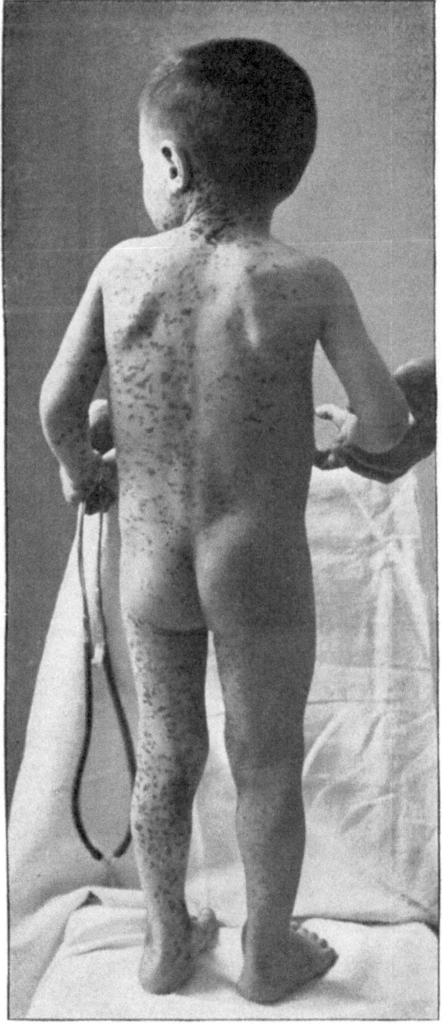

Fig. 9. Fig. 10.

Fall 5. Dreijähriger Knabe. Großfleckiger universeller Masernausschlag am zweiten Exanthemtage. Exanthem im Rande von Impfnarben auf der linken Schulter.
(Über die Bemalung siehe Seite 6.)

 Verlag von Julius Springer in Berlin.

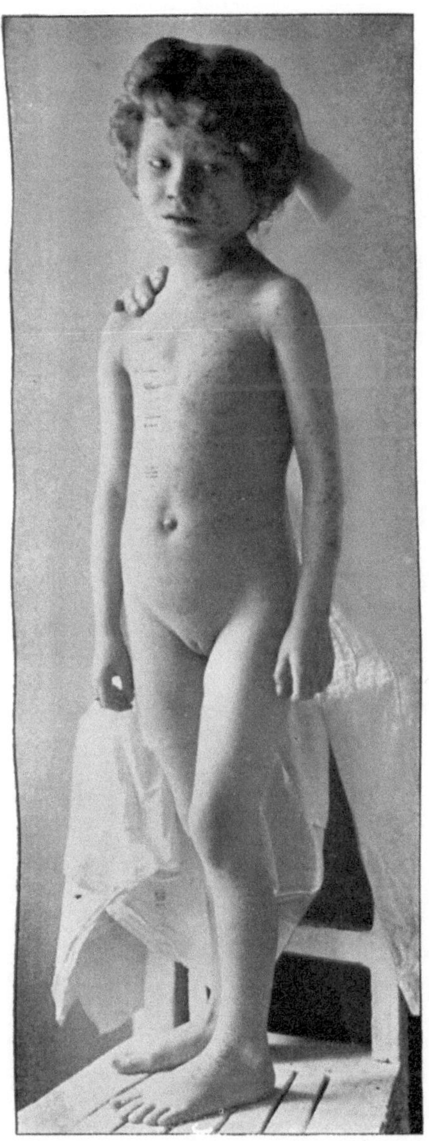

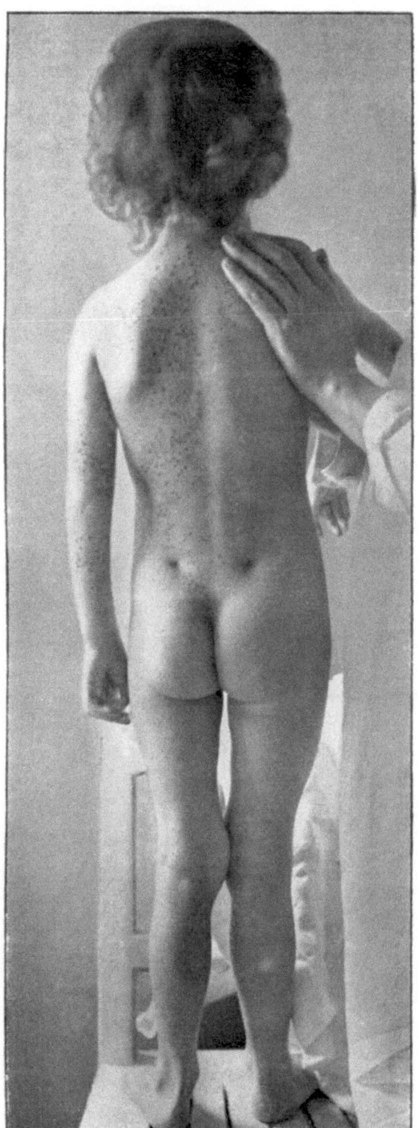

Fig. 11. Fig. 12.

Fall 6. Siebenjähriges Mädchen. Kleinfleckiger Masernausschlag 12 Stunden nach Beginn des Exanthems. Anämische Höfe um die follikulären Rötungen an den Beinen. (Linke Körperhälfte bemalt. Siehe Seite 7.)

Tafel IV.

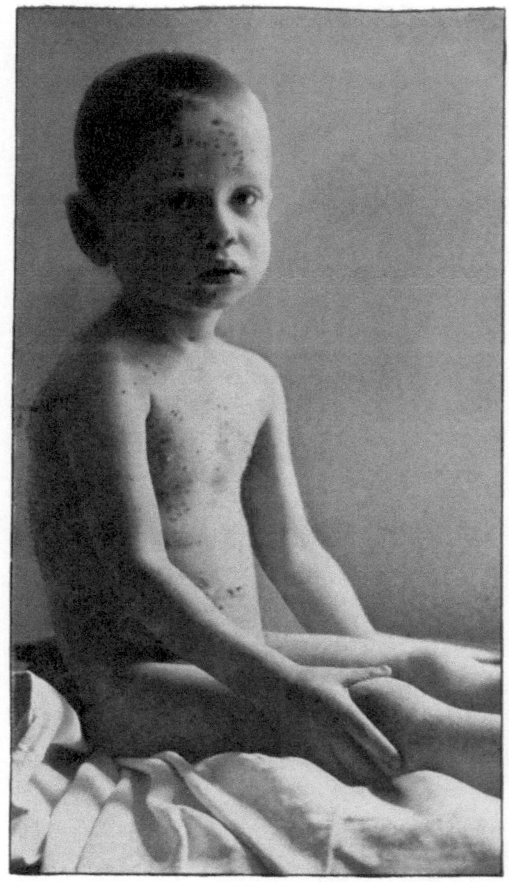

Fig. 13.

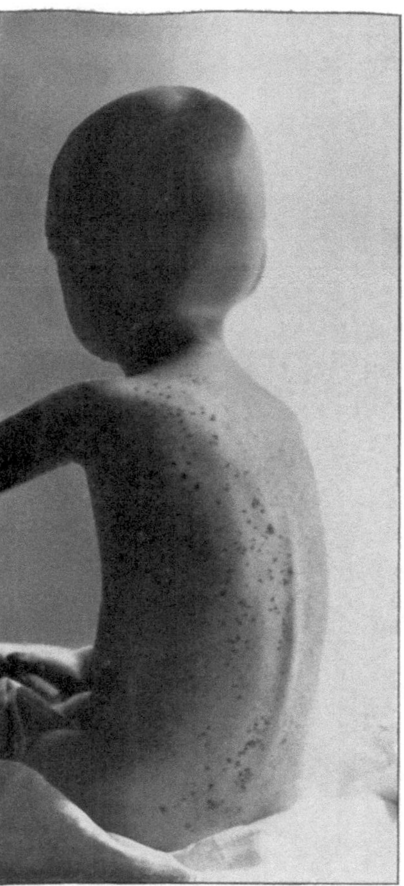

Fig. 14.

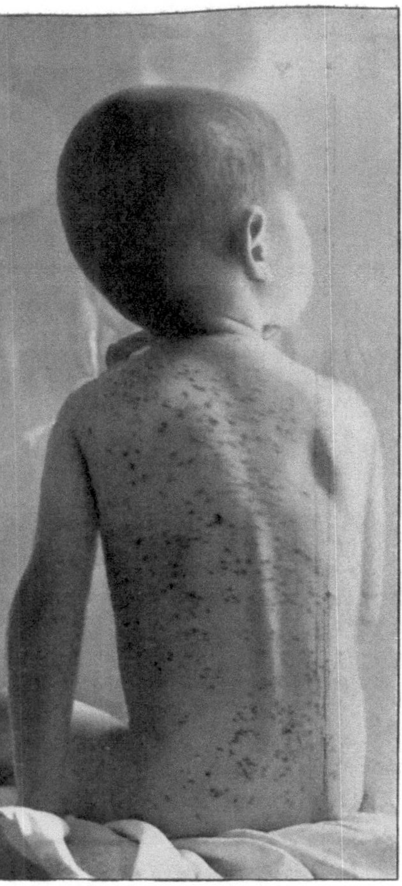

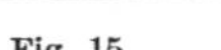

Fig. 15.

Fall 6a. Mittelfleckiger Ausschlag auf Kopf und Stamm. Beide Körperhälften bemalt (siehe Seite 7).

getragen wurde, ist von Erwachsenen genommen; eine Individualisierung nach den verschiedenen Stadien des Kindesalters wurde nicht gemacht.

In den meisten Fällen wurde täglich eine Zeichnung der Vorder- und Rückseite angefertigt, und zwar in den Vormittagsstunden. Sobald an der Ausbreitung nichts mehr Neues zu sehen war, wurde nicht mehr gezeichnet; die Serien umfassen gewöhnlich drei, seltener mehr Tage.

Alle Zeichnungen wurden von mir selbst ausgeführt. Die Reproduktion im Drucke erfolgte durch photographische Verkleinerung der Originalzeichnung auf $^1/_2$ der ursprünglichen Größe. Nur die Nebenfiguren sowie halbschematische Bilder wurden umgezeichnet.

Es wurden im Ganzen über 60 Fälle von Masern abgezeichnet, die zuerst gezeichneten 16 Fälle wurden jedoch in der Darstellung nicht wiedergegeben, weil hierbei noch nicht die definitive Technik befolgt worden war.

Zeichnung und Beschreibung von 46 Masernfällen.

Erklärung zu den Zeichnungen.

Die schematische Darstellung zeigt die Größe der einzelnen Exanthemflecke, die Dichte, Farbenintensität und Pigmentierung des Ausschlages.

1. Größe der Flecke (Fig. 16, obere Körperhälfte):

   kleinste Stippchen (1—2 mm Durchmesser): auf dem Schema: Punkte (*a*);
   mittelgroße Flecke (etwa 5—10 mm Durchmesser): kleine Kreise (*b*);
   große Flecke (über 15 mm Durchmesser): größere Kreise (*c*);
   konfluierende Flecke: schraffierte Flächen *d*.

2. Dichte des Ausschlages (Fig. 16, Oberschenkel):

   Bei spärlichem Exanthem sind nur Einzelefflorescenzen eingezeichnet (*a*—*d*); bei einigermaßen dichtem Exanthem ist Schraffierung verwendet. Je dichter der Ausschlag, desto näher sind die Striche aneinandergerückt (*e* sehr dichtes, *f* weniger dichtes Exanthem).

3. Intensität der Hyperämie (Fig. 16, Unterschenkel):

   Bei dichtem Exanthem ist die Intensität in der Schraffierung dadurch markiert, daß die einzelnen Striche um so dicker gezogen sind, je intensiver sich die entzündliche Rötung von der exanthemfreien Haut abhebt (*g* sehr intensiv rotes, *h* blaßrotes Exanthem).

Die Farbe und Intensität des vereinzelten, beginnenden Exanthems ist nicht ausgedrückt (meistens blaßrot, ohne jede Pigmentierung).

4. Farbe des Ausschlags (Fig. 17, obere Körperhälfte):

Die Beimischung von Pigmentierung und das allmähliche Verschwinden der Hyperämie ist durch die Richtung der Schraffen versinnbildlicht:

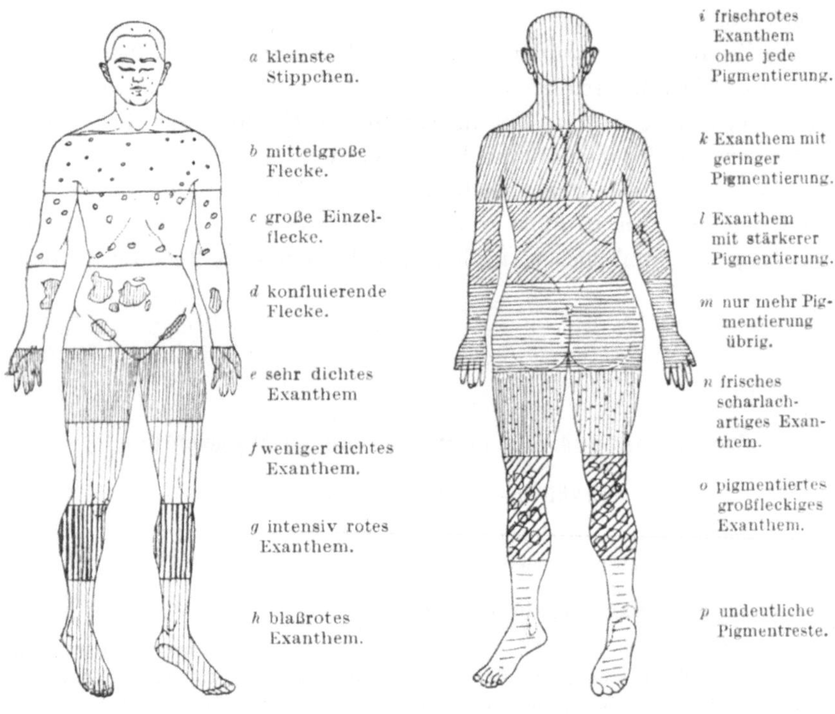

Fig. 16. Fig. 17.

Schematische Darstellung des Exanthems.

frischrotes Exanthem ohne jede Beimischung von gelber Pigmentierung: senkrechte Schraffen (*i*);

die Hyperämie verbindet sich mit Pigmentation: leicht gesenkte Schraffen (*k*);

die Pigmentierung tritt hervor, daneben besteht nur noch wenig Hyperämie: schräge Schraffen (*l*);

die Hyperämie ist vollständig verschwunden, nur noch Pigmentierung übrig geblieben: horizontale Schraffen (*m*).

Durch Verbindung dieser Zeichen läßt sich für dieselbe Körperfläche eine ziemlich genaue Beschreibung des Exanthems darstellen, z. B.:

dichtes, frisches, zartrotes Exanthem aus feinsten Stippchen bestehend (scharlachartig): enggestellte, dünne, vertikale Linien von Punkten durchsetzt (*n*);

wenig dichtes, aber intensiv gerötetes und schon pigmentiertes, aus großen Flecken zusammengesetztes Exanthem: weit voneinander abstehende, dicke, schräg gestellte Linien mit großen Kreisen (*o*).

Die Hyperämie ist ganz verschwunden, nur noch undeutliche Pigmentierung vorhanden: spärliche, dünne, horizontale Striche (*p*).

Beschreibung der Fälle:

Fall 7. H., Edgar, 4 Jahre alt. (Fig. 18—25 auf S. 12 und 13.) Aufgenommen am 31. XII. 1907.

Seit 2 Tagen Husten, Fieber. Conjunctivitis. 30. XII. Ausschlag. Mittelgroß. Mittelkräftig. Rachitisch.

Temperatur am 31. XII. bis 40,4; danach lytischer Abfall. Gezeichnet am 31. XII., 1. I., 2. I., 3. I.

Erste Zeichnung am 31. XII. 07. (Fig. 16 und 22.) Der Anamnese nach ist das Exanthem am Vortage aufgetreten, das Entwicklungsstadium (die „Exanthemzeit") wird daher als 2. Exanthemtag bezeichnet.

Wir sehen hier auf der Stirne die Reste der zuerst aufgetretenen Efflorescenzen; einen dichten, bereits abgeblaßten Ausschlag. Um den Mund und am Stamme ist der Ausschlag eben beginnend, frischrot, in der Mitte der Brust und an einzelnen Flächen der Bauchhaut so dichtstehend, daß er nicht durch Punktierung, sondern durch senkrechte Schraffierung markiert wurde. Das untere Bild zeigt, daß sich an der Beugeseite der Beine schon einige Effloreszenzen finden, während sonst die Extremitäten mit Ausnahme der Vorderseite der Oberschenkel noch ganz frei sind. Der Rücken erweist an den dichter besäten Stellen schon einen leicht abgeblaßten Farbenton. Die Kopfhaut (Fig. 22) ist mit einem Fragezeichen versehen und leergelassen, weil das Haar eine genaue Inspektion vereitelte.

Nach 24 Stunden (2 Tage nach Beginn des Exanthems) wurde die zweite Zeichnung angefertigt. (Fig. 19 u. 23.) Der Ausschlag ist nun bedeutend weiter fortgeschritten: die Arme sind ganz ergriffen, an den Beinen ist nur noch die Hinterseite der Füße frei, an der Vorderseite

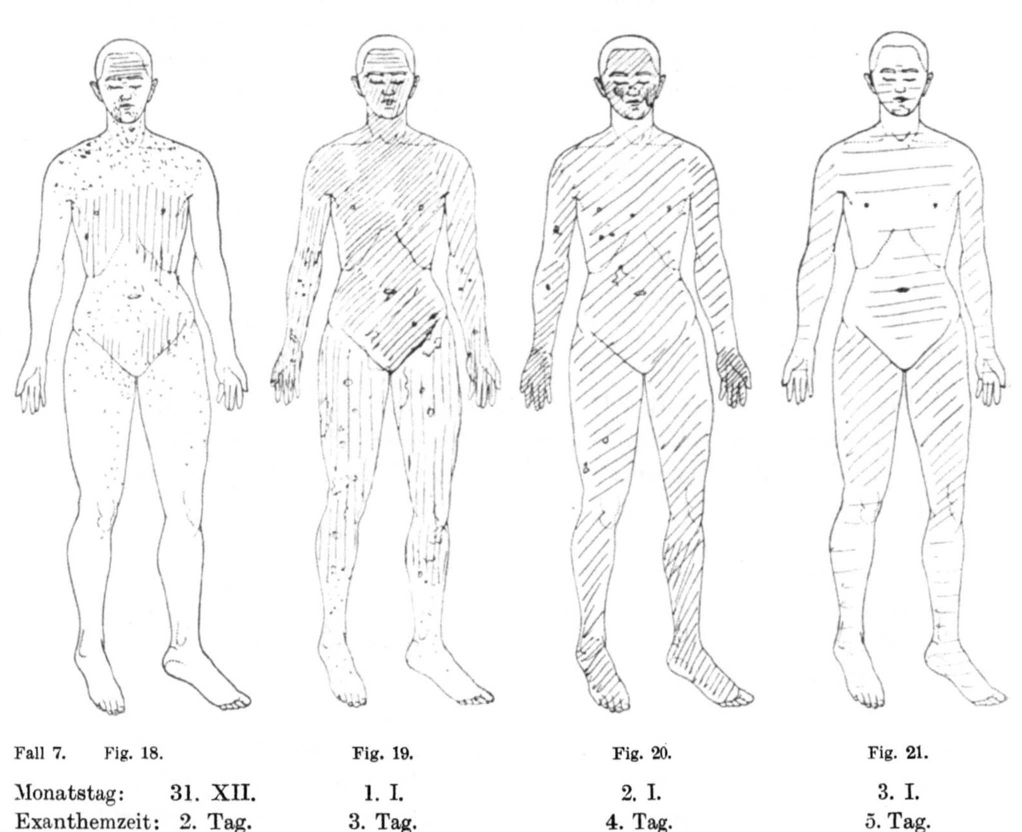

Fall 7. Fig. 18.	Fig. 19.	Fig. 20.	Fig. 21.
Monatstag: 31. XII.	1. I.	2. I.	3. I.
Exanthemzeit: 2. Tag.	3. Tag.	4. Tag.	5. Tag.

zeigen sich die kleinfleckigen Anfänge. Größere Efflorescenzen frischen Charakters finden sich an den Extremitäten, während der Rücken ganz abgeblaßt ist, der Rumpf und die Oberarme gleichfalls eine Abschwächung der Hyperämie zeigen. Die Nates verhalten sich ähnlich wie die Füße: an ihnen zeigen sich die ersten Spuren, scharf abgrenzbar von dem dichten älteren, ja abgeblaßten Exanthem der Lumbalregion.

Die dritte Zeichnung (vierter Exanthemtag, Fig. 20, 24) zeigt einen Rückgang der Hyperämie überall mit Ausnahme der zuletzt

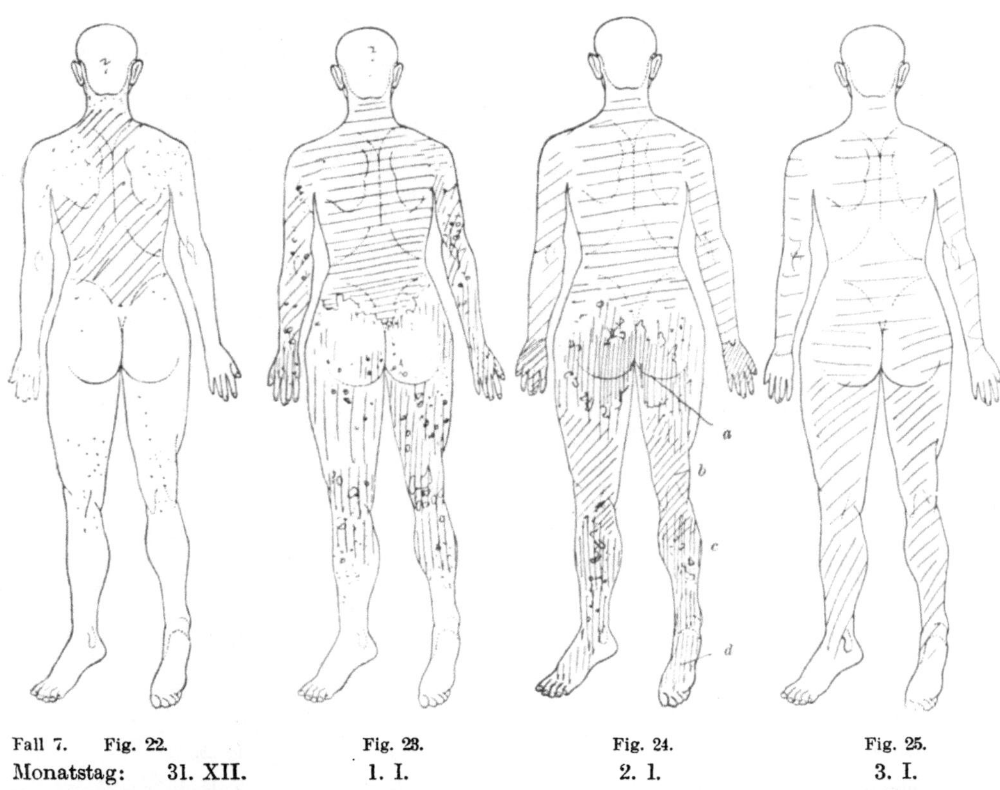

Fall 7.	Fig. 22.	Fig. 23.	Fig. 24.	Fig. 25.
Monatstag:	31. XII.	1. I.	2. I.	3. I.
Exanthemzeit:	2. Tag.	3. Tag.	4. Tag.	5. Tag.

Anm. *a* diffus hochrote, scharf begrenzte Fläche, *b* violett, *c* kleinfleckig, scharlachartig, *d* diffus gerötet.

noch ausgesparten Stelle: die Unterschenkel und die Nates sind hellrot, mit größeren, intensiven Efflorescenzen, die dem Stadium der übrigen Extremitäten am Vortage entsprechen.

Auf der vierten Zeichnung (5. Tag, Fig. 21, 25) ist angedeutet, daß das Exanthem allenthalben abgeblaßt und undeutlich ist.

Fall 8. H., Paul, 5 Jahre alt. (Fig. 26—31.) Aufgenommen am 3. I. 1908 mit Koplikschen Flecken. Groß, kräftig.

Ausschlag beginnt am 4. I. Zeichnung am 5., 6., 7. I. Temperatur: Fieber bis 39,4 am 5. I., dann lytischer Abfall.

Ungefähr 20 Stunden nach Beginn des Exanthems wurde die erste

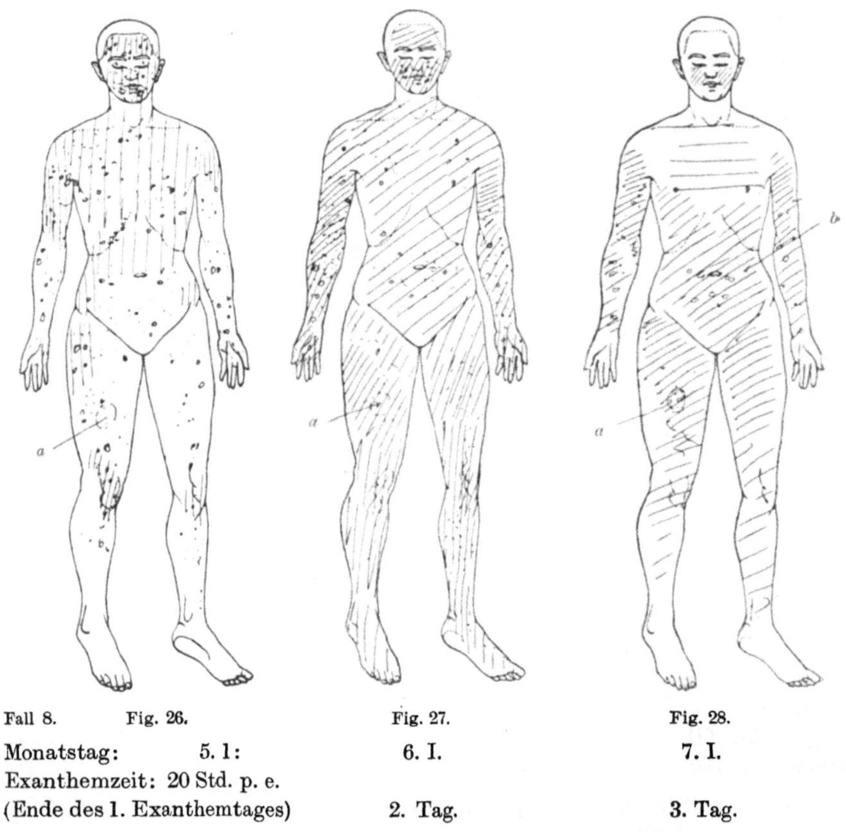

Fall 8.	Fig. 26.	Fig. 27.	Fig. 28.
Monatstag:	5. 1:	6. I.	7. I.
Exanthemzeit:	20 Std. p. e.		
(Ende des 1. Exanthemtages)		2. Tag.	3. Tag.

Anm. *a* Collodiumstelle. *b* violett-hämorrhagische Verfärbung.

Zeichnung gemacht. Ein frischer, großfleckiger Ausschlag findet sich dichtstehend auf Gesicht und Stamm, zerstreut an den Extremitäten. Nur die Füße sind noch völlig frei, ebenso die Ellenbogen.

Einen Tag später ist der Ausschlag besonders intensiv in der Gesäßgegend an den Händen und Waden. Die Fußsohlen bleiben frei, und zwar dauernd, denn auch am 3. Tage sind sie nicht ergriffen, als schon die ganze Haut im Abblassen begriffen ist.

Hier wurde noch vor dem Beginn des Ausschlages, 24 Stunden vor der ersten Zeichnung an der Vorderseite des rechten Oberschenkels eine Haut-

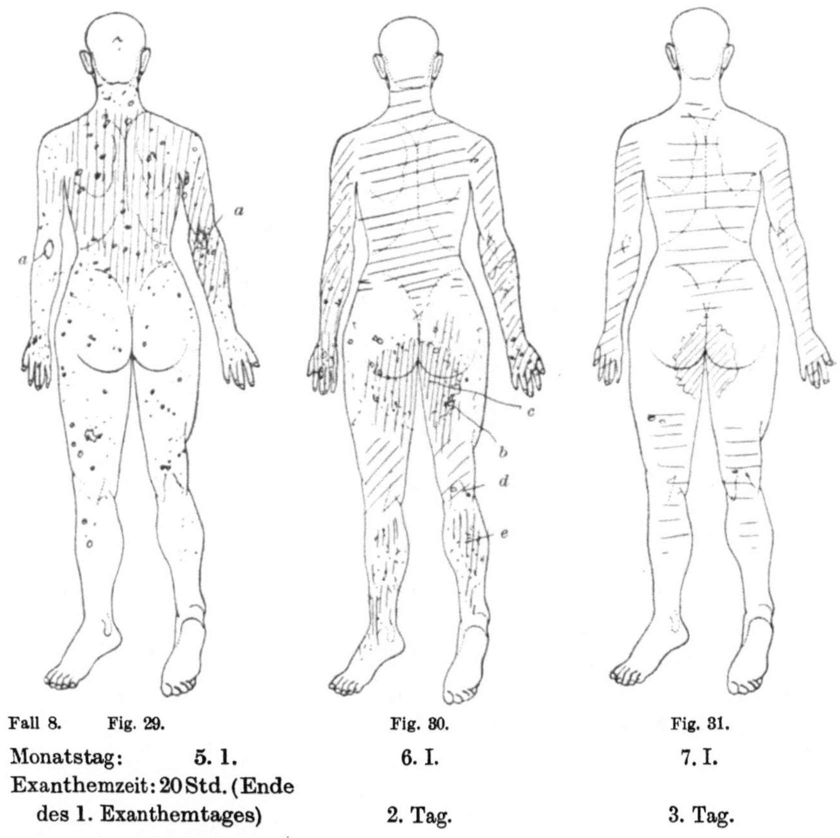

Fall 8. Fig. 29.	Fig. 30.	Fig. 31.
Monatstag: 5. 1.	6. I.	7. I.
Exanthemzeit: 20 Std. (Ende des 1. Exanthemtages)	2. Tag.	3. Tag.

Anm. *a* Ellenbogen ausgespart, *b* intensiv roter Rand, *c* blasser als der Rand, *d* violett, *e* frischrot, kleinfleckig.

stelle mit Kollodium überdeckt (Fig. 26*a*); das Kollodium blieb bis zum 6. I. liegen; erst 24 Stunden später bot sich ein Effekt dar: während das Exanthem überall abgeblaßt ist, zeigt sich die Stelle noch durch einen dichteren Ausschlag von weitem erkennbar. (Fig. 28*a*.)

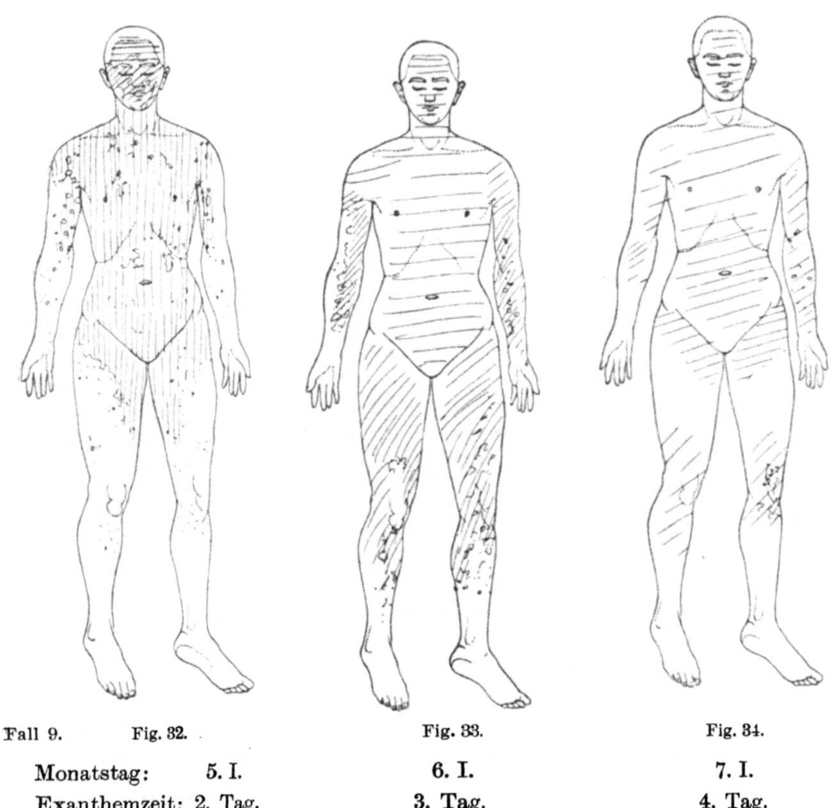

Fall 9. Fig. 32. Fig. 33. Fig. 34.

	Fig. 32.	Fig. 33.	Fig. 34.
Monatstag:	5. I.	6. I.	7. I.
Exanthemzeit:	2. Tag.	3. Tag.	4. Tag.

Fall 9. W., Eduard, 14 Monate alt. (Fig. 32—37.) Aufgenommen am 3. I. ohne Exanthem. Ausschlag beginnt am 4., Zeichnung am 5., 6., 7. I. Temperatur von 38,8 bis 39,6 ansteigend (3 Tage p. e.), dann lytischer Abfall.

24 Stunden nach Beginn des Exanthems ist Kopf und Stamm intensiv ergriffen (Fig. 32, 35). Der Ausschlag schneidet ziemlich scharf am Schultergürtel ab, die Unterarme sind ganz frei, desgleichen die

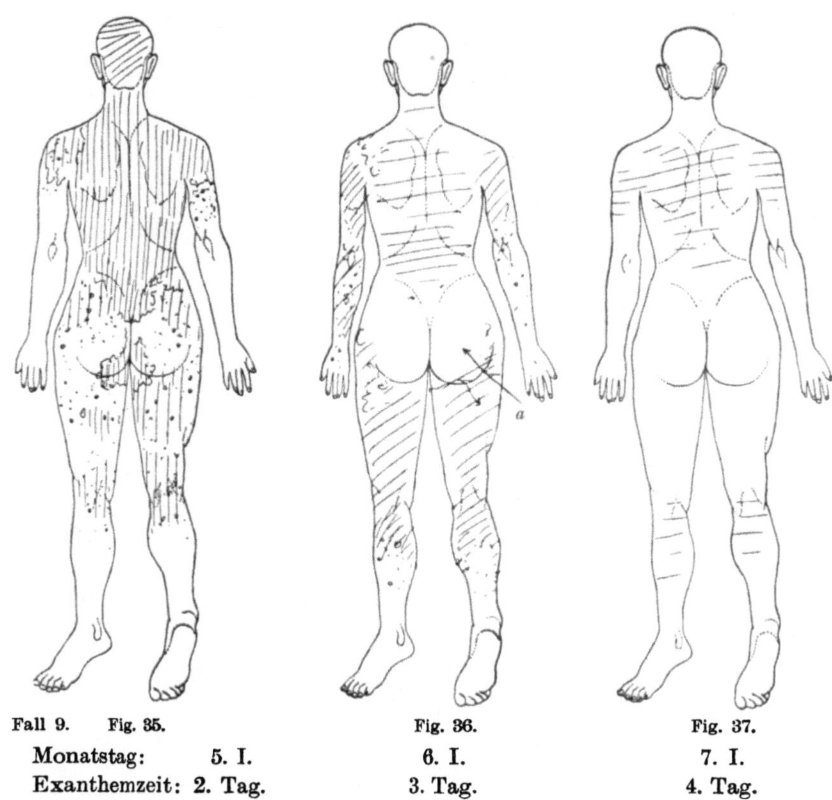

Fall 9. Fig. 35. Fig. 36. Fig. 37.

Monatstag:	5. I.	6. I.	7. I.
Exanthemzeit:	2. Tag.	3. Tag.	4. Tag.

Anm. *a* undeutliches Exanthem.

Unterschenkel. Dagegen ist nicht, wie in dem vorhergehenden Falle, die Natesregion als ganzes verspätet, sondern von der Inguinalgegend her mitbeteiligt.

Am 3. Tage (Fig. 33, 36) ist der Stamm abgeblaßt, die Innenseite der Arme und die Vorderseite der Beine frisch besät, Füße und Hände bleiben dauernd frei, wie aus den letzten Bildern ersichtlich ist. (Fig. 34, 37.)

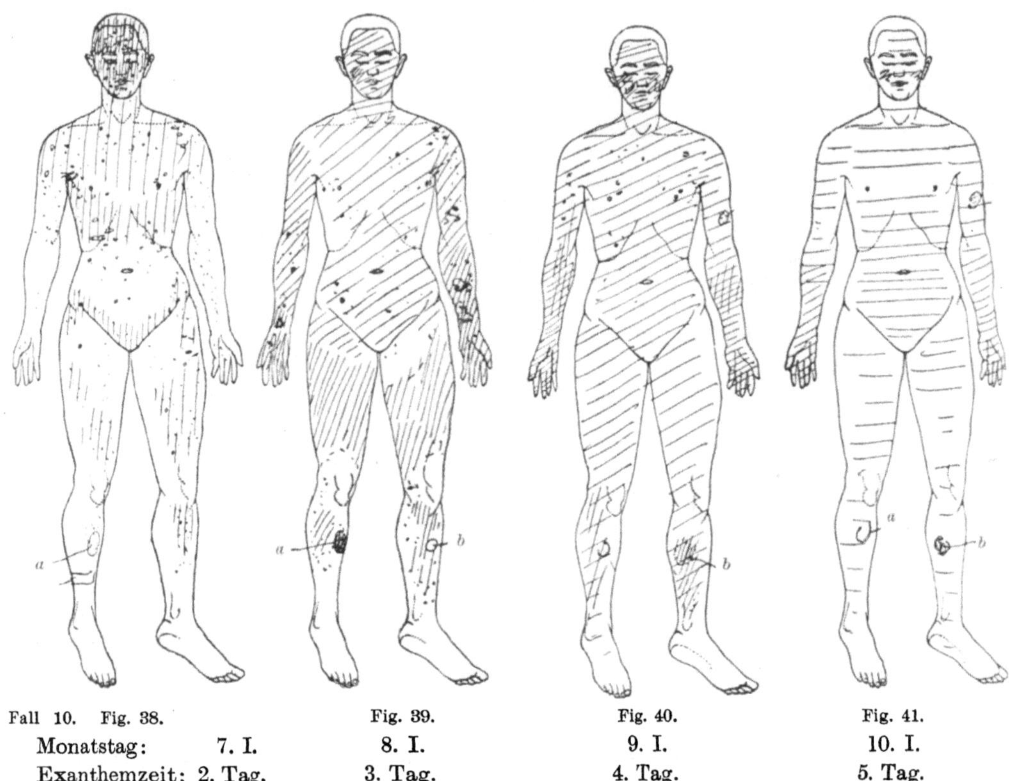

Fall 10. Fig. 38. Fig. 39. Fig. 40. Fig. 41.

	Fig. 38.	Fig. 39.	Fig. 40.	Fig. 41.
Monatstag:	7. I.	8. I.	9. I.	10. I.
Exanthemzeit:	2. Tag.	3. Tag.	4. Tag.	5. Tag.

Anm. *a* Collodium am 7. I. aufgetragen, 9. I. abgenommen.
b Collodium 8. I. aufgetragen, bewirkt Hyperämie.

Fall 10. W., Josef, 3 Jahre alt. (Fig. 38—45.) Aufnahme am 6. I. mit beginnendem Exanthem.

Zeichnung am 7., 8., 9., 10. I. (2., 3., 4. 5. Tag). Temperaturmaximum 40,3 am 3. Tage, dann lytischer Abfall auf Werte um 38°. Am 15. Tage Entfieberung.

Am 2. Tage (Fig. 38, 42) ist der Kopf intensiv großfleckig ergriffen, der Körper kleinfleckig, spärlich, die Enden der Extremitäten fast gar nicht.

Am 3. Tage (Fig. 39, 43) finden wir Ellenbogen, Knie und Füße frei, die Nates kleinfleckig, spärlich ergriffen.

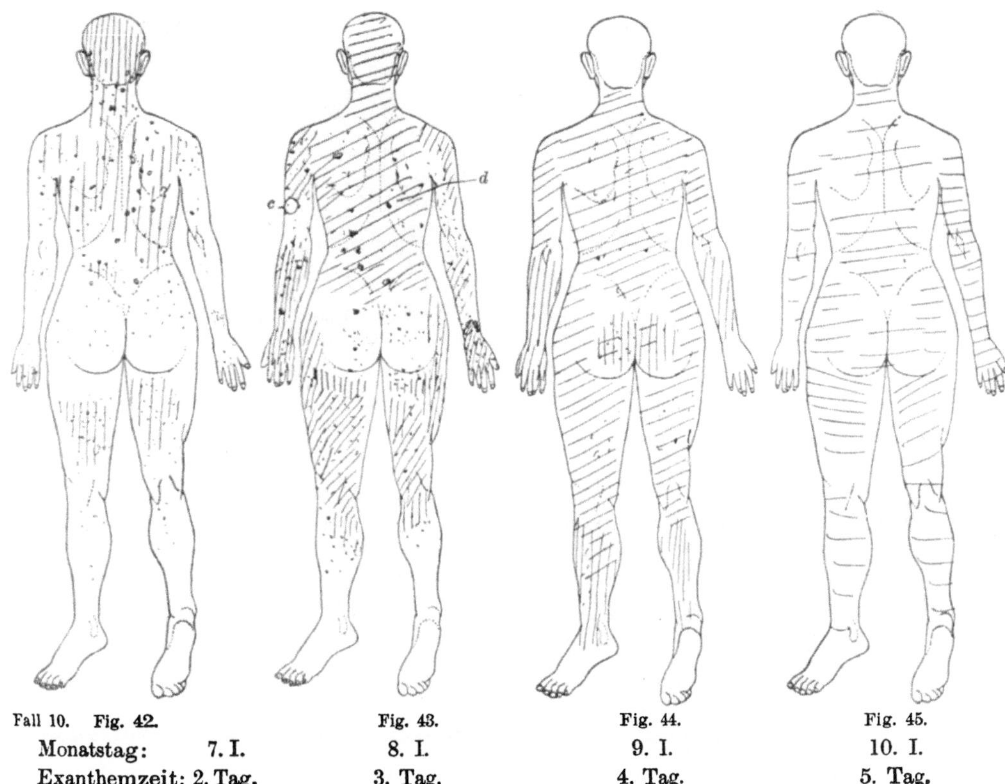

Fall 10. Fig. 42. Fig. 43. Fig. 44. Fig. 45.

	Fig. 42.	Fig. 43.	Fig. 44.	Fig. 45.
Monatstag:	7. I.	8. I.	9. I.	10. I.
Exanthemzeit:	2. Tag.	3. Tag.	4. Tag.	5. Tag.

Anm. *c* Collodium am 8. I. aufgetragen, ohne Wirkung.
d am Rücken große, dunkle, aber nicht hämorrhagische Flecke.

Am 4. Tage (Fig. 40, 44) ist das Exanthem abgeblaßt mit Ausnahme von Unterarmen, Unterschenkeln und Nates, am 5. Tage alles verblaßt. Die Füße bleiben dauernd frei.

Kollodium wurde am 2. Tage auf dem rechten Unterschenkel aufgetropft, *(a)* nach 24 Stunden abgenommen. Dort war gleich nach der Abnahme eine intensive Röte (Fig. 39, *a*), von der aber später nur mehr ein hämorrhagischer Rand nachweisbar blieb (Fig. 41, *a*).

Kollodium, das vom 3.—4. Tage am linken Unterschenkel klebte, rief kein deutliches Exanthem hervor, aber eine stärkere Rötung, die sich besonders am 5. Tage bemerkbar machte (*b*, Fig. 40, 41).

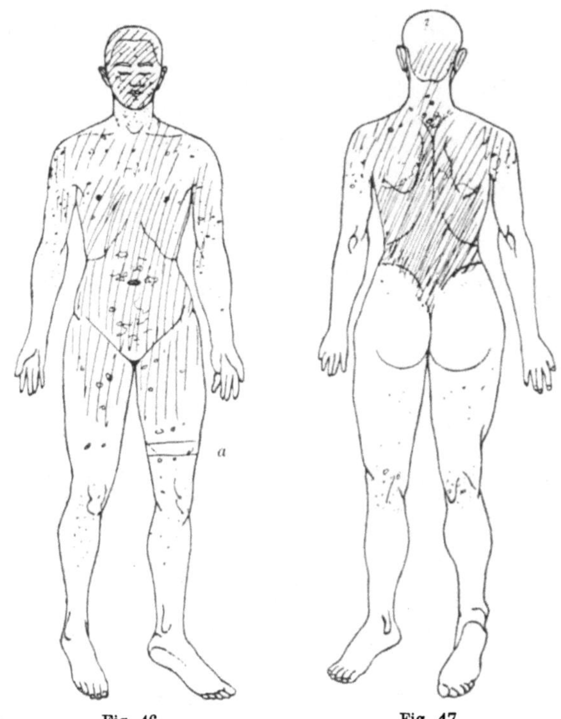

Fall 11. Fig. 46. Fig. 47.

Monatstag: 12. I.
Exanthemzeit: 2. Tag.

Anm. *a* Stauungsbinde am 12. I. von 9,40 bis 2 Uhr.

Fall 11. Sch., Alois, 20 Monate alt. (Fig. 46—49.)

Exanthem in der Nacht vom 10. auf 11. I. Aufgenommen 11. I. Gezeichnet am 12. und 13. vormittags ($1^1/_2$, $2^1/_2$ p. e.). Kräftiges Kind. Temperatur 40° am 11. I.; pseudokritischer Abfall. Nochmaliges hohes Fieber 7—11 Tage p. e. (Bronchitis).

Am 2. Tage findet sich ein frischer, großfleckiger Ausschlag auf Kopf und Stamm; bemerkenswert ist die scharfe Abgrenzung am Schultergürtel und in der Lumbalregion. Der Ausschlag überschreitet nicht die Gegend der Crista ilei.

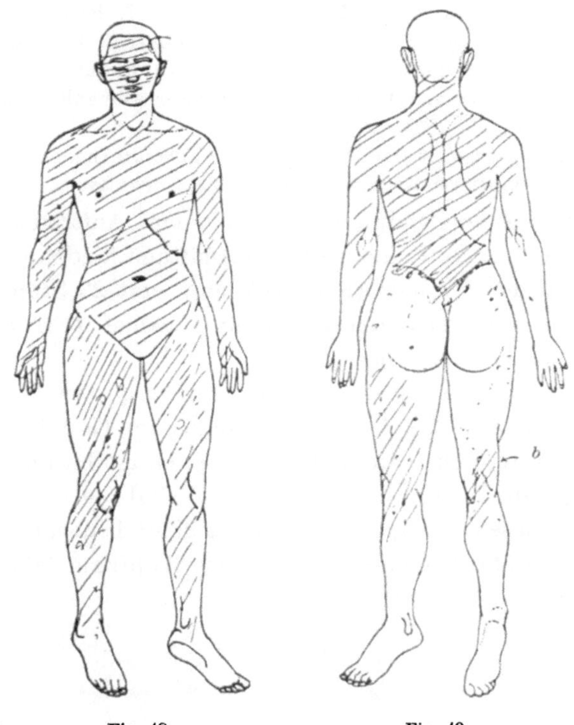

Fall 11. Fig. 48. Fig. 49.

Monatstag: 13. I.
Exanthemzeit: 3. Tag.

b undeutliches Exanthem.

Am nächsten Tage ist der Ausschlag überall abgeblaßt, die oberen Partien der Extremitäten zeigen ihn; Füße und Nates sind frei Angesichts des allgemeinen Abblassens ist anzunehmen, daß sie auch später nicht mehr ergriffen wurden, aber der Beweis dafür fehlt, da eine weitere Zeichnung nicht angefertigt wurde.

Eine Stauungsbinde wurde am 2. Tage auf dem linken Oberschenkel so stark angelegt, daß leichte Cyanose auftrat (Fig. 46*a*). Nach 4 Stunden wurde sie wieder abgenommen; ein Einfluß auf das Exanthem zeigte sich nicht.

Fall 12. B., Johann, $3^3/_4$ Jahre alt (Fig. 50—62).

16. XI. bis 14. I. auf der Scharlachabteilung wegen leichten Scharlachs und ziemlich schwerer Nephritis. Dort Maserninfektion. 11. I. Husten (5 Tage ante exanthema). 13. I. (3 Tage a. e.) Fieber bis 39,1. 14. I. (2 Tage a. e.) Husten, Niesen, Koplik. 16. I. undeutliches, 17. I. deutliches Exanthem. Nach einem vorübergehenden Abfall (2 a. e.) steigt die Temperatur allmählich bis 40,4 (2 p. e.), fällt dann kritisch ab (Fig. 50).

Während der ganzen Zeit der Masern geringe Eiweißmengen; von 6 p. e. an eiweißfrei. Großes, kräftiges Kind. Tuberkulin stets negativ.

Hier wurde mit der Zeichnung schon vor dem Auftreten des Exanthems begonnen; am 16. I. um 10 Uhr vormittags fanden sich undeutliche Flecke auf den Wangen (Fig. 51 *a*), aber erst 23 Stunden später wurden sie von einem sicheren Exanthem abgelöst (Fig. 52). Dieser Zeitpunkt ist als 0 bezeichnet.

Dies ist ein genau beobachteter Anfang des Masernausschlages. Die ersten Papeln sind hier diffus im Gesichte verstreut, sowie hinter dem rechten Ohre und am Halse; einige hinter dem linken Ohre; die Kopfhaut ist frei. 6 Stunden später sind die Flecken auf den Wangen angewachsen, das ganze Gesicht ist dicht bedeckt, die Gegend hinter den Ohren etwas reichlicher besät; die Kopfhaut läßt sich nicht

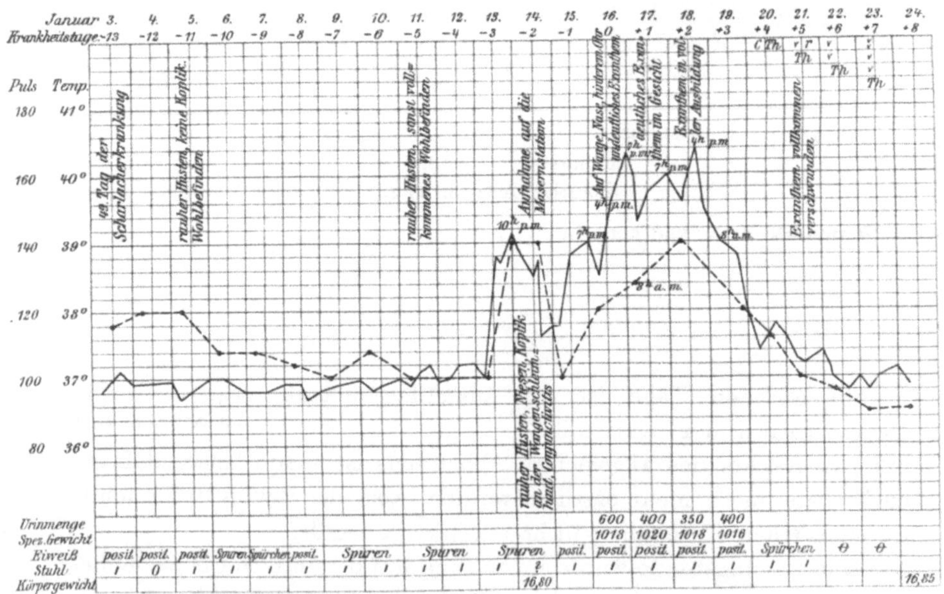

Fig. 50. Temperatur und Puls bei Johann B. Typisches Masernfieber.

Vom Tage der Maserninfektion an. Prodromalfieber bis 39,1°, höchste Temperatur 2 Tage nach Auftreten des Exanthems (40,4°). Darauf kritischer Abfall.

genau ermitteln. Nun beginnt gleichzeitig das Exanthem in Form sehr spärlicher Fleckchen am Körper: Rücken, Arme, ja auch die Unterschenkel zeigen einige (Fig. 53, 56).

Am 18. I. 10 Uhr vormittags hat sich der Ausschlag in atypischer Art weiter verbreitet: Nates, Knie und einzelne andere Stellen der Extremitäten sind frisch und großfleckig besät, während der Stamm noch immer fast frei bleibt (Fig. 57, 60).

Auch am 19. I. (2 Tage p. e.) ist die Verteilung keine normale geworden: Unterarm, Unterschenkel und das rechte Knie sind sehr intensiv ergriffen, am Stamm jedoch ist wenig Exanthem, das am Rücken scharlachähnlich ist (Fig. 58, 61).

3 Tage p. e. ist der Ausschlag überall abgeblaßt, nur in der Gesäßgegend besteht noch eine deutlichere Zeichnung (Fig. 59, 62).

In diesem Falle wurde eine Reihe von Versuchen mit Kollodiumpinselung unternommen:

Tag der Pinselung	Abnahme	Ort	Erfolg
14. I. 3 a. e. (3 Tage vor d. Exanthem)	17. I.	r. Oberschenkel vorne	An der Stelle zeigen sich einige Fleckchen zu einer Zeit ($^1/_2$ Tag p. e.), wo sonst nur sehr wenige an den Extremitäten verstreut sind. Ein sicherer Einfluß ist 1 Tag p. e. zu sehen: dichtes Exanthem, während der l. Oberschenkel ganz frei ist. Auch 2 Tage p. e. ist die Stelle intensiv gerötet, während Umgebung und korrespondierende Seiten exanthemarm geblieben sind.
14. I. 3 a. e.	17. I.	r. Schulterblatt	$^1/_2$ Tag p. e. finden sich in diesen Stellen einige Papeln, während die Umgebung nur kleinste Efflorescenzen zeigt; der Unterschied verwischt sich aber weiterhin bald.
15. I. 2 a. e.	17. I.	zwischen den Schulterblättern	
16. I. 1 a. e.	17. I.	l. Schulterblatt	
17. I. 0	18. I.	l. Flanke	24 Stunden später (1 p. e.) sind an den Stellen einige Papeln größer als in der Umgebung; der Unterschied ist aber nicht sehr markant.
17. I. 0	18. I.	Nates links	

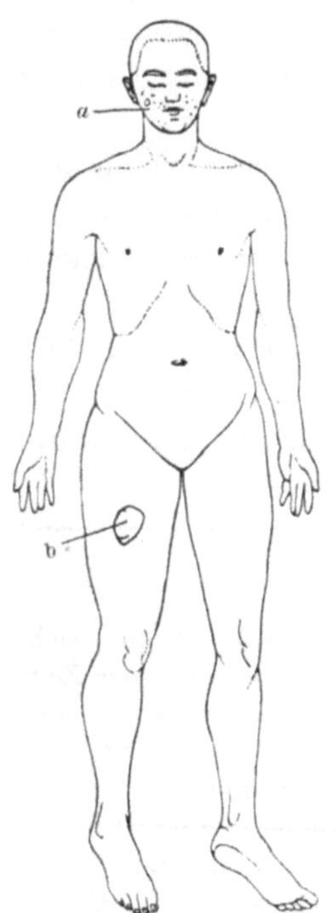

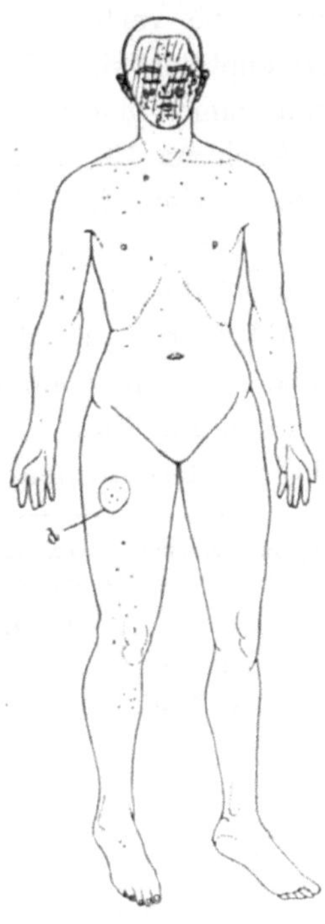

Fall 12. Fig. 51.
Monatstag: 16. I. Vorm.
Exanthemzeit: 24 Std. a. e. (ein Tag vor Auftreten d. Exanthems).

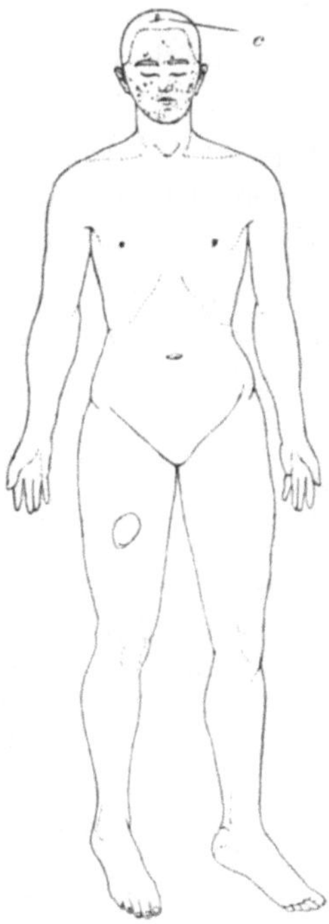

Fig. 52.
17. I. 10 Vorm.
0 (Beginn des 1. Tages).

Fig. 53.
17. I. 4 Nachm.
12 Std. p. e. (Mitte des 1. Tages).

Anm. *a* undeutliche Flecke.
b Collodium 14.—17. I. (3 ante exanthema bis 0, d. h. bis Auftreten des Exanthems).
c 0 bedeutet: sicher exanthemfreie Kopfhaut.
d einige Flecke im Bereiche des Collodiums.

Durch die Bepinselung mit Kollodium ist mithin an einer Stelle das Exanthem deutlich verstärkt und beschleunigt worden, die schon 3 Tage

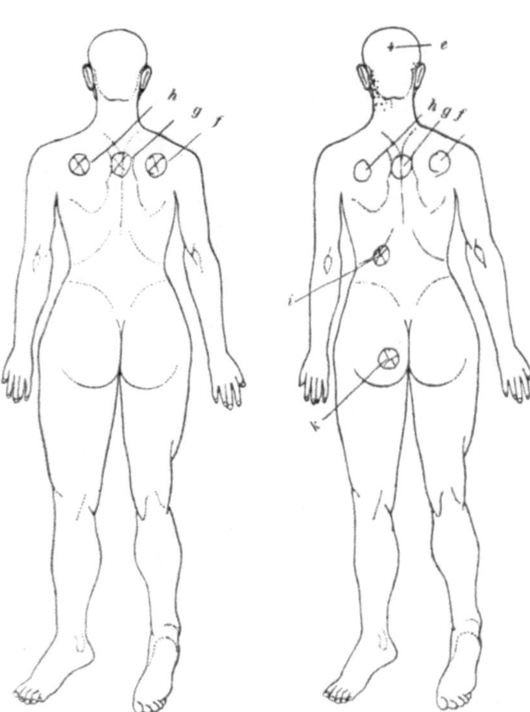

Fall 12. Fig. 54.	Fig. 55.	Fig. 56.
Monatstag: 16. I. Vorm.	17. I. Vorm.	17. I. Nachm.
Exanthemzeit: 24 Std. a. e. (Ein Tag vor Auftreten d. Exanthems).	0 (Beginn d. 1. Tages.)	12 Std. p. e. (Mitte des 1. Tages).

Anm. *e* exanthemfreie Kopfhaut.
f Collodium 14.—17. I. (3 a. e. bis 0).
g Collodium 15.—17. I. (2 a. e. bis 0).
h Collodium 16.—17. I. (1 a. e. bis 0).
i Collodium 17. I.
k Collodium 17. I.
l ?: Exanthem auf der Kopfhaut fraglich.

a. e. bestrichen war; an den anderen 5 Stellen, unter welchen 4 später angelegt waren, war der Erfolg kein sicherer.

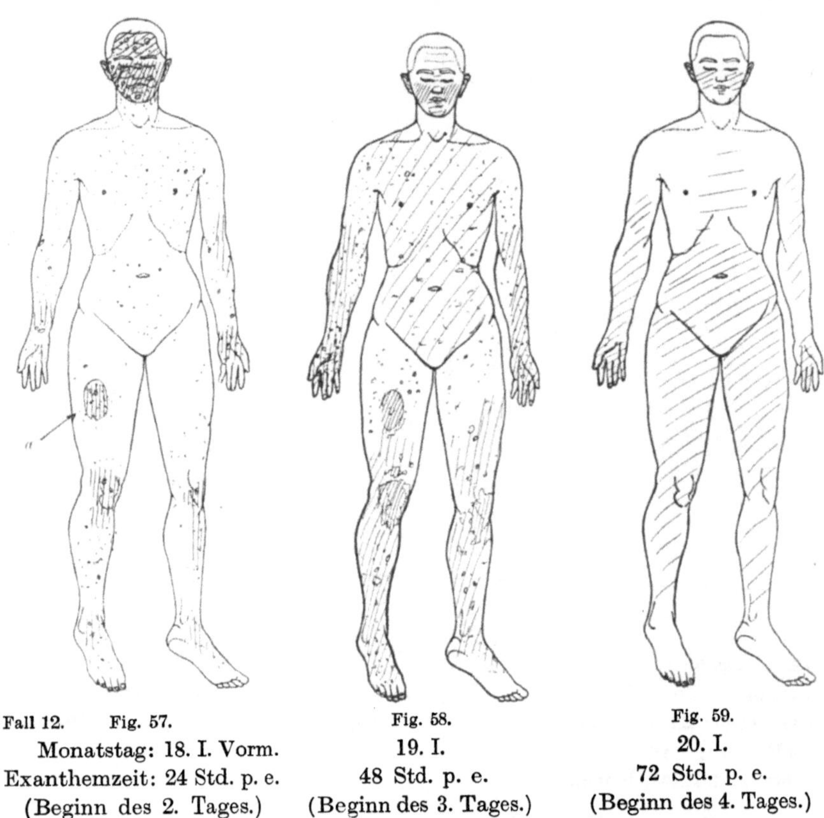

Fall 12. Fig. 57.	Fig. 58.	Fig. 59.
Monatstag: 18. I. Vorm.	19. I.	20. I.
Exanthemzeit: 24 Std. p. e.	48 Std. p. e.	72 Std. p. e.
(Beginn des 2. Tages.)	(Beginn des 3. Tages.)	(Beginn des 4. Tages.)

Anm. *a* sichere Überproduktion von Exanthem, eingeschlossen von einem scharfen, roten Rande, der auf die direkte Irritation durch Collodium zurückzuführen ist.

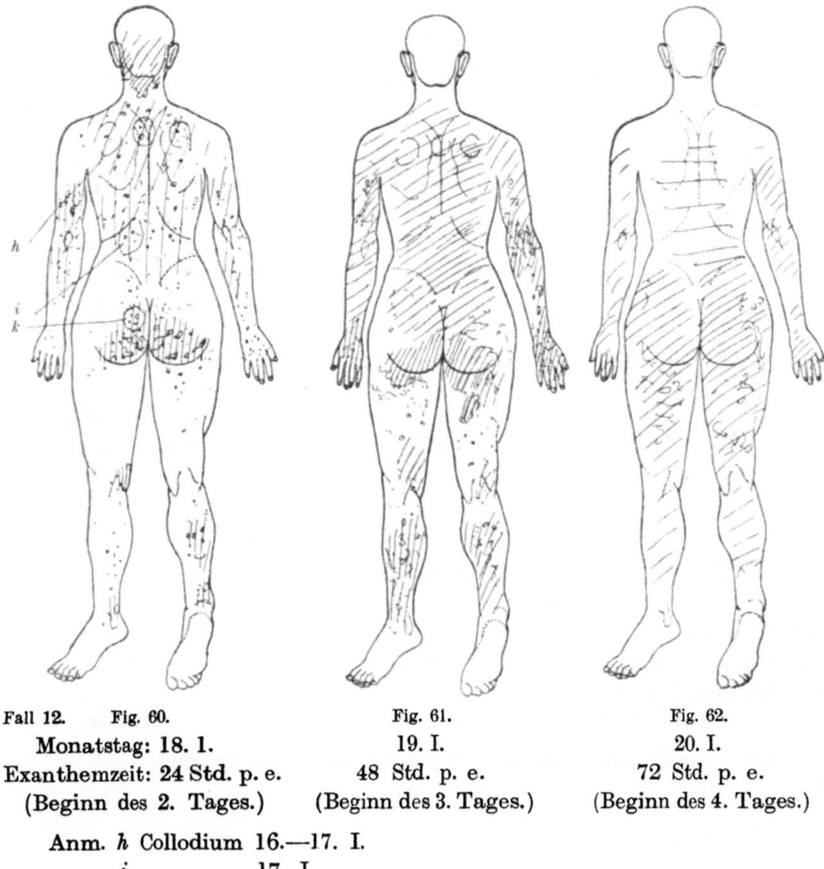

Fall 12. Fig. 60.	Fig. 61.	Fig. 62.
Monatstag: 18. 1.	19. I.	20. I.
Exanthemzeit: 24 Std. p. e.	48 Std. p. e.	72 Std. p. e.
(Beginn des 2. Tages.)	(Beginn des 3. Tages.)	(Beginn des 4. Tages.)

Anm. *h* Collodium 16.—17. I.
i „ 17. I.
k „ 17. I.

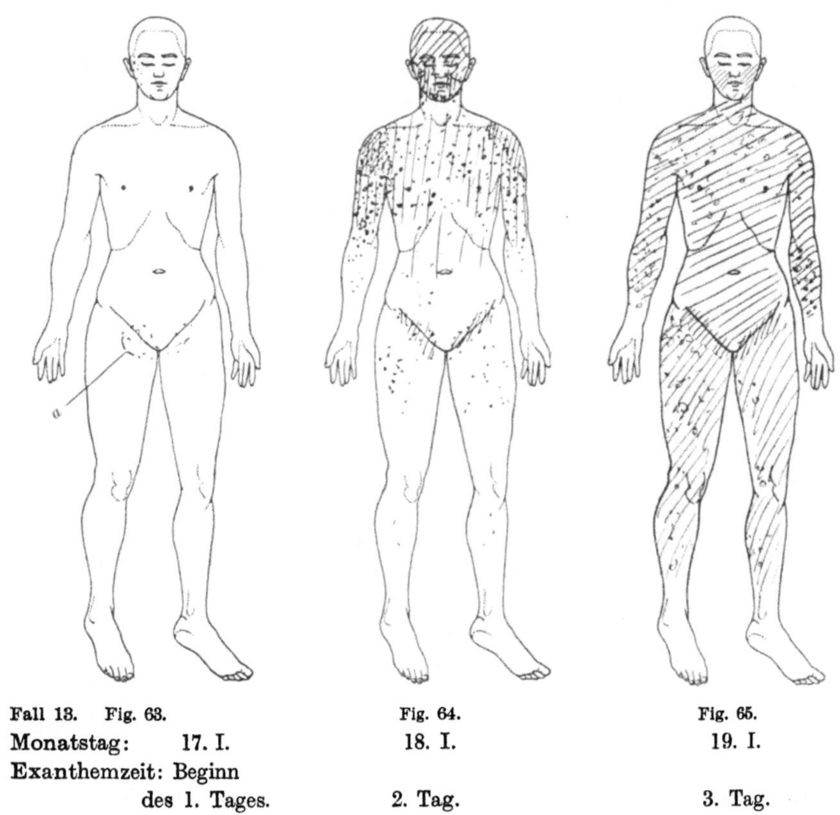

Fall 13. Fig. 63. Fig. 64. Fig. 65.

Monatstag:	17. I.	18. I.	19. I.
Exanthemzeit:	Beginn des 1. Tages.	2. Tag.	3. Tag.

Anm. *a* undeutlich begrenzte Rötung in der Inguinalgegend.

Fall 13. Anton M., 13 Monate alt. (Fig. 63—68.) Kräftig, brünett.

Die erste Zeichnung gibt wieder ein allererstes Anfangsstadium: Flecke vor und hinter den Ohren (Fig. 63, 66). Gleichzeitig ist die Inguinalgegend gerötet, ohne ein sicheres Exanthem erkennen zu lassen (Fig. 63, *a*). Am Rücken zwischen den Schulterblättern sind einige wenige Fleckchen. Nach 24 Stunden ist Kopf und Brustkorb mit den Schultern ergriffen (Fig. 64, 67). Das Exanthem schneidet

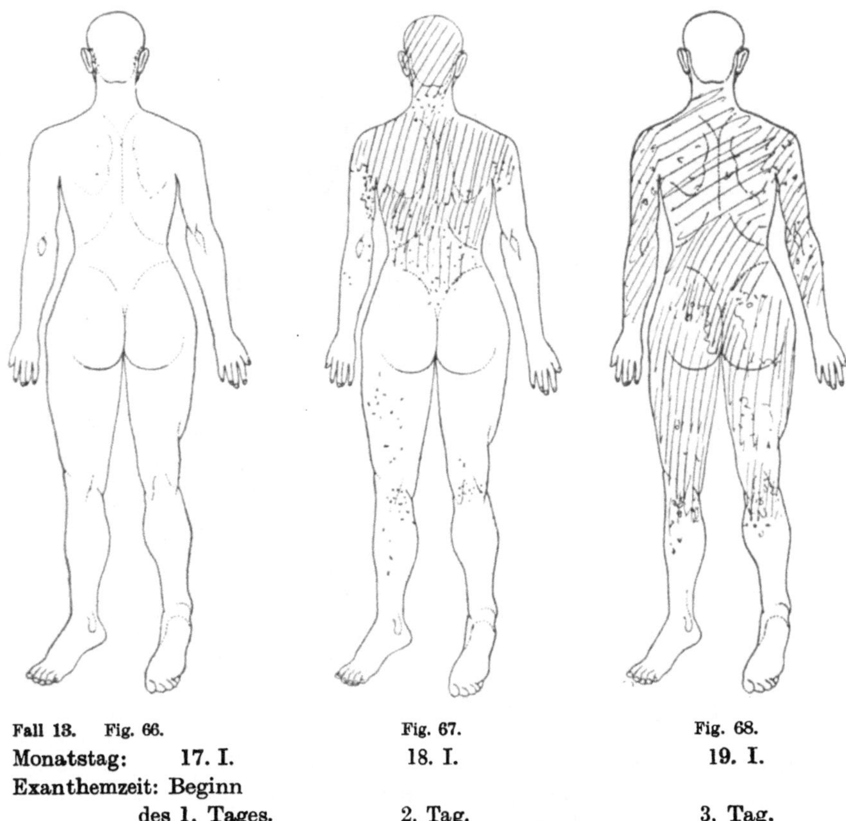

Fall 13. Fig. 66. Fig. 67. Fig. 68.

Monatstag: 17. I. 18. I. 19. I.

Exanthemzeit: Beginn des 1. Tages. 2. Tag. 3. Tag.

wieder hinten scharf ab mit der Linie der Cristae ilei (Fig. 67). Die Inguinalgegend, die wahrscheinlich durch einen vorhergegangenen Intertrigo gereizt worden war, ist schon intensiv betroffen, während sich sonst an den Extremitäten nur spärliche Fleckchen finden (Fig. 64).

Darauf breitet sich aber am 2. Tage der Ausschlag schnell aus, verschont jedoch Hände und Füße (Fig. 65, 68). Eine weitere Zeichnung wurde nicht gemacht.

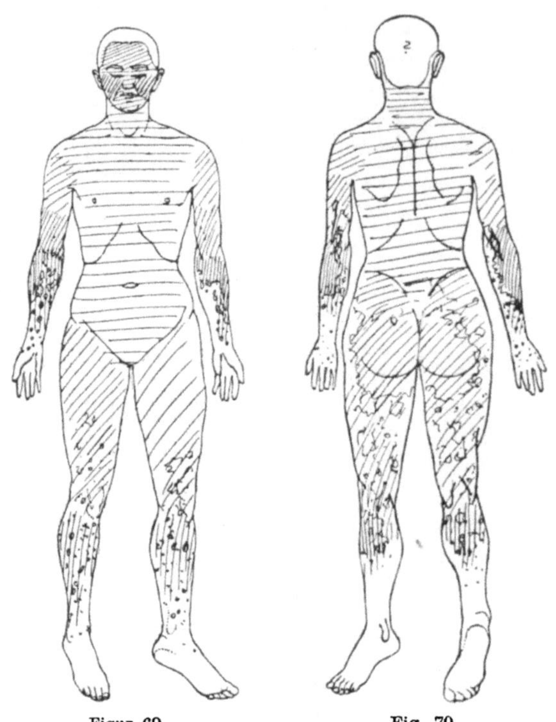

Fall 14. Figur 69. Fig. 70.

Monatstag: 18. I.
Exanthemzeit: 2. Tag

Fall 14. G., Johann, 5 Jahre alt. (Fig. 69—72.)

Exanthem am 17. früh bemerkt, Aufnahme am selben Tage. Temperatur 40° bis zum 18. I., dann kritischer Abfall auf subfebrile Temperatur. Entfiebert 8 p. e. Kräftiges, großes Kind. Zeichnungen am 18. und 19. ($1^1/_2$—$2^1/_2$ p. e.).

Hier findet sich ein besonders intensives Exanthem an Unterschenkeln

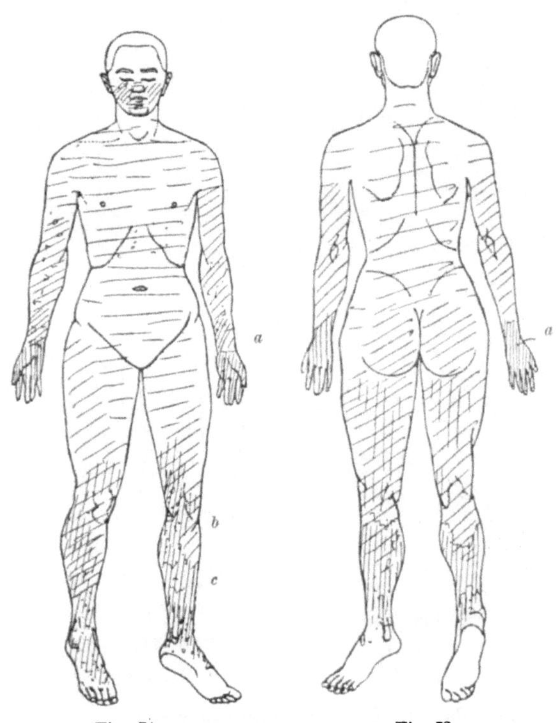

Fall 14. Fig. 71. Fig. 72.

Monatstag: 19. I.
Exanthemzeit: 3. Tag

Anm. *a* scharlachartig.
b hellroth, frisch, neben älteren Effloreszenzen.
c scharlachartig auf cyanotischem Untergrunde.

und Unterarmen mit ziemlich scharfer Abgrenzung gegen die kaum beteiligten Hände und Füße.

Am nächsten Tage besteht an den Händen und Unterschenkeln ein scarlatiniformer Ausschlag; die Füße bleiben ziemlich frei. An den Waden ist ein hellrotes frisches Exanthem neben älteren Efflorescenzen zu sehen.

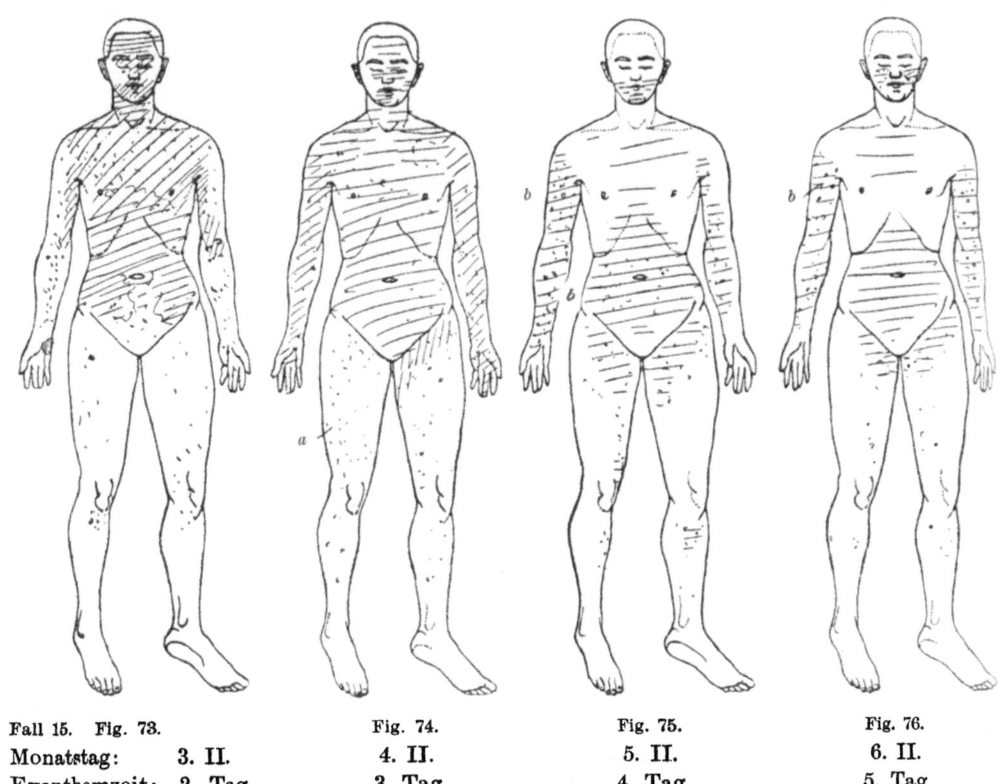

Fall 15. Fig. 73.		Fig. 74.	Fig. 75.	Fig. 76.
Monatstag:	3. II.	4. II.	5. II.	6. II.
Exanthemzeit:	2. Tag	3. Tag	4. Tag	5. Tag

Anm. *a* farblose Papeln, *b* violett-hämorrhagisch.

Fall 15. J., Johann, 2 Jahre alt. (Fig. 73—80.)

Ausschlag am 2. II. früh bemerkt. Zeichnungen am 3.—6. II. ($1^1/_2$, $2^1/_2$, $3^1/_2$, $4^1/_2$ p. e.). Kräftiges Kind. Von 39,8 am 2. II. fällt das Fieber lytisch ab.

Zur Zeit der ersten Zeichnung ist der Ausschlag auf Kopf, Stamm und Schultergürtel ausgebreitet, schon ziemlich abgeblaßt. Auf den Extremitäten findet sich follikulärer Beginn, mit einem größeren roten Fleck an der Innenseite der rechten Hand (Fig. 73).

Damit ist das Exanthem schon beinahe erschöpft: am nächsten Tage tritt nur noch die Innenseite der Arme und der rechte Handrücken hinzu, die neuen Papeln haben dabei ein eigentümliches farbloses Aussehen (Fig. 74, 78).

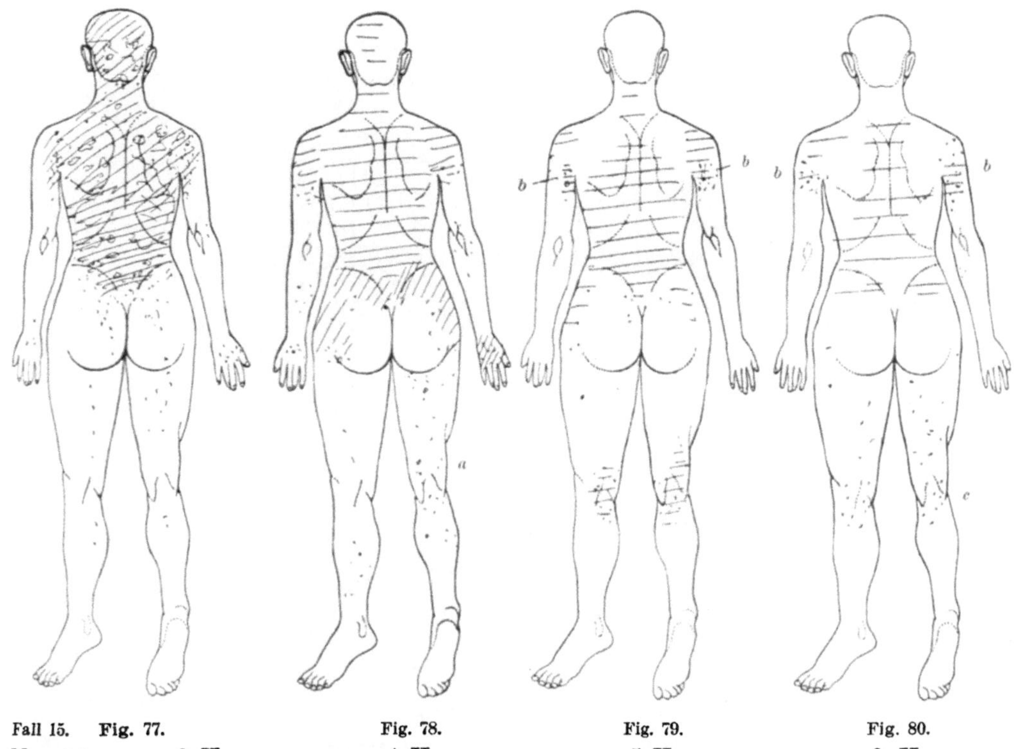

Fall 15. Fig. 77.	Fig. 78.	Fig. 79.	Fig. 80.
Monatstag: 3. II.	4. II.	5. II.	6. II.
Exanthemzeit: $1^1/_2$ p. e. (2. Tag)	3. Tag	4. Tag	5. Tag

Anm. *a* Die frisch aufgetretenen spärlichen Nachschübe sind fast farblos.
b violett-hämorrhagisch.
c bräunlich, auf Druck nicht verschwindend.

Eigentümlich ist ferner, daß dieses schwache Exanthem zu Hämorrhagie neigt; am nächsten Bilde sehen wir Hämorrhagien an der Innenseite der Arme, auf dem Bauche und in der hinteren Axillargegend (Fig. 75, 79).

Noch ein geringer Nachschub läßt sich in den Kniekehlen erkennen (Fig. 79); am nächsten Tage finden wir alle Efflorescenzen im Rückgange, bräunlich oder violett, bei Druck nicht verschwindend (Fig. 80, *c*).

Die Rückseite der Arme, die Nates und die Beine (mit Ausnahme der Regio iliaca und der Kniekehlen) sind dauernd frei geblieben.

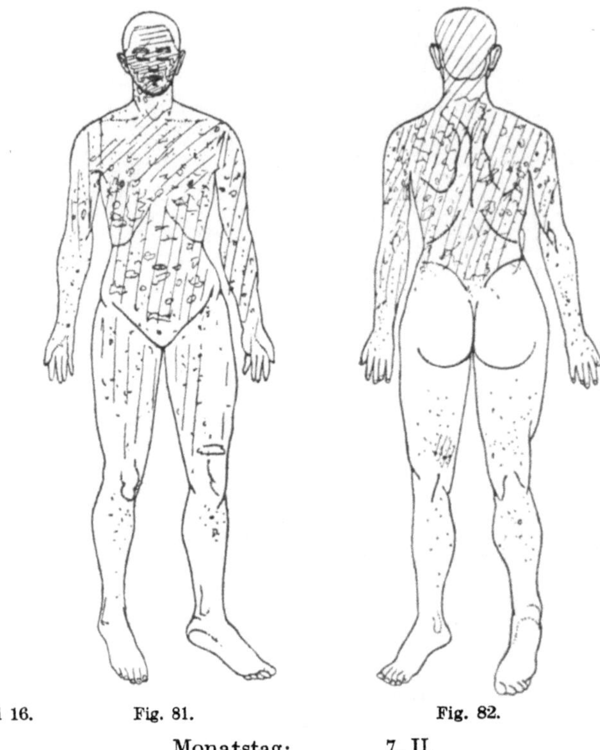

Fall 16. Fig. 81. Fig. 82.

Monatstag: 7. II.
Exanthemzeit: ungefähr 2. Tag.

Fall 16. B., Josef, $3^3/_4$ Jahre alt. (Fig. 81—82.)

Exanthem soll am 4. II. aufgetreten sein. Aufnahme am 6. II. Zeichnung am 7. II. Temperatur 40,7 am 7. II, Abfall auf 37,7; dann nochmals Anstieg unter Bronchopneumonie. Tod am 11. II.

Hier wurde nur eine Zeichnung gemacht, die eine typische Abgrenzung des 2. Tages erkennen läßt: den scharfen Rand entsprechend der Crista ilei. Das Exanthem ist am Stamm großfleckig, im Gesicht so stark konfluierend, daß nur wenige weiße Flecke normaler Haut ausgespart bleiben.

Eine Narbe oberhalb des linken Knies hat einige Efflorescenzen in ihrem Rande, während die Umgebung noch frei ist.

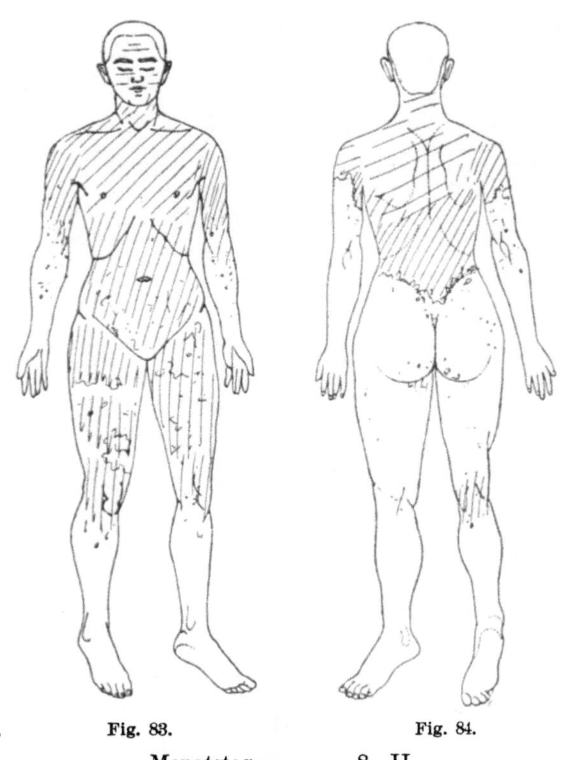

Fall 17. Fig. 83. Fig. 84.

Monatstag: 8. II.
Exanthemzeit: ungefähr 2. Tag.

Fall 17. N., Friedrich, 9 Monate alt. (Fig. 83—84.) Krankengeschichte fehlt.

Hier ist das Bild ein ganz ähnliches: scharfe Abgrenzung an der Crista ilei und außerdem noch am Schultergürtel. Von hinten überzieht der Ausschlag den Körper wie ein Kinderleibchen, vorn geht er auf die Oberarme und Oberschenkel herab.

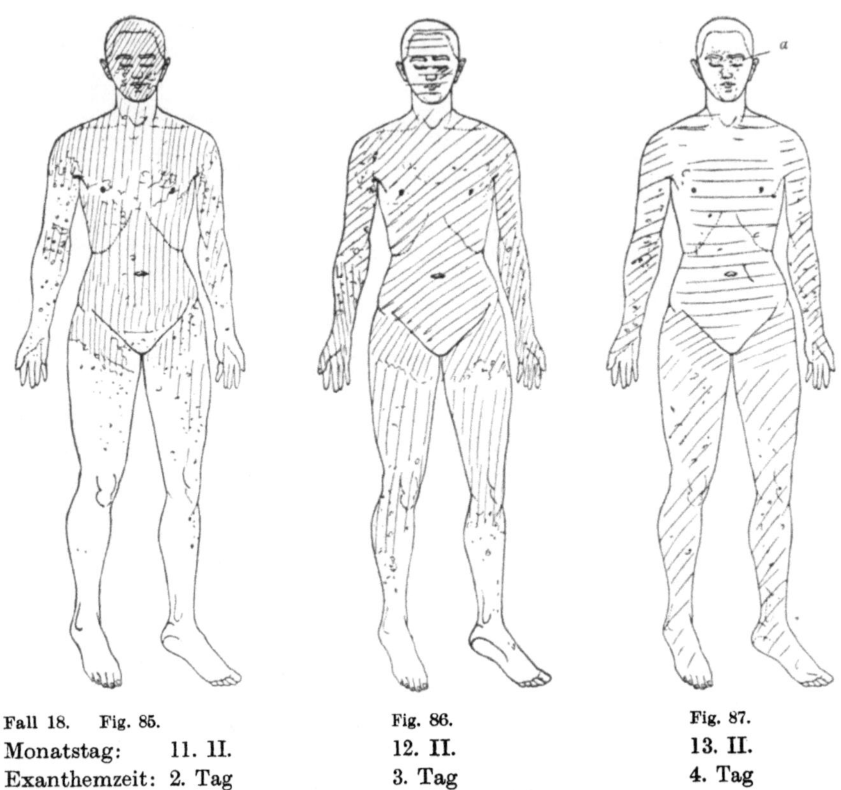

Fall 18. Fig. 85.		Fig. 86.	Fig. 87.
Monatstag:	11. II.	12. II.	13. II.
Exanthemzeit:	2. Tag	3. Tag	4. Tag

Anm. *a* Schuppung um Augen, Nase und Mund.

Fall 18. W., Franz, 15 Monate alt. (Fig. 85—96.)

Aufgenommen am 10. II. mit Exanthem, dessen Beginn nicht beobachtet wurde. Mittelkräftig. Impetigo. Taubeneigroßes Cruraldrüsenpaket. Temperatur bis 39,2 (12. II.). Kein vollkommener Abfall. Die täglich ausgeführte Tuberkulinprobe ist vom 15. II. an deutlich positiv. Entlassen mit starker Blepharitis und Rhagaden an der Nasenwurzel am 19. II.

Das erste Bild gibt uns wieder dasselbe typische Stadium des Kinderleibchens (Fig. 88) wie die vorhergehenden Fälle. Nach vorn beginnt die Ausbreitung auf Schenkel und Innenarme (Fig. 85).

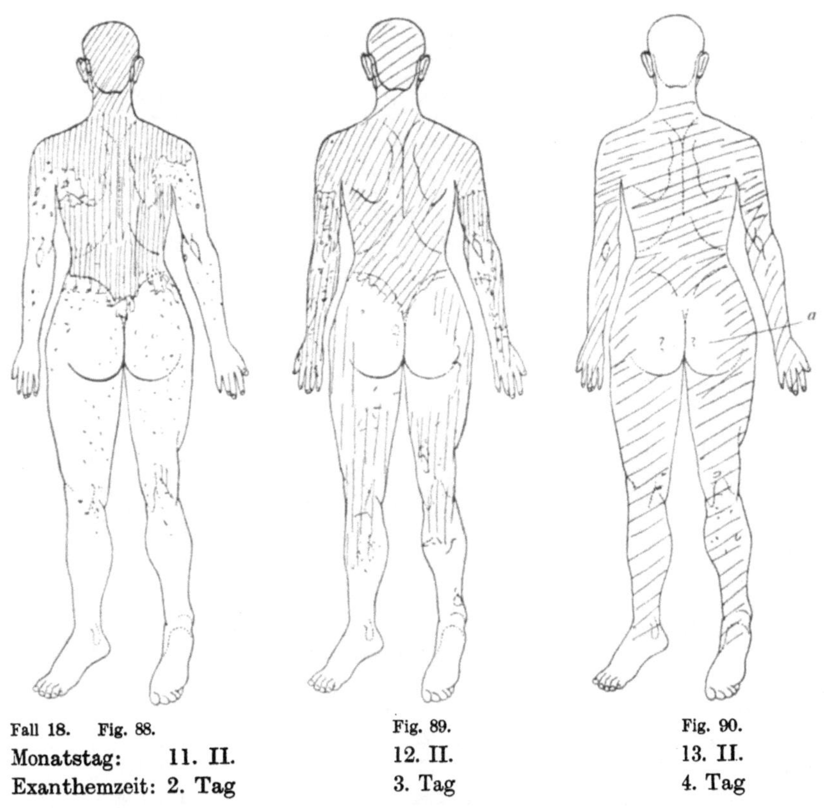

Fall 18. Fig. 88.	Fig. 89.	Fig. 90.
Monatstag: 11. II.	12. II.	13. II.
Exanthemzeit: 2. Tag	3. Tag	4. Tag

Anm. *a* diffus gerötet ohne Exanthemzeichnung.

Am nächsten Tage sind die vorher ausgesparten Teile der Arme mit einem intensiv hellroten Exanthem überzogen, das nur noch die Ellbogen frei läßt. Auf den Beinen erscheint ein spärliches blaßrotes Exanthem. Nates und Füße bleiben frei (Fig. 86, 89).

Am 13. II. ist das Exanthem überall abgeblaßt bei undeutlicher, universeller Verbreitung (Fig. 87, 90).

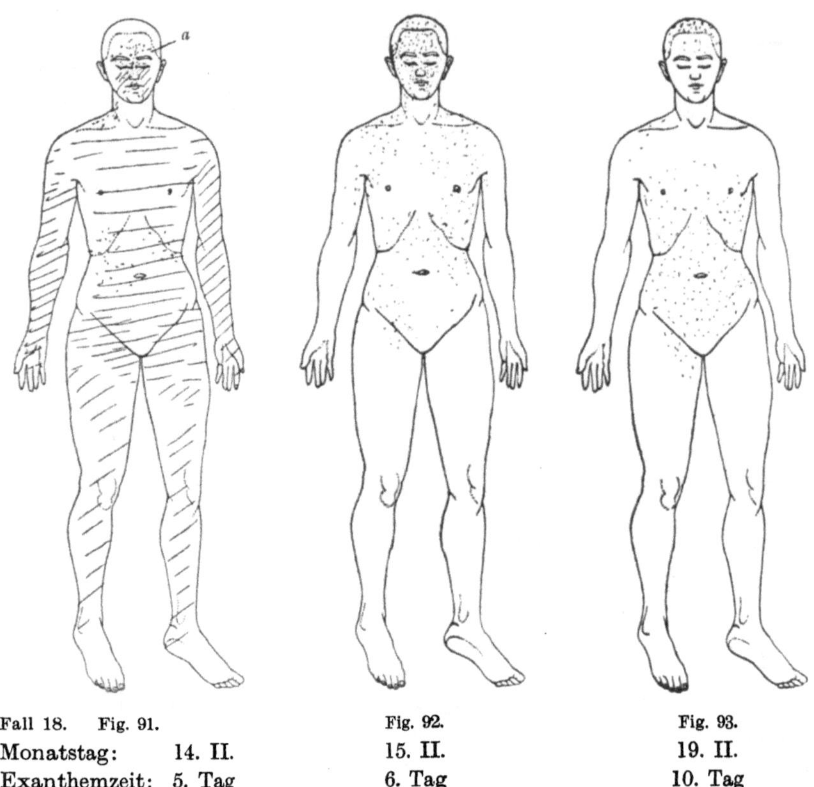

Fall 18.	Fig. 91.	Fig. 92.	Fig. 93.
Monatstag:	14. II.	15. II.	19. II.
Exanthemzeit:	5. Tag	6. Tag	10. Tag

Anm. *a* Die feinen Punkte bedeuten hier nicht wie sonst ein kleinfleckiges Exanthem, sondern Schuppung.

Im weiteren ist bei Fall 18 die Schuppung studiert, die hier sehr früh eingetreten ist: am 4. Exanthemtage finden sich Schuppen um Augen, Nase und Mund (Fig. 87, *a*), am 5. Exanthemtage außerdem auf Hals, Oberbauch und Nates (Fig. 91, 94), am 6. Exanthemtage

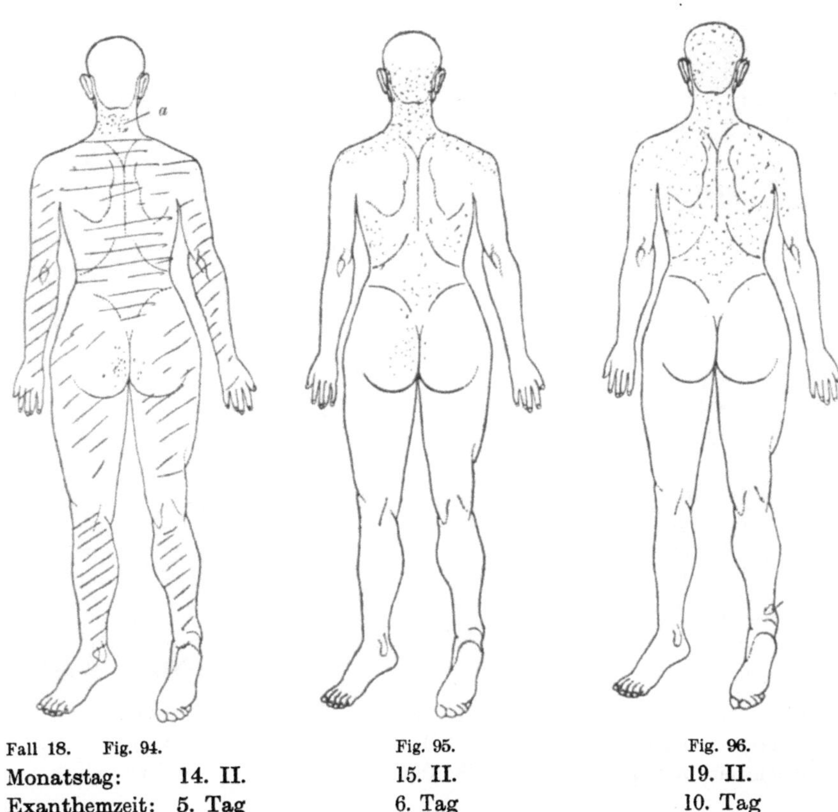

Fall 18. Fig. 94.		Fig. 95.	Fig. 96.
Monatstag:	14. II.	15. II.	19. II.
Exanthemzeit:	5. Tag	6. Tag	10. Tag

Anm. *a* Die Punkte bedeuten Schuppung.

auch auf Schultergürtel und Thorax (Fig. 92, 95). Vier Tage später, am 10. Exanthemtage, hat die Schuppung schon wieder abgenommen. Sie beschränkt sich auf den behaarten Kopf, Bauch und Rücken (Fig. 93, 96).

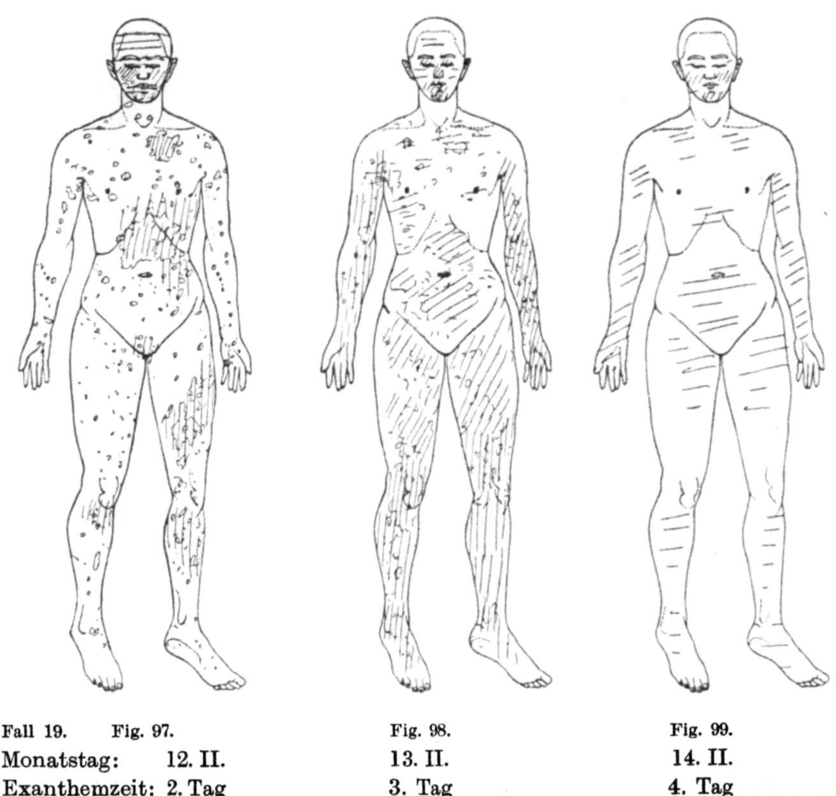

Fall 19. Fig. 97.	Fig. 98.	Fig. 99.
Monatstag: 12. II.	13. II.	14. II.
Exanthemzeit: 2. Tag	3. Tag	4. Tag

Fall 19. P., Wilhelm, $2^1/_2$ Jahre alt. (Fig. 97—102.)

Exanthem am 11. II. früh bemerkt, nachmittags Aufnahme. Zeichnung am 12., 13., 14. (2.—4. Tag). Fieber 39,6 am 11. I., fällt dann geradlinig ab bis zum 8. Tage. Mittelkräftiges Kind.

Eine von den bisherigen Erfahrungen ganz verschiedene Verteilung tritt uns hier entgegen. Ein hellrotes, sehr großfleckiges Exanthem ist gleichzeitig und ziemlich gleichartig am ganzen Körper zu sehen. Nur

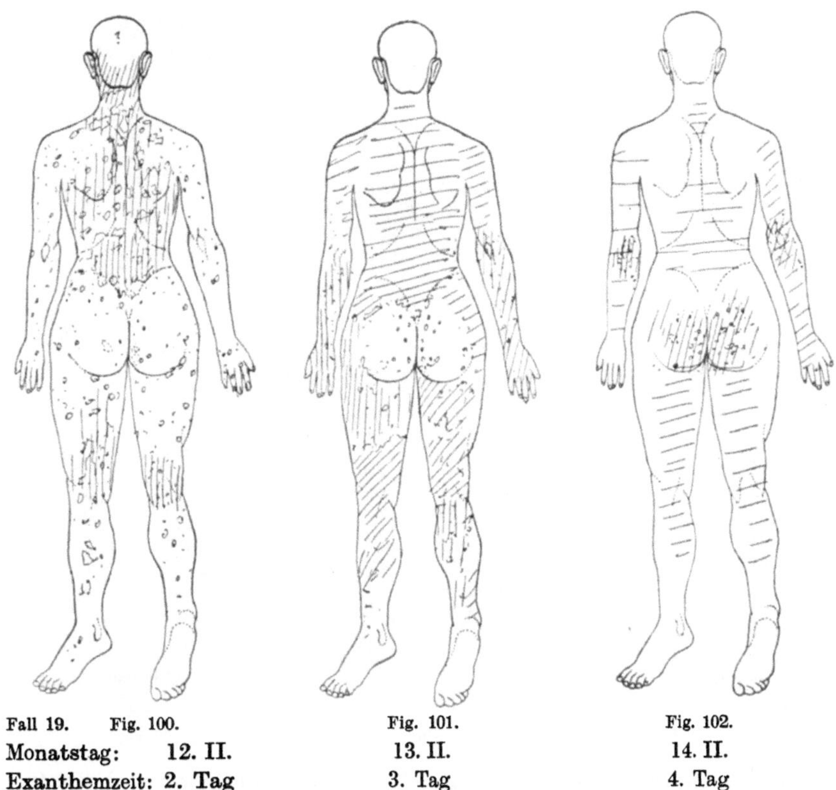

Fall 19. Fig. 100.	Fig. 101.	Fig. 102.
Monatstag: 12. II.	13. II.	14. II.
Exanthemzeit: 2. Tag	3. Tag	4. Tag

das Gesicht dürfte den Ausschlag früher gezeigt haben, sonst wäre die Stirne noch nicht abgeblaßt (Fig. 97). Auf der Vorderseite ist sonst das Bild ganz atypisch, die Rückseite jedoch verrät die vorherrschende Lokalisation oberhalb der Cristae ilei (Fig. 100).

Am nächsten Tage ist der Ausschlag universeller geworden, nur Füße und Nates sind noch ausgespart; am 3. Bilde (Fig. 102) sehen wir, daß sich auch ad Nates und an den Ellenbogen noch ein Schub gebildet hat.

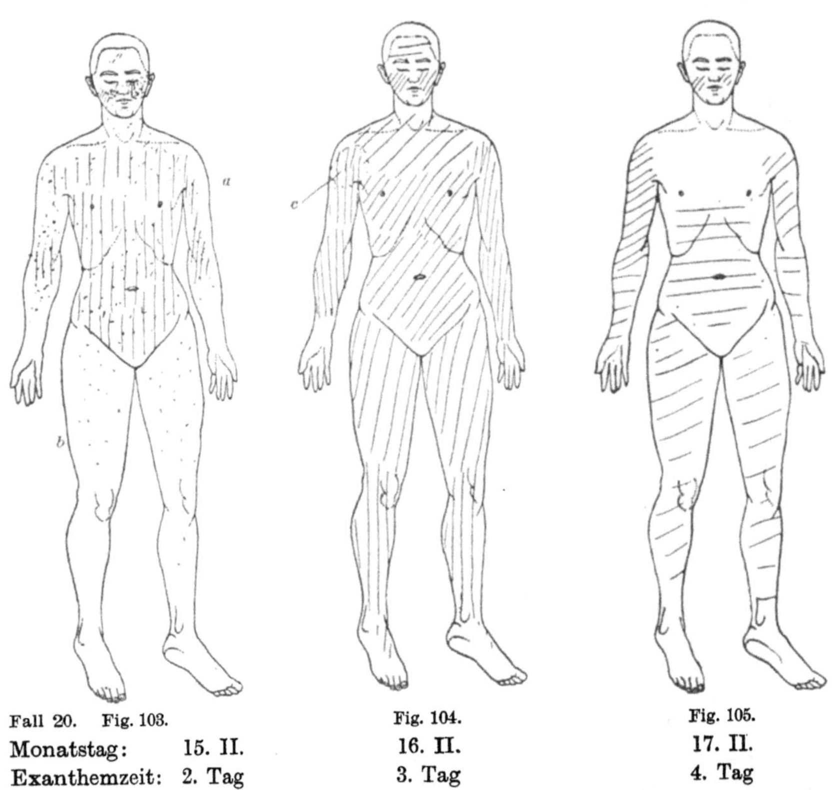

Fall 20.	Fig. 103.	Fig. 104.	Fig. 105.
Monatstag:	15. II.	16. II.	17. II.
Exanthemzeit:	2. Tag	3. Tag	4. Tag

Anm. *a* kleinfleckig, rosarot, *b* follikulärer Beginn, *c* hämorrhagisch-violett.

Fall 20. F., Paul, 6 Jahre alt. (Fig. 103—108.)

Ausschlag am 14. II. 1908 früh. Aufgenommen am selben Tage. Besonders kräftiges, fettes Kind. Zeichnungen am 15., 16., 17. Temperaturmaximum am 14. II., lytischer Abfall.

Intensiver, aber diskreter Ausschlag der Wangen, kleinfleckiger, rosaroter Ausschlag am Stamm und der Innenseite der Arme, somit nur ein zarter, follikulärer Beginn (Fig. 103, 106).

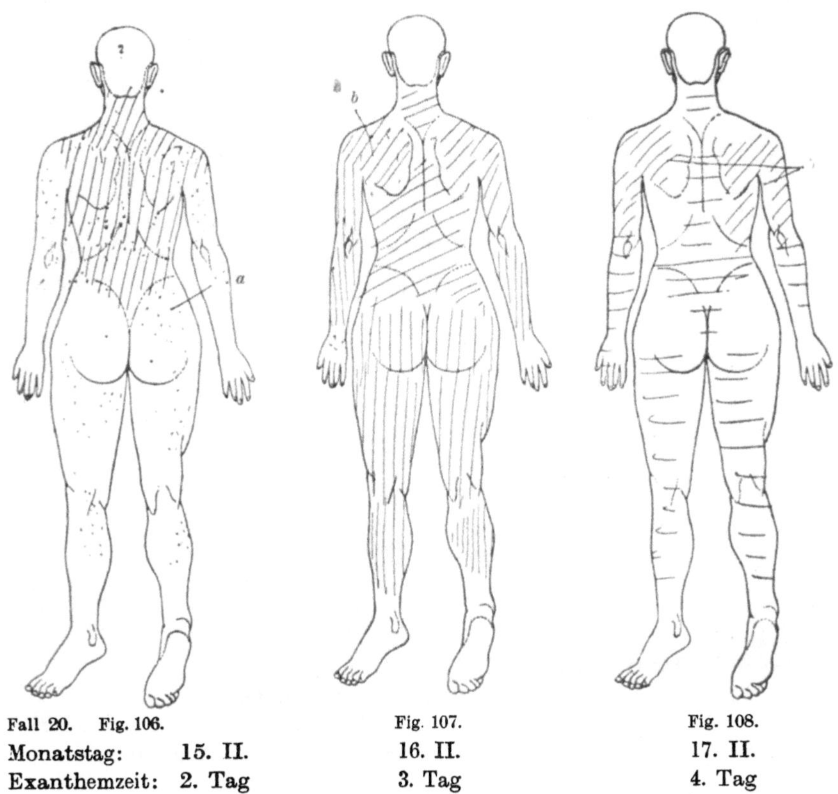

Fall 20. Fig. 106.		Fig. 107.	Fig. 108.
Monatstag:	15. II.	16. II.	17. II.
Exanthemzeit:	2. Tag	3. Tag	4. Tag

Anm. *a* rein follikulär, *b* hämorrhagisch.

Am nächsten Tage ist der ganze Körper von einem blaßroten, sehr dichten mittelfleckigen Exanthem ergriffen, das Tendenz zu Hämorrhagien zeigt. Hände und Füße bleiben frei (Fig. 104, 107).

Am 4. Tage ist schon alles abgeblaßt (Fig. 105, 108).

Fall 21. W., Adolf, 6½ Jahre alt. (Fig. 109—117.)

Aufgenommen mit Conjunctivitis, Bronchitis und Koplik am 16. II. Mageres Kind. Chronische, beiderseitige Otitis. Tägliche Tuberkulinprobe am 18. noch undeutlich positiv, dann negativ, vom 24. an wieder deutlich positiv. Fieber steigt bis 18. II. (auf 40,1), nimmt dann lytisch ab. Am 25. entfiebert. Der Ausschlag beginnt am 18., wird bis zum 21. II. gezeichnet,

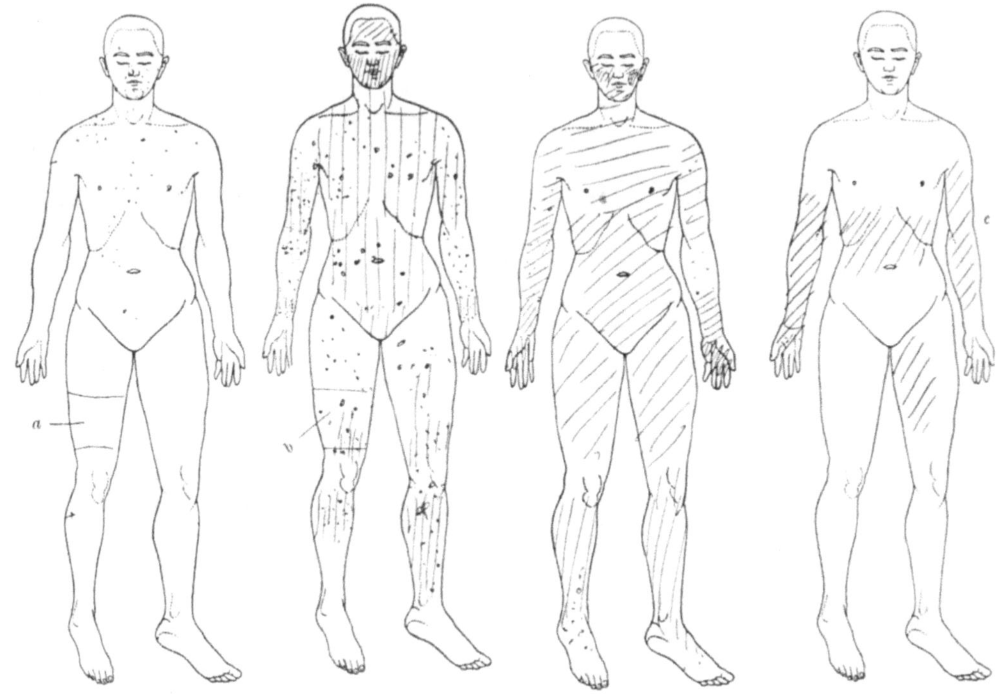

Fall 21. Fig. 109. Fig. 110. Fig. 111. Fig. 112.

	Fig. 109.	Fig. 110.	Fig. 111.	Fig. 112.
Monatstag:	18. II.	19. II.	20. II.	21. II.
Exanthemzeit:	Beginn d. 1. Tages	2. Tag	3. Tag	4. Tag

Anm. *a* Stauungsbinde.
b Binde abgenommen: kein Unterschied.
c nur mehr violette Pigmentationen.

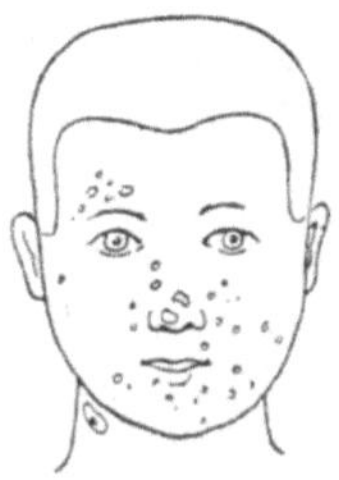

Fall 21. Fig. 117. Beginnendes Exanthem im Gesicht. 18. II. (1. Tag).

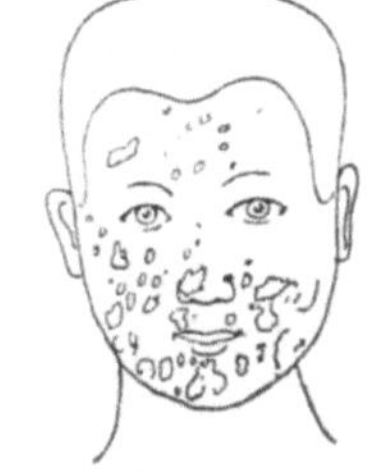

Fall 21. Fig. 118. Gesicht am 2. Tage. Die Papeln auf der Stirn sind abgeblaßt. 19. II.

Hier sind die ersten Anfänge des Ausschlages beobachtet: einige mittelgroße Papeln auf der Nase, der rechten Stirnseite, der rechten Submaxillargegend, kleinste Stippchen in der Umgebung des Mundes, auf den Wangen, seitlich am Halse, auf Brust und Rücken (Fig. 109, 113, 117).

Am zweiten Tage sind die Papeln im Gesichte vergrößert, intensiv rot mit Ausnahme der Stirne, wo sie schon abgeblaßt sind (Fig. 110, 118). Die Stirne behält die rote Farbe nur kurze Zeit. Ohne an den typischen Grenzlinien Halt zu machen, hat sich der Ausschlag auf Stamm und Extremitäten verbreitet, auch

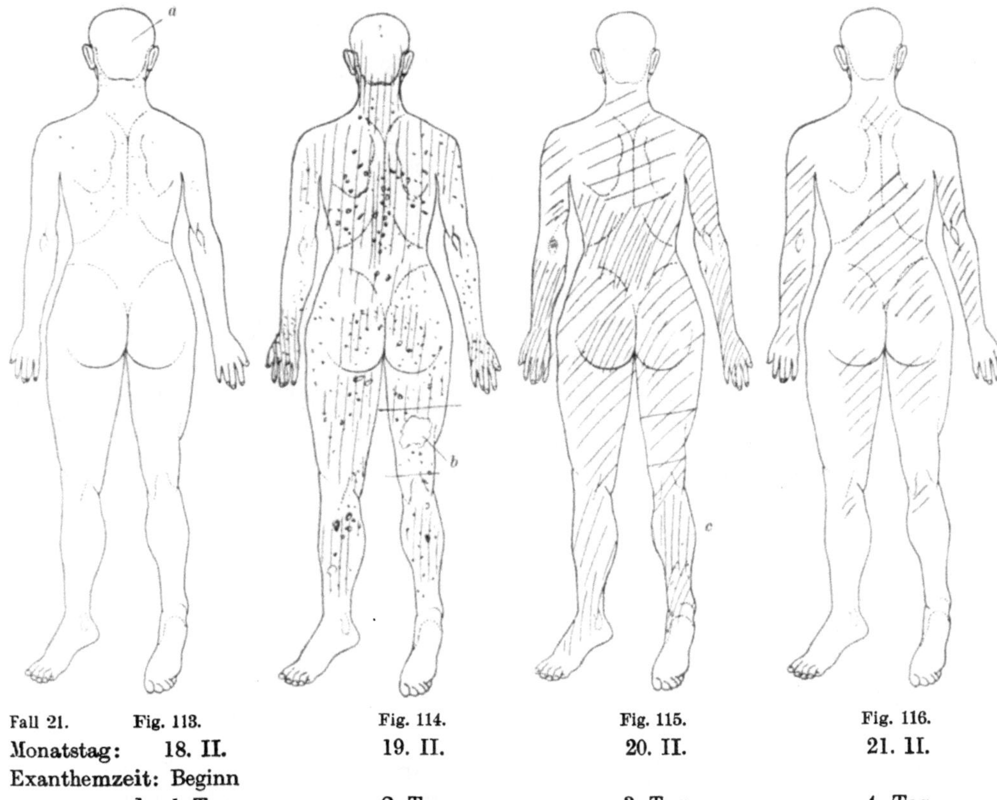

Fall 21.	Fig. 113.	Fig. 114.	Fig. 115.	Fig. 116.
Monatstag:	18. II.	19. II.	20. II.	21. II.
Exanthemzeit:	Beginn des 1. Tages	2. Tag	3. Tag	4. Tag

Anm. *a* kein Exanthem auf der Kopfhaut nachweisbar.
b unter der Binde eine diffus gerötete Stelle (Kratzeffekt?).
c Unterschenkel durch Stauung leicht cyanotisch; kein Unterschied von der Gegenseite in bezug auf die Ausbildung des Exanthems.

auf die Nates. Nur die Volarflächen der Hände (Fig. 110), die Kniekehlen und Fußsohlen sind noch frei (Fig. 114.)

Am 3. Tage sind auch die Volae ergriffen; Plantae und Ellenbogen bleiben allein unbeteiligt. (Fig. 111, 115.) Am nächsten Tage zeigt sich violette Pigmentierung auf Armen, Bauch und Rücken und an einzelnen Stellen der Beine. (Fig. 112, 116).

Die Anlegung einer Stauungsbinde um den rechten Oberschenkel am 1. Tage hat das Exanthem des rechten Beines nicht merkbar beeinflußt.

Von W. Adolf erfolgte die Übertragung der Maserninfektion auf Friedrich W. (Nr. 22) und Ludwig H. (Nr. 23). Es ist nun interessant zu beobachten, ob die Fortpflanzung derselben Serie unter ungefähr gleichen Altersbedingungen (alle drei Knaben im Alter von $6^1/_2$—9 Jahren) ähnliche Exantheme zur Folge hat.

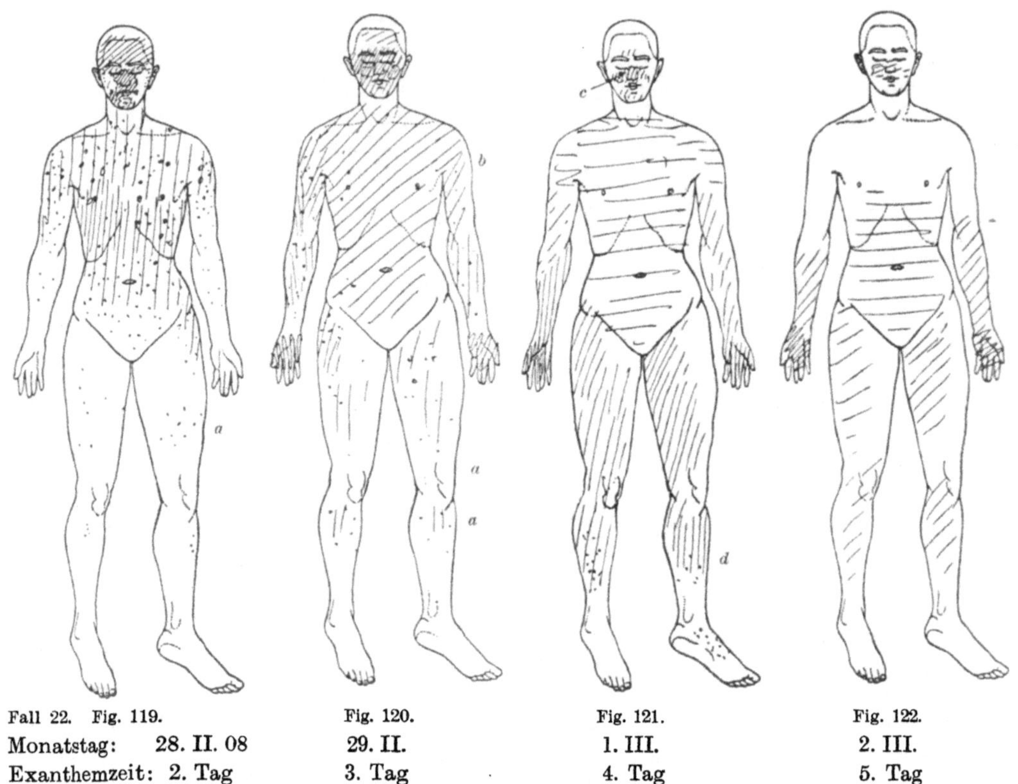

Fall 22. Fig. 119.	Fig. 120.	Fig. 121.	Fig. 122.
Monatstag: 28. II. 08	29. II.	1. III.	2. III.
Exanthemzeit: 2. Tag	3. Tag	4. Tag	5. Tag

Anm. *a* follikulär, *b* mittelfeckig, *c* intensiv rot wie ein Erysipel, *d* follikulär, daneben ganz zarte großfleckige Rötung.

Fall 22. W., Friedrich, 8 Jahre alt. (Fig. 119—126.)

Ausschlag am 27. II. bemerkt. Aufnahme nachmittags. Zeichnung 28. II. bis 2. III. (1, 2, 3, 4 p. e.). Temperatur 40,3 bei der Aufnahme, allmählicher Abfall bis 6. III. Skrofulöse Haut-Knochennarbe an der rechten Hand; sonst kräftig. Tägliche Tuberkulinprobe ist vom 5. III. (8. Tag) an positiv.

Am zweiten Tage ist das Gesicht in klassischer Weise betroffen: Stirne, Augen, Umgebung der Nase und Knie sind fast konfluierend bedeckt. Der Stamm ist ziemlich gleichmäßig ergriffen. Ein „Kinderleibchen" ohne Auslaufen auf die Oberschenkel. (Fig. 119, 123.)

Schon am nächsten Tage schreitet der Ausschlag nur noch wenig fort: Rücken, Arme, Handteller werden ergriffen (Fig. 120, 124). Die Beine sind noch fast ganz frei. Es sind nur wenige neue Fleckchen aufgetreten, die alten sind kaum gewachsen.

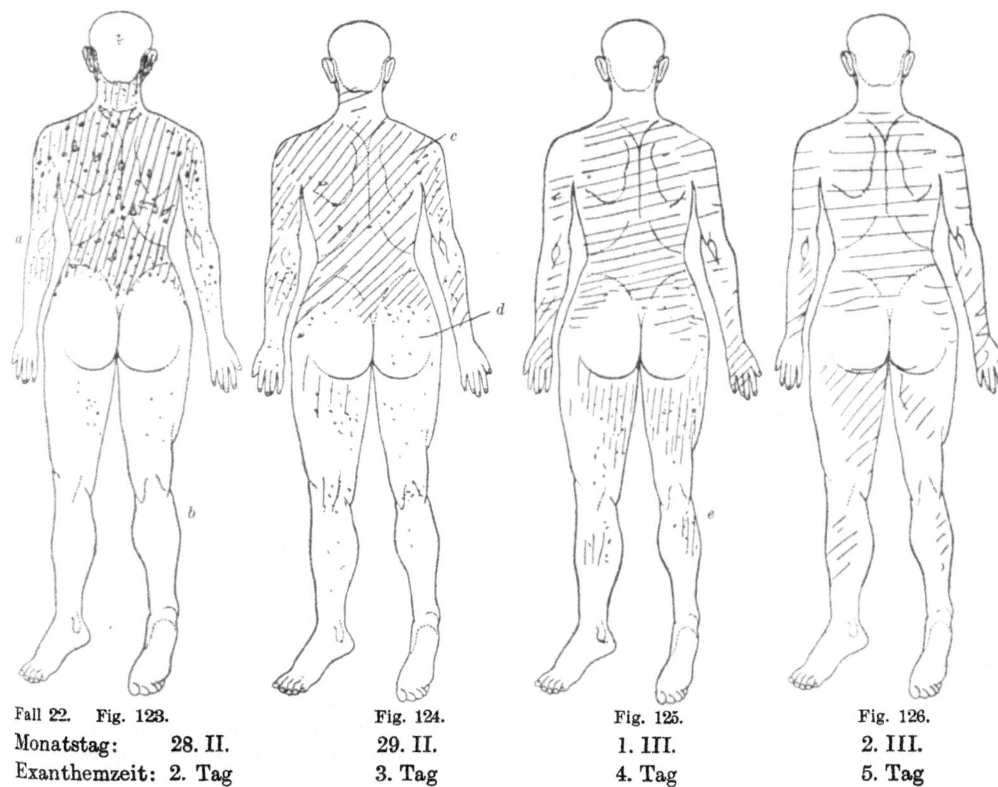

Fall 22. Fig. 123.	Fig. 124.	Fig. 125.	Fig. 126.
Monatstag: 28. II.	29. II.	1. III.	2. III.
Exanthemzeit: 2. Tag	3. Tag	4. Tag	5. Tag

Anm. *a* follikulär, *b* hier wurde am 2. Tage ein Senfumschlag appliziert. *c* mittelfleckig, nicht so großfleckig wie am Vortage; die alten, bräunlichen Zentren treten aus den Höfen hervor, *d* wenige neue Fleckchen, *e* frisches, eehr zartes scharlachartiges Exanthem.

Auch am 4. Tage (Fig. 121, 125) finden wir kein universelles Fortschreiten. Die Füße und Nates bleiben frei. Dabei zeigt sich ein frisches zartes scarlatiniformes Exanthem an der Hinterseite der Beine; an der Vorderseite ein großfleckiger, ebenfalls ganz zarter Ausschlag, der aber am nächsten Tage ebenso abblaßt wie der des übrigen Körpers. Das Gesicht hat noch am 4. Tage eine sehr intensive, fast erysipelatöse Röte aufzuweisen (Fig. 121, *c*). Eigentümlich war in diesem Falle, daß auf der Mundschleimhaut die Koplikschen Flecken bis zum 5. Tage zu sehen waren.

Ein Senfumschlag am rechten Unterschenkel hatte keinen Einfluß auf den Ausschlag (Fig. 123, *b*).

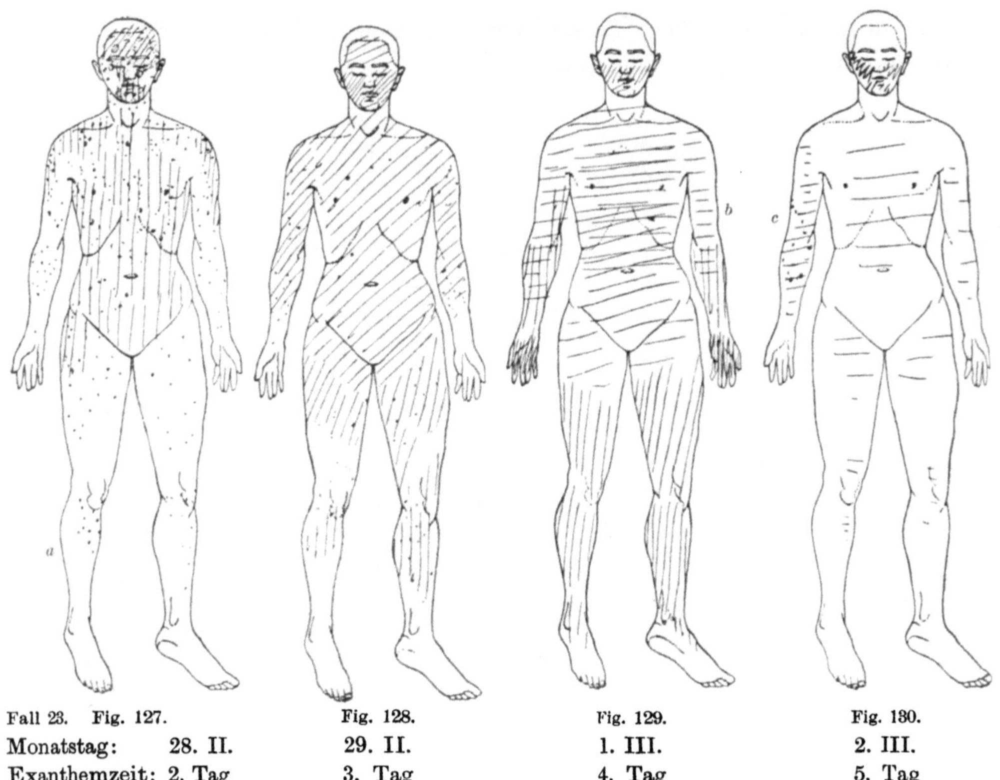

Fall 23. Fig. 127.	Fig. 128.	Fig. 129.	Fig. 130.
Monatstag: 28. II.	29. II.	1. III.	2. III.
Exanthemzeit: 2. Tag	3. Tag	4. Tag	5. Tag

Anm. *a* am 28. II. Senfumschlag ohne Erfolg, *b* violett-hämorrhagisch auf Brust und Armen neben Exanthemresten, *c* nur mehr hämorrhagische Reste.

Fall 23. H., Ludwig, 9 Jahre alt. (Fig. 127—135.)

Aus demselben Erziehungshause wie die beiden vorhergehenden Knaben. Am 27. II. anscheinend wegen der Koplik aufgenommen (Exanthem im Aufnahmeprotokoll nicht erwähnt). Gezeichnet 28. II. bis 2. III. (1—4 p. e.). Kräftig, groß. Temperatur 40,6, geradliniger Abfall bis 3. III. (5 p. e.). Nochmals Fieber 6—9 p. e. (Enteritis, Otitis).

Der Ausschlag ist zuerst (auf Fig. 127 und 131, 135) sehr intensiv im Gesicht und am behaarten Kopfe, sowie am Rücken. Wir sehen wieder das „Kinderleibchen", jedoch von vielen follikulären Efflorescenzen auf den Extremitäten begleitet. Am nächsten Tage Fortschritte an Beinen und Rücken, aber schon mit deutlicher Abschwächung (Fig. 128, 132). Die Handfläche wurde erst am 3. Tage ergriffen, und wieder finden wir ein mittelfleckiges, dichtes blaßrotes Exanthem an der Vorderseite der Beine. Die Füße bleiben frei, die Nates sind nur wenig betroffen (Fig. 129, 133).

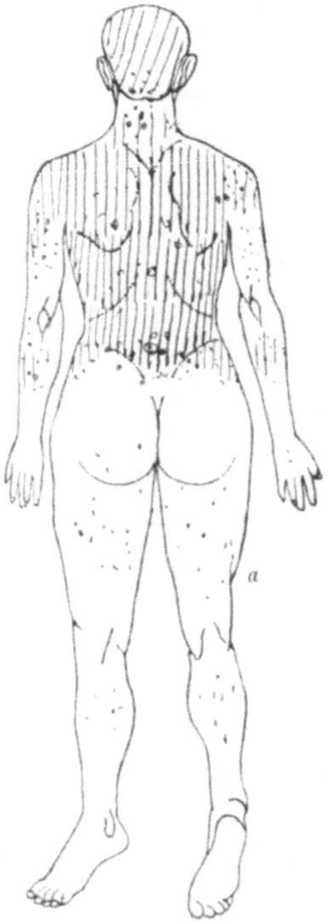

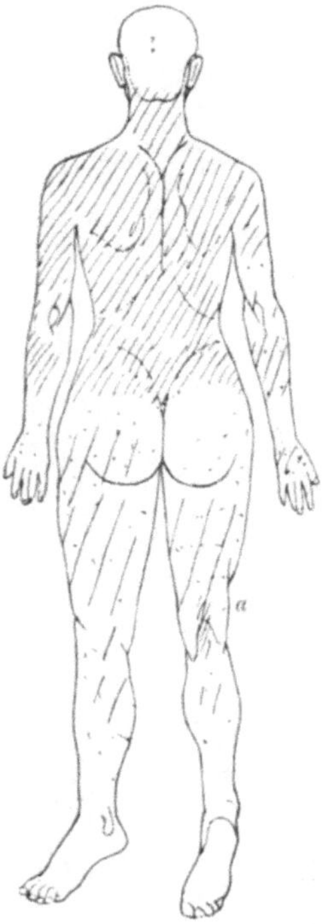

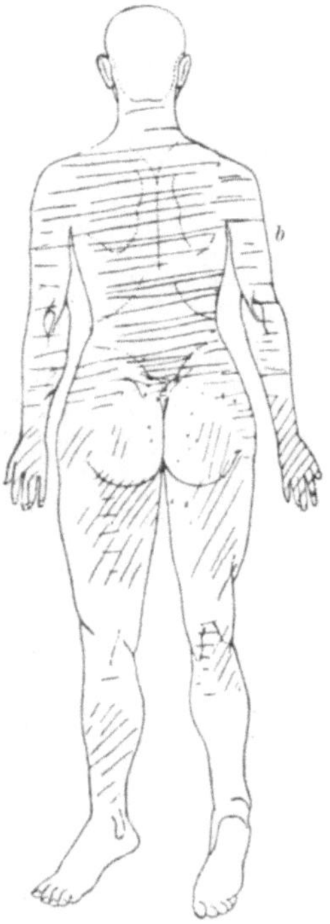

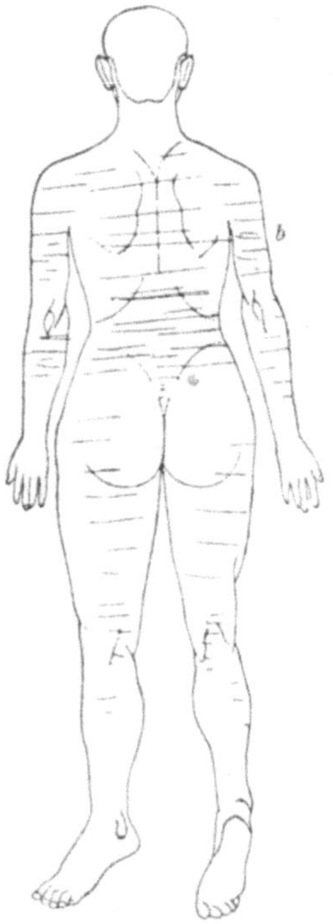

Fall 23. Fig. 131.	Fig. 132.	Fig. 133.	Fig. 134.
Monatstag: 28. II.	29. II.	1. III.	2. III.
Exanthemzeit: 2. Tag	3. Tag	4. Tag	5. Tag

Anm. *a* follikulär, *b* Hämorrhagien neben Exanthem, *c* auf Rücken und Arme hämorrhagische Reste.

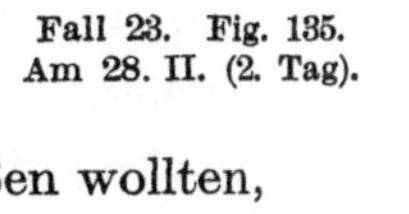

Die beiden letztgenannten Fälle haben eine auffallende Ähnlichkeit miteinander, ja die Bilder des 1. Tages sind fast identisch: das großfleckige, in der Mitte des Gesichtes und am Rücken besonders intensive Exanthem, die scharfen Grenzen an der Crista ilei. Auch weiterhin ist kaum ein wesentlicher Unterschied, als daß die Handflächen bei Friedrich schon am 2., bei Ludwig erst am 3. Tage befallen sind.

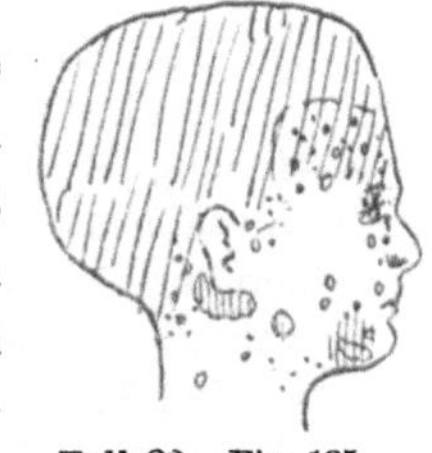

Fall 23. Fig. 135.
Am 28. II. (2. Tag).

Wenn wir nun bei diesen beiden Kindern auf eine Ähnlichkeit des Exanthems durch ein gleichartiges Virus schließen wollten, müßten wir auch erwarten, daß der Spender der Infektion, Fall 21, Adolf W., ein gleichartiges Exanthem gezeigt hat: aber dort findet sich ein ganz differenter Ausschlag. Fast der ganze Körper beginnt gleichzeitig, die Nates sind gleich mit ergriffen, die Handrücken kommen vor der Fläche an die Reihe.

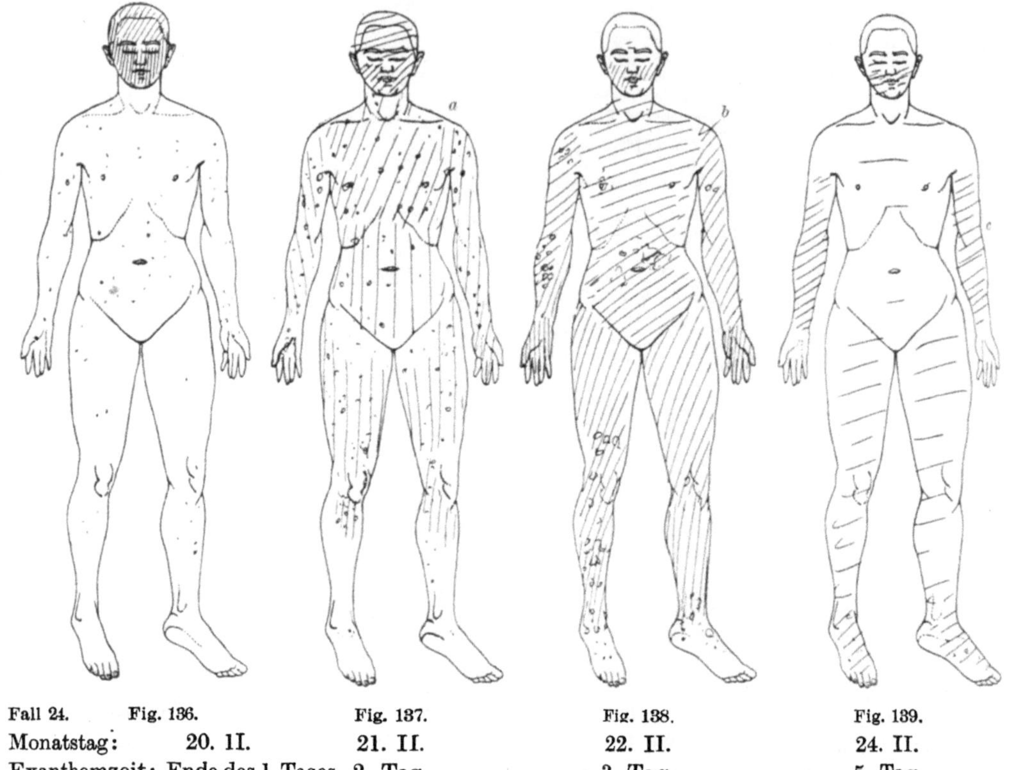

Fall 24. Fig. 136. Fig. 137. Fig. 138. Fig. 139.

	Fig. 136.	Fig. 137.	Fig. 138.	Fig. 139.
Monatstag:	20. II.	21. II.	22. II.	24. II.
Exanthemzeit:	Ende des 1. Tages.	2. Tag.	3. Tag.	5. Tag.

Anm. *a* sparsam verteilt, großfleckig; *b* großfleckig aber dicht, am Bauche fast ganz konfluierend; *c* violett auf den Armen.

Fall 24. K., Saturninus, $4^1/_4$ Jahre alt. (Fig. 136—145.)

Bei der Aufnahme am 19. II. wird notiert: Beginn vor 3 Tagen mit Schnupfen, Husten, Fieber, Niesen. Augen gerötet. „Ausschlag begann gestern im Gesicht, wurde heute deutlicher.“ Gezeichnet am 20.—24. Nach der Anamnese sollte man den Beginn des Exanthems auf den 18. legen, nach der Zeichnung ist es aber wahrscheinlicher, daß der Ausschlag am 18. nur eine prodromale Fleckung war wie bei P. Mitzi (Fall 39). Kräftiges Kind. Temperaturmaximum am 21. II. (40,5). Subfebrile Temperatur bis 2. III. (12. p. e.) durch Otitis.

Dieser Fall ist dadurch bemerkenswert, daß der Kopf fast konfluierend ergriffen ist, bevor am Körper nennenswerte Schübe erscheinen. Am nächsten Tage ist der Körper mit Ausnahme von Nates, Waden und Füßen von einem großfleckigen, aber sparsam verstreuten Exanthem eingenommen, das durch Erweiterung und Konfluenz wächst.

In der Umgebung des Nabels wird am 20. II. das beginnende Exanthem mit Carbolfuchsin bemalt, am 21. II. gezeichnet (Fig. 144, 145).

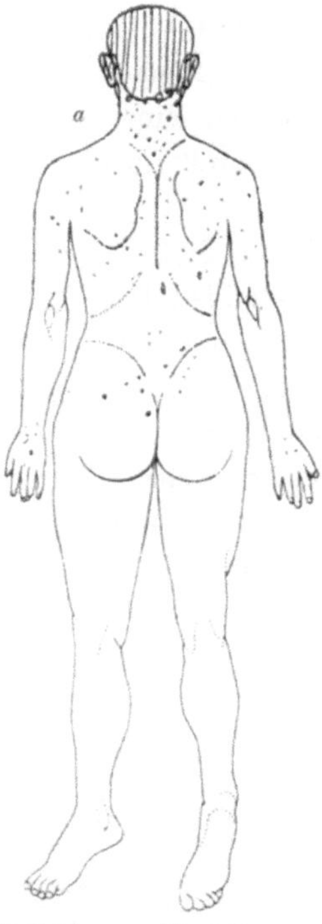

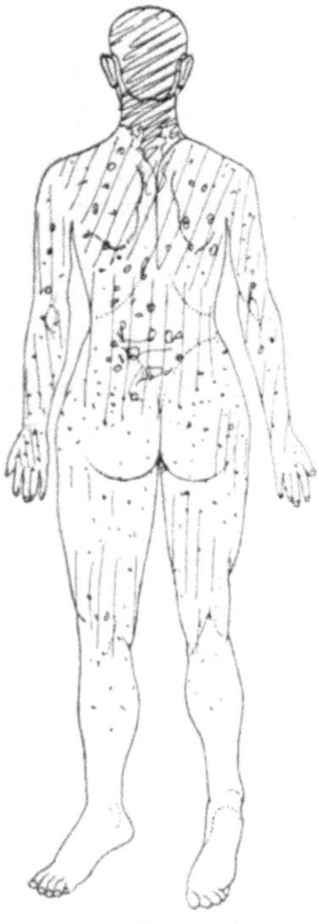

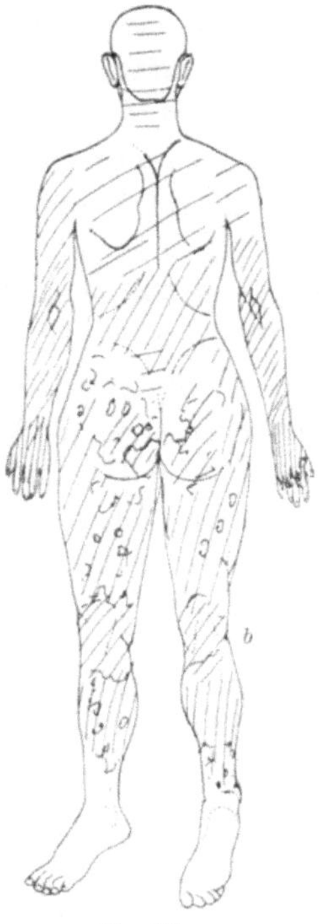

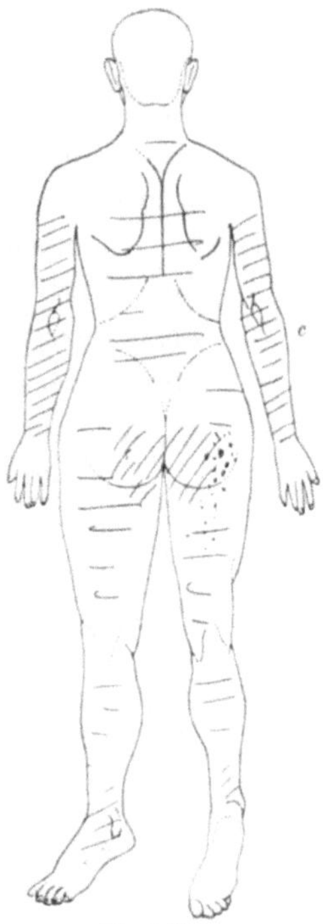

Fall 24. Fig. 140. Fig. 141. Fig. 142. Fig. 143.

	Fig. 140.	Fig. 141.	Fig. 142.	Fig. 143.
Monatstag:	20. II.	21. II.	22. II.	24. II.
Exanthemzeit:	Ende des 1. Tages	2. Tag	3. Tag	5. Tag

Anm. *a* ganz scharfe Grenze an der behaarten Kopfhaut; *b* großfleckig. vielfach konfluierend; *c* Arme violett.

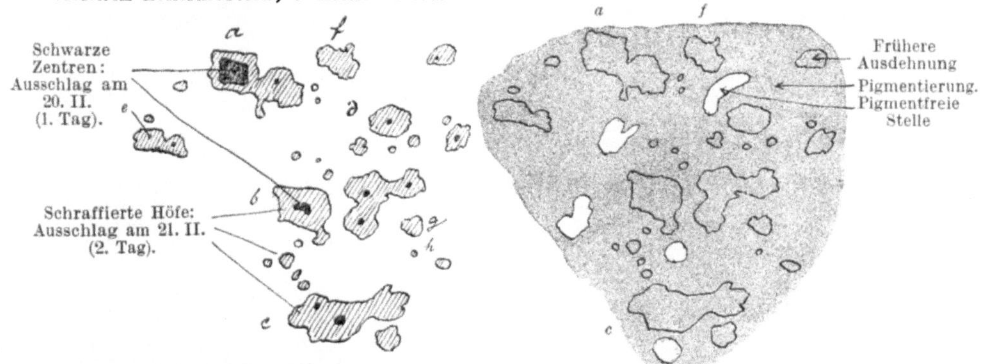

Fig. 144. Wachstum einiger Efflorescenzen. Fall 24. Hautstelle in der Nabelgegend. ³/₄ der natürl. Größe.

Fig. 145. Pigmentierung am 24. II. (5. Tag).

Am 20. sehen wir eine größere Papel (*a*), kleinere (*b*) und kleinste Stippchen (die schwarzen Zentren von *c*, *d*, *e* auf Figur **144**), am nächsten Tage zeigt sich überall ein konzentrischer Anwuchs von 2—4 mm, wobei die anfangs größte Papel *a* am wenigsten zugenommen hat, die kleinsten (*c*, *d*, *e*) am meisten. Außerdem sind eine Menge neuer Papeln aufgeschossen, von denen *f* schon ganz groß ist, während andere (*h*) erst 1 mm Durchmesser haben.

Am nächsten Tage hat sich das Exanthem von allen diesen Stellen aus so stark weiter verbreitet, daß überall Konfluenz eingetreten ist. Es bestehen jetzt nur noch blassere Flecken auf einer intensiv geröteten Haut. Dies sind die vom Exanthem frei gebliebenen Stellen; sie liegen in der Mitte zwischen den an den Vortagen beobachteten Papeln.

Dorthin ist dann die Hyperämie überhaupt nicht mehr gedrungen, denn 2 Tage später, am 24. II. ist das Exanthem völlig erschöpft, seine Lokalisation pigmentiert. An den am 22. III. noch freien Hautstellen ist auch kein Pigment zu bemerken (Fig. 145).

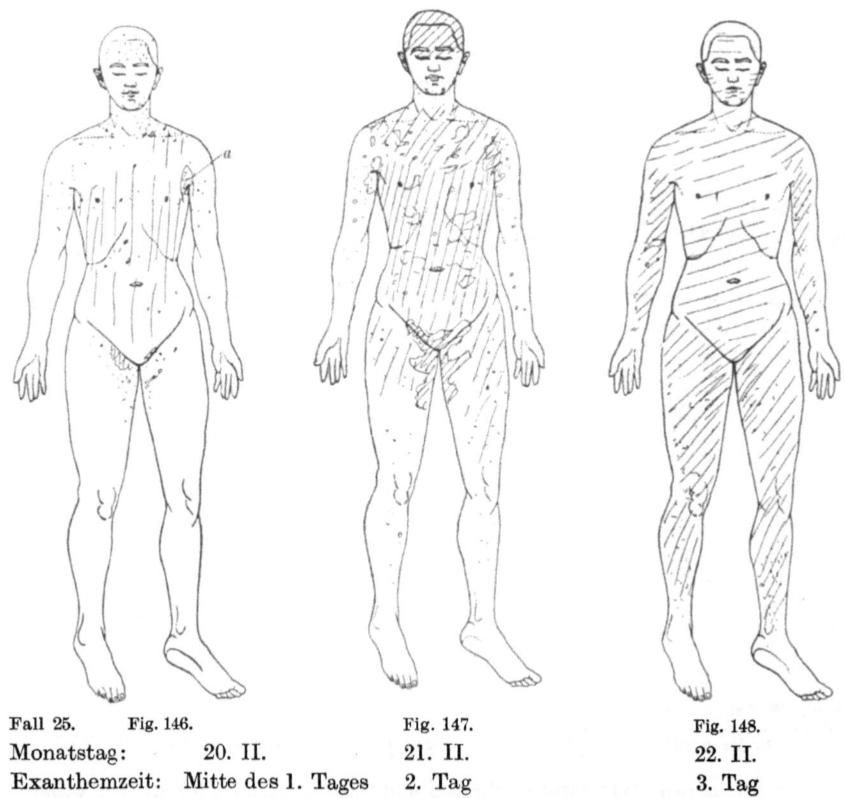

Fall 25.	Fig. 146.	Fig. 147.	Fig. 148.
Monatstag:	20. II.	21. II.	22. II.
Exanthemzeit:	Mitte des 1. Tages	2. Tag	3. Tag

Anm. *a* Intertrigo unter den Armen und in der Genitalregion (s. Fig. 153).

Fall 25. K., Antonie, 10 Monate alt. (Fig. 146—153.)

Exanthem am 19. II., Aufnahme am selben Tage. Zeichnungen am 20. bis 23. II. Fieber bis 40,4 (20. II.), kein vollständiger Abfall. Das Kind ist mittelkräftig, hat einen chronischen Hydrocephalus.

Während das Gesicht (Fig. 152) noch fast frei ist, ist behaarter Kopf, Brust und Rücken schon besät: am weitesten voran aber ist der Intertrigo unter dem linken Arme und in den Inguinalfurchen. Hier findet sich schon ein konfluierendes Exanthem (Fig. 153), das am nächsten Tage noch deutlicher wird (Fig. 147).

Trotz dieses atypischen Beginnes schreitet der Ausschlag nicht von den zuerst ergriffenen Stellen aus, sondern in der gewöhnlichen Reihenfolge fort. Nach 24 Stunden sehen wir die Kinderleibchenform. Nach 2 Tagen weitere Ausbreitung. Armrücken und Füße bleiben frei (Fig. 148, 151).

Die Wangen sind noch am 2. Tage vollständig frei, auch am 3. kaum beteiligt (Fig. 148).

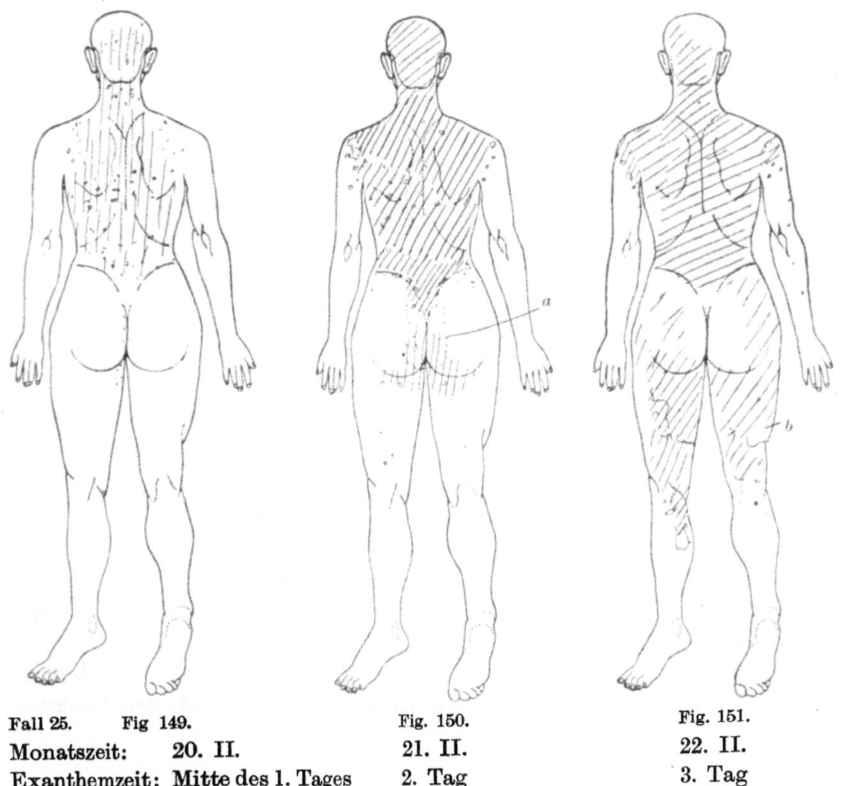

Fall 25.	Fig 149.	Fig. 150.	Fig. 151.
Monatszeit:	20. II.	21. II.	22. II.
Exanthemzeit:	Mitte des 1. Tages	2. Tag	3. Tag

Anm. *a* ekzematöse Rötung, *b* blaßrot, undeutlich.

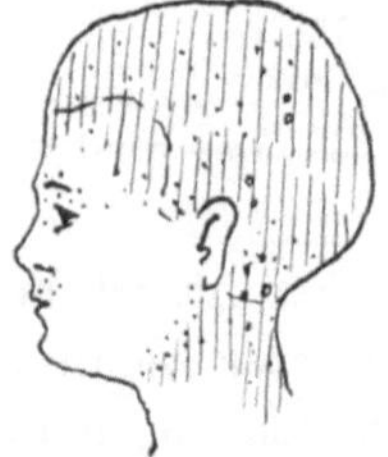

Fall 25. Fig. 152.
Am 20. II. (Mitte des 1. Tages).
Wangen sind ganz frei.

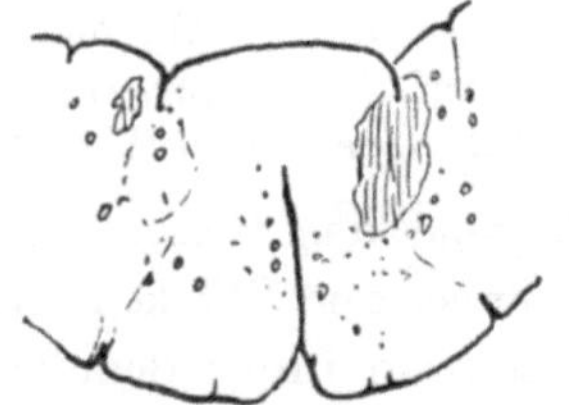

Fall 25. Fig. 153.
Am 20. II. (Mitte des 1. Tages).
In den Inguinalfalten des fetten und intestiginösen Kindes erscheint der Ausschlag sehr frühzeitig.

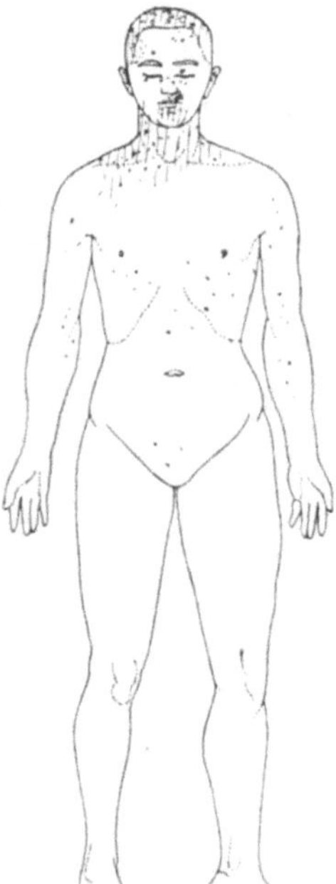

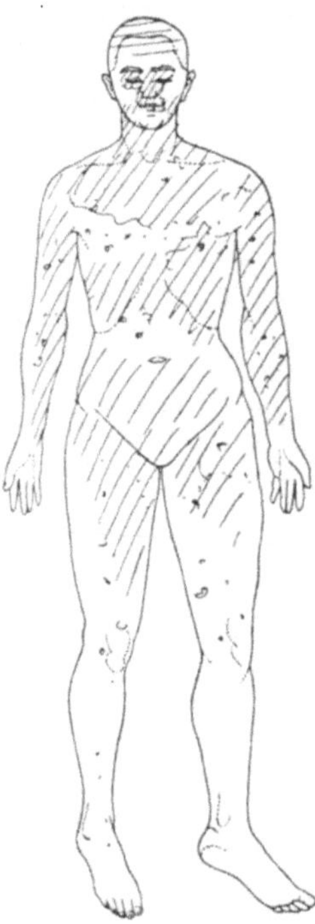

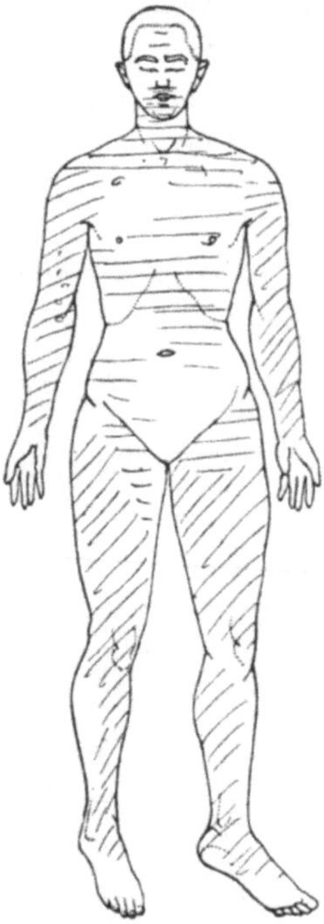

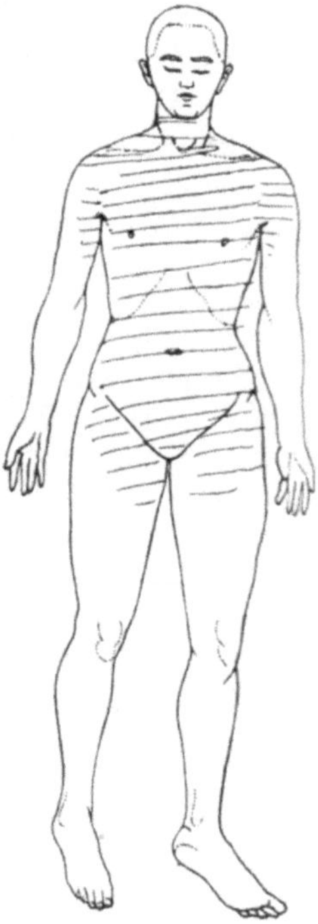

Fall 26.	**Fig. 154.**	**Fig. 155.**	**Fig. 156.**	**Fig. 157.**
Monatstag:	2. III.	3. III.	4. III.	5. III.
Exanthemzeit:	Mitte des 1. Tages	2. Tag	3. Tag	4. Tag.

Anm. 154 Der Ausschlag besteht aus blaßroten, kaum sichtbaren Fleckchen.

Fall 26. Sch., Gustav, 13 Monate alt. (Fig. 154—161.)

Aufgenommen am 1. III. mit Koplik und einem roten Fleck an der Nasenwurzel links. In der Nacht tritt das Exanthem auf. Zeichnungen am 2.—5. III. ($^1/_2$—$3^1/_2$ p. e.). Mittelkräftiges Kind. Temperatur anfangs um 40, dann um 38,5; Bronchopneumonie, Diplokokkenconjunctivitis. Tod am 9. III.

Dieser Fall repräsentiert wieder einen ganz anderen Typus. Ein blaßrotes kaum sichtbares follikuläres Exanthem beginnt auf Hals, Kopf und Rücken, das Gesicht ist weniger beteiligt. Am nächsten Tage bedeutende Ausbreitung, die schließlich den ganzen Körper betrifft,

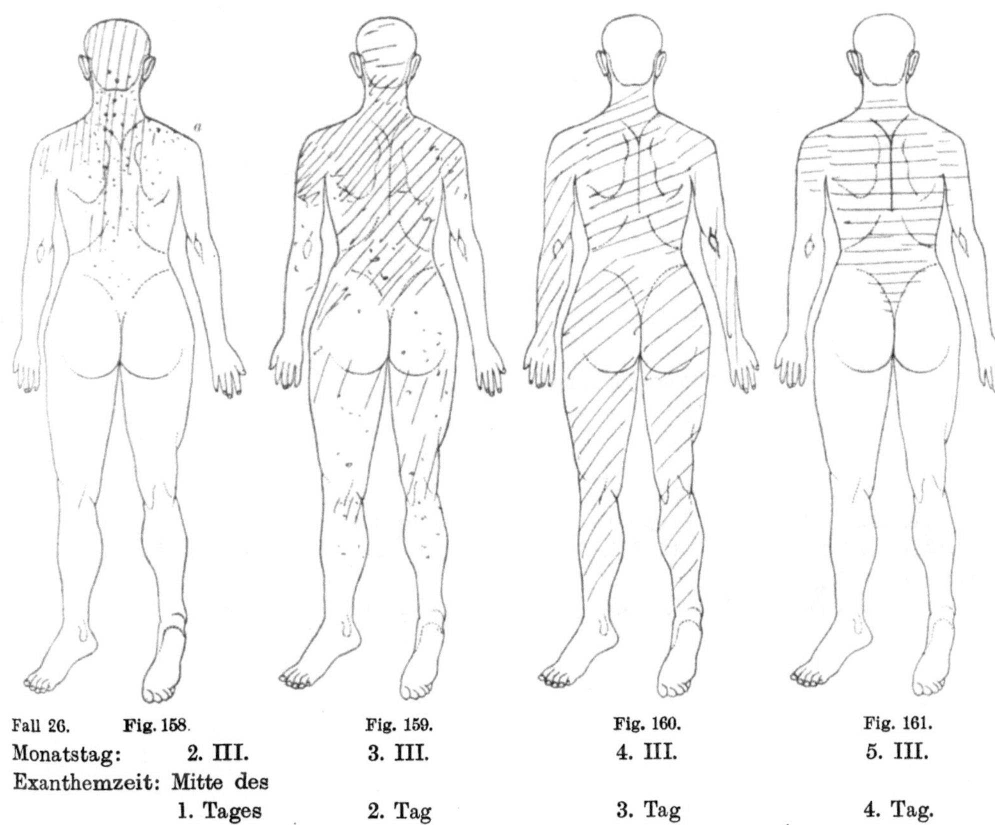

Fall 26.	Fig. 158.	Fig. 159.	Fig. 160.	Fig. 161.
Monatstag:	2. III.	3. III.	4. III.	5. III.
Exanthemzeit:	Mitte des 1. Tages	2. Tag	3. Tag	4. Tag.

Anm. *a* follikulär. Auf der behaarten Kopfhaut größere Flecke.

während das Exanthem ganz undeutlich wird, so daß schon am 4. Tage kaum noch pigmentierte Reste am Stamm zu finden sind.

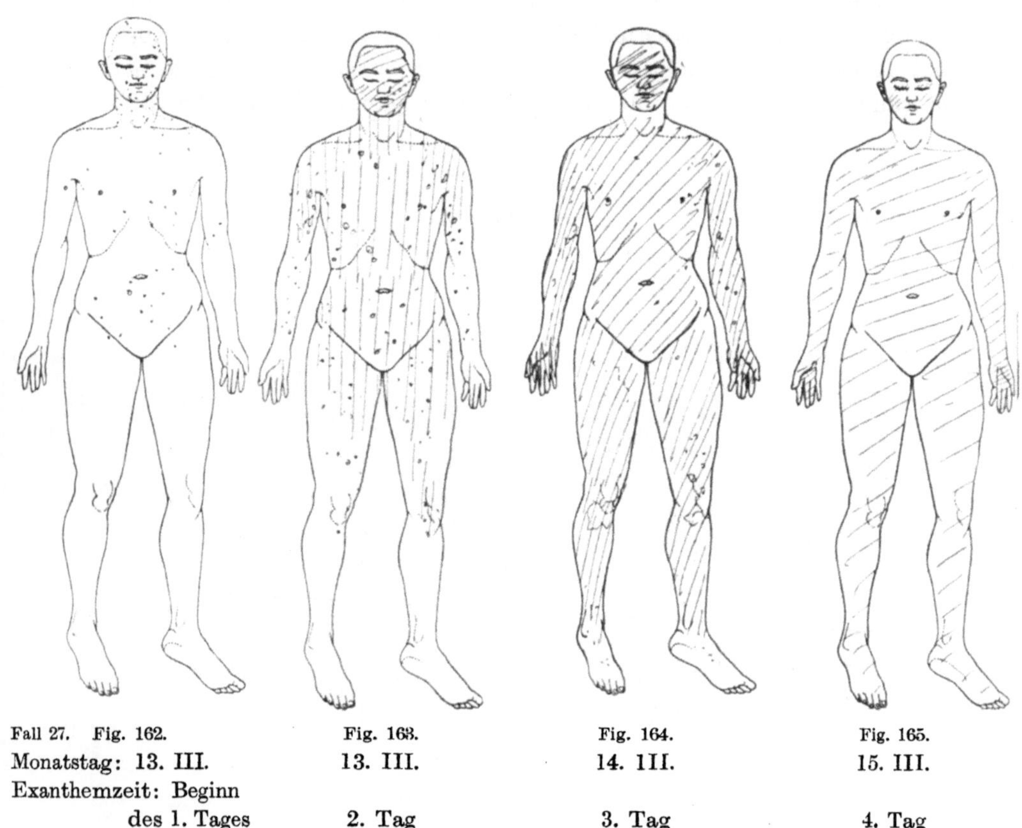

Fall 27. Fig. 162. Fig. 163. Fig. 164. Fig. 165.

Monatstag: 13. III.	13. III.	14. III.	15. III.
Exanthemzeit: Beginn des 1. Tages	2. Tag	3. Tag	4. Tag

Fall 27. Z., Marie, $3^1/_2$ Jahre alt. (Fig. 162—169.)

Aufgenommen am 11. III. anscheinend ohne Ausschlag. Zeichnungen am 12.—15. (1.—4. Tag). Mittelkräftig. Temperatur um 39 bis 14. III., dann allmählicher Abfall.

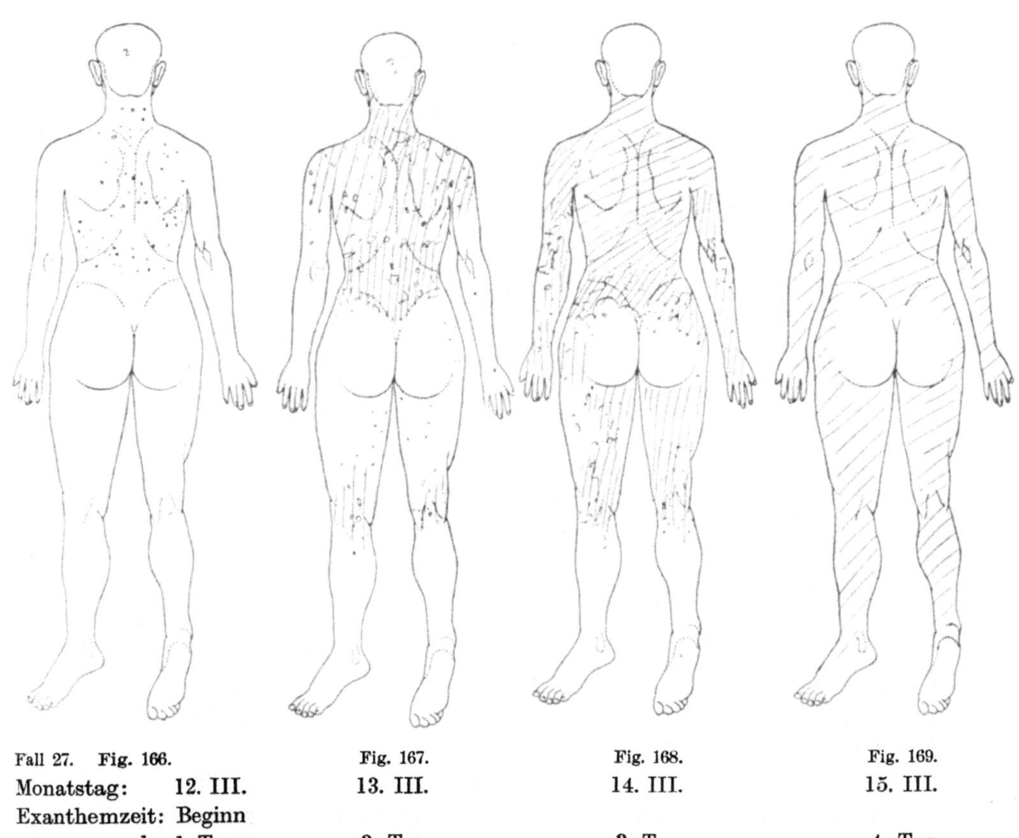

Fall 27. Fig. 166.	Fig. 167.	Fig. 168.	Fig. 169.
Monatstag: 12. III.	13. III.	14. III.	15. III.
Exanthemzeit: Beginn des 1. Tages	3. Tag	3. Tag	4. Tag

Verstreute Flecken auf Kopf und Stamm leiten den Ausschlag ein (Fig. 162, 166); das nächste Bild zeigt das Kinderleibchen aus einem großfleckigen, spärlichen Exanthem (Fig. 163, 167). Am 3. Tage ist der ganze Körper ergriffen mit Ausnahme von Füßen und Nates (Fig. 164, 168). Die Füße sind am 4. Tage an dem fast verblaßten Ausschlage mit beteiligt, während die Nates freibleiben (Fig. 165, 169).

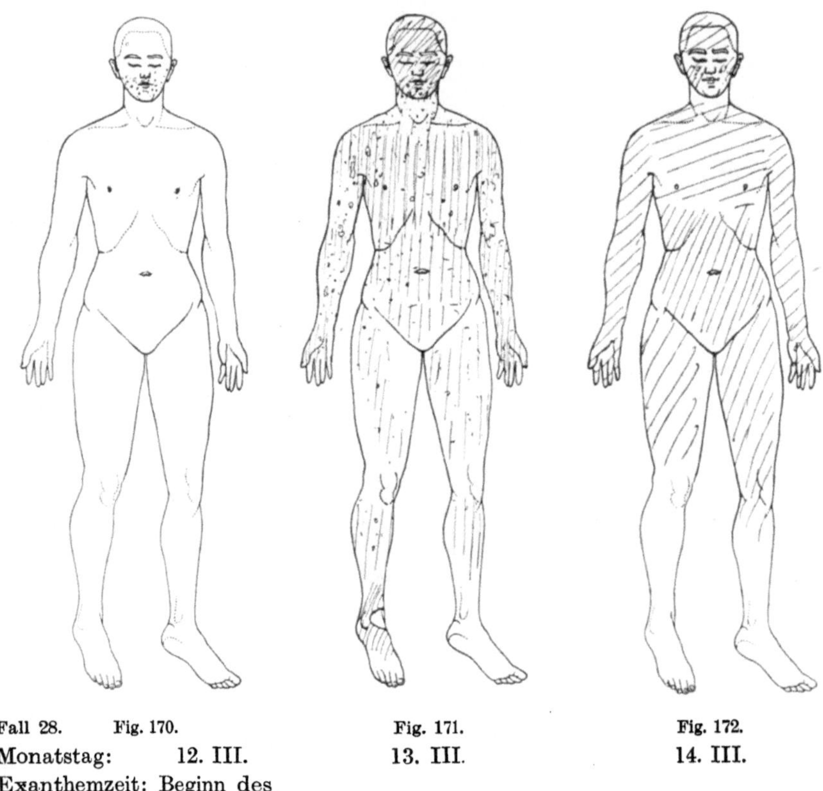

Fall 28.	Fig. 170.	Fig. 171.	Fig. 172.
Monatstag:	12. III.	13. III.	14. III.
Exanthemzeit:	Beginn des 1. Tages	2. Tag	3. Tag.

Anm. 170 die Rückseite ist am 1. Tage vollkommen exanthemfrei, nur hinter den Ohren finden sich einige Flecken (s. Fig. 173);

171 am rechten Fußgelenke Fungus tuberculosus, stark gerötet. Die Rückseite ist nicht wiedergegeben, weil die Zeichnung unvollständig war. Auf der Außenseite des r. Unterarmes war eine alte positive Tuberkulinreaktion dicht mit Exanthem bedeckt.

172 die Rückseite zeigte überall (mit Ausnahme der Füße) undeutliches Exanthem.

Fall 28. W., Franz, $5^1/_2$ Jahre alt. (Fig 170—173.)
(Krankengeschichte fehlt). Gezeichnet am 12. und 13. III. 1908.

Der Beginn findet hier nur im unteren Anteile des Gesichtes statt: Umgebung des Mundes, der Nase und der Ohren (Fig. 173).

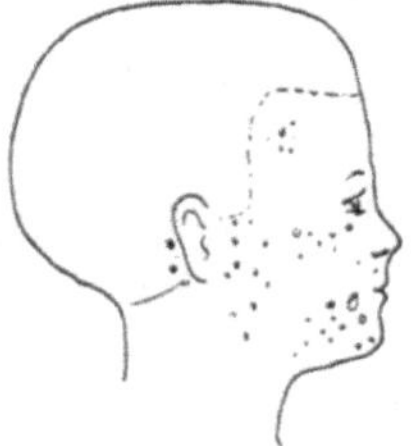

Am 3. III.
(Beginn des 1. Exanthemtages).

Fall 28. Fig. 173.

Dann folgt ein rasches Übergreifen auf den gesamten Körper. Am 2. Tage schon ist der Fungus des rechten Sprunggelenkes intensiv ergriffen (Fig. 171). Ebenso zeigt eine alte Tuberkulinreaktion am rechten Unterarm eine dichte, konfluierende Maserneruption.

Der dritte Tag (Fig. 272) verwischt den Ausschlag. Auf den Unterschenkeln besteht kein deutliches Exanthem mehr. Der Fungus des rechten Sprunggelenks war von Verband bedeckt und wurde nicht nochmals gezeichnet.

Fall 29. H., Josefine, 17 Monate alt. (Fig. 174—181.)
Aufgenommen am 20. III. Die Bemerkung der Anamnese „Ausschlag seit heute" ist wohl unrichtig, da wir auf der Zeichnung am nächsten Tage nur den allerersten Beginn erblicken. Wir datieren daher die Zeichnungen vom 21. bis 24. III. mit 1.—4. Tag. Gut genährtes Kind. Temperatur um 39° bis 23. III., dann Abfall.

Hier beginnt der Ausschlag auf Gesicht, Hals und Nacken. Wir finden an der Stirne ekzematös gerötete Stellen, von denen man nicht sicher sagen kann, ob sie dem Exanthem angehören (Fig. 174).

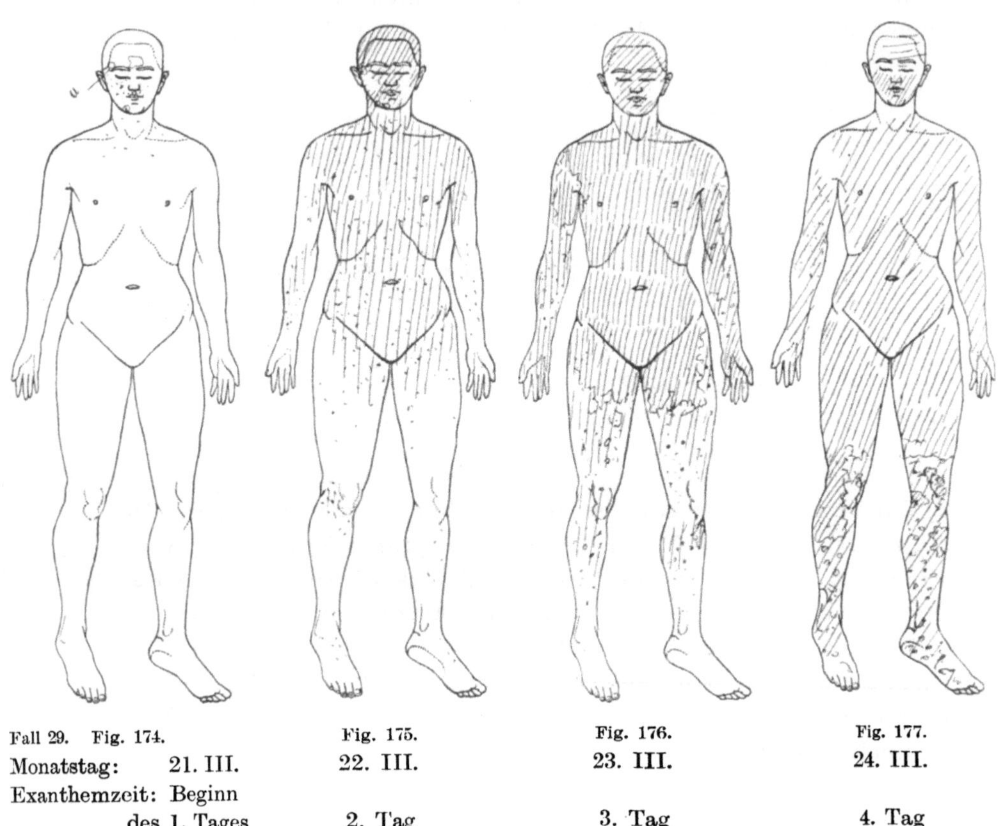

Fall 29. Fig. 174.	Fig. 175.	Fig. 176.	Fig. 177.
Monatstag: 21. III.	22. III.	23. III.	24. III.
Exanthemzeit: Beginn des 1. Tages	2. Tag	3. Tag	4. Tag

Anm. *a* diffus gerötete, größere Stellen.
175 dichtes, punktförmiges, scharlachartiges Exanthem, ebenso auf dem Stamme.
177 großfleckiges Exanthem auf den Unterschenkeln.

Am nächsten Tage ist der dichte, punktförmig kleine, blaßrosarote Ausschlag auf Kopf und Stamm verbreitet; die Wangen bleiben ausgespart (Fig. 175, 179). Am 3. Tage schreitet der Ausschlag auf die Oberschenkel und die Innenseite der Arme herab, sowie auch schon auf die Nates, während die Rückseite der Arme kaum einen Fortschritt macht (Fig. 176, 180). Noch jetzt ist das Exanthem vorne scharlachartig: punktförmig, ad nates großfleckiger.

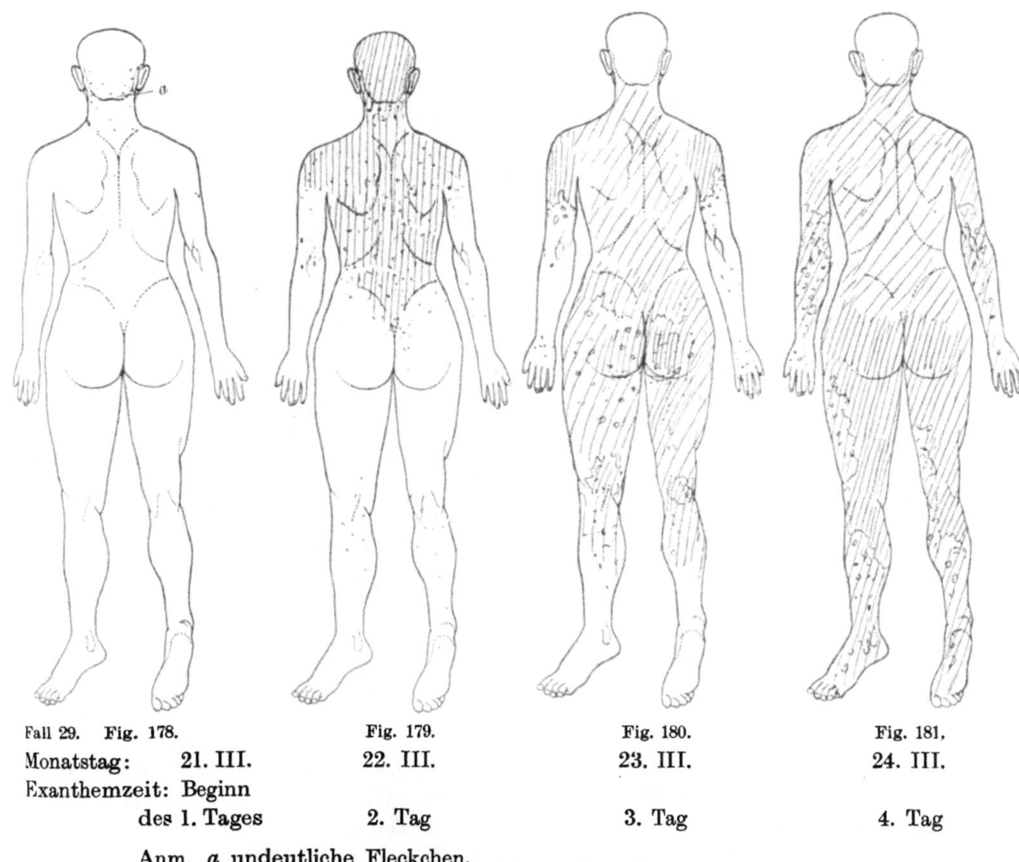

Fall 29. Fig. 178.	Fig. 179.	Fig. 180.	Fig. 181.
Monatstag: 21. III.	22. III.	23. III.	24. III.
Exanthemzeit: Beginn des 1. Tages	2. Tag	3. Tag	4. Tag

Anm. *a* undeutliche Fleckchen.
180 Rücken konfluierend gerötet.
181 Rücken scharlachartig, Extremitäten großfleckig.

Am 4. Tage ist nur noch der Stamm scharlachartig, die neu hinzugekommene Aussaat auf der Rückseite der Unterarme und auf den Unterschenkeln ist großfleckig. Der ganze Körper ist auf diese Weise nach und nach und unter Wechsel des Exanthemcharakters ergriffen worden (Fig. 177, 181).

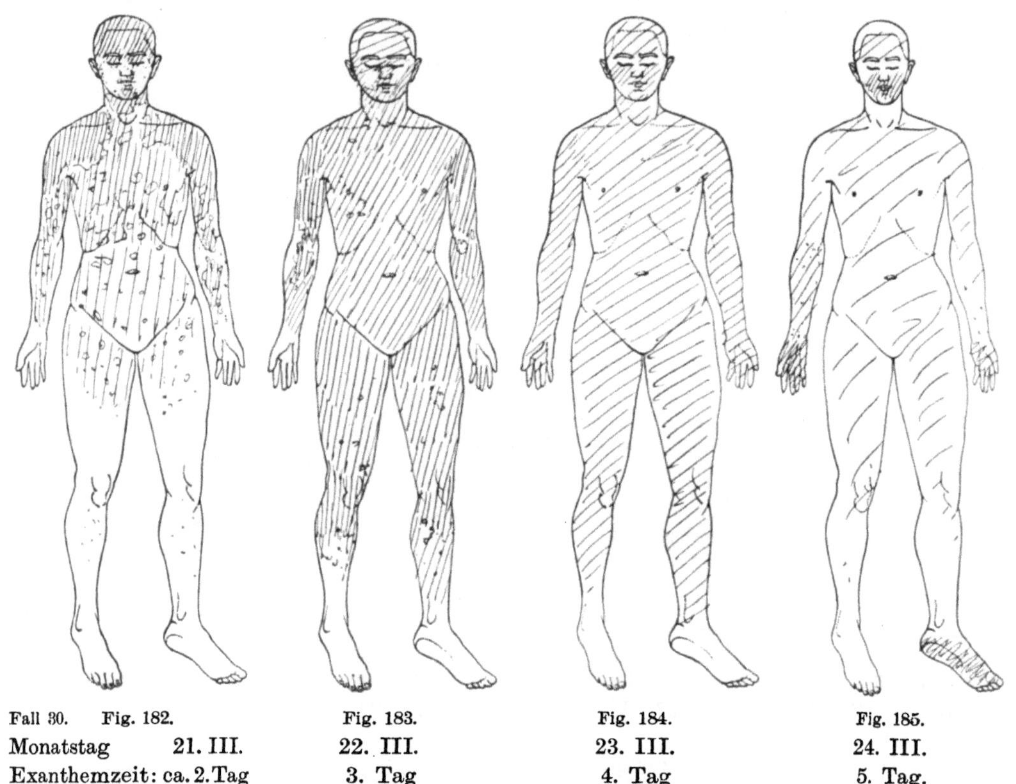

Fall 30. Fig. 182.	Fig. 183.	Fig. 184.	Fig. 185.
Monatstag 21. III.	22. III.	23. III.	24. III.
Exanthemzeit: ca. 2. Tag	3. Tag	4. Tag	5. Tag.

Anm. 183 großfleckiges, braunrotes Exanthem.
184 braunrot, aber unscharfe Konturen.
185 Handflächen und Fußsohlen diffus gefärbt.

Fall 30. W., Alois, 11 Monate alt. (Fig. 182—189.)
(Krankengeschichte fehlt). (Gezeichnet am 21. bis 24. III. 1908.)

Auffallend ist in der ersten Zeichnung, die wir mit Mitte des 2. Exanthemtages datieren können, das Fehlen des Ausschlages auf den Wangen (Fig. 182), während die Rückseite das gewohnte „Kinderleibchen" aufweist.

Eigentümlich ist ferner das besonders intensive Exanthem auf der Vorderseite der Schultern.

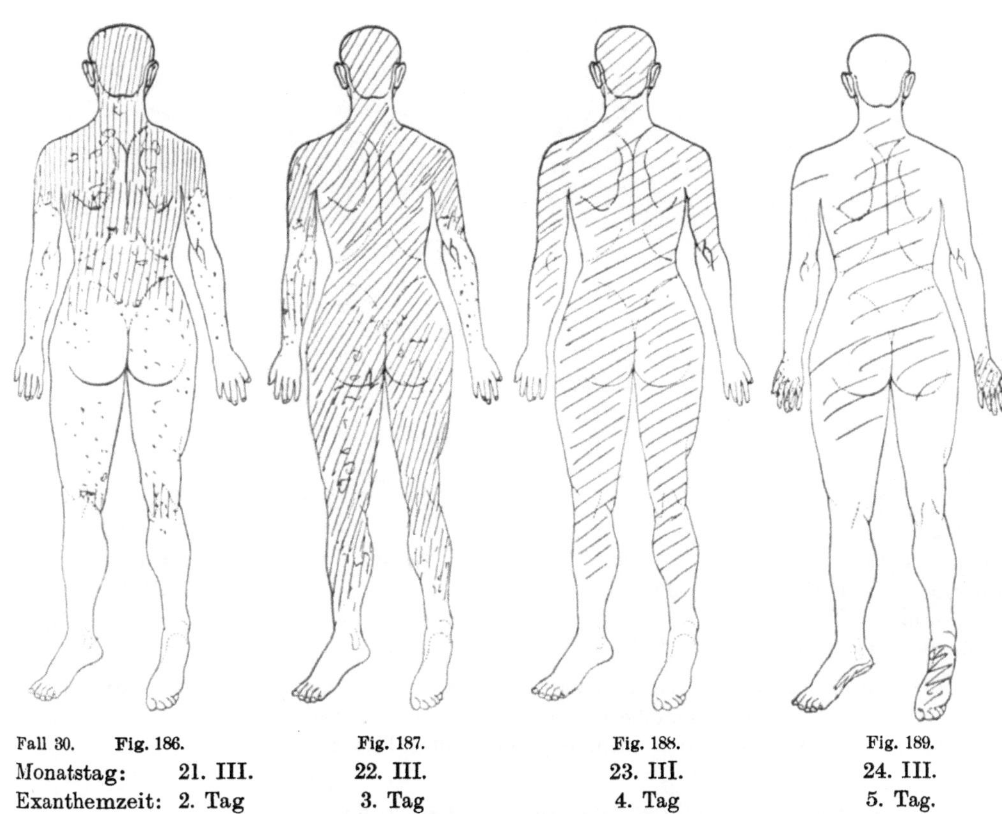

Fall 30.	Fig. 186.	Fig. 187.	Fig. 188.	Fig. 189.
Monatstag:	21. III.	22. III.	23. III.	24. III.
Exanthemzeit:	2. Tag	3. Tag	4. Tag	5. Tag.

Anm. *a* frisches Exanthem der Handrücken.

Ganz ähnlich wie im vorhergehenden Falle bleiben im weiteren Verlaufe der Entwickelung, auf den Zeichnungen des 4. Tages die Armrücken zurück, während die Nates bald ergriffen werden (Fig. 187). Am 5. Tage (Fig. 185, 189) zeigt sich noch ein frischer Schub auf Händen und Fußsohlen.

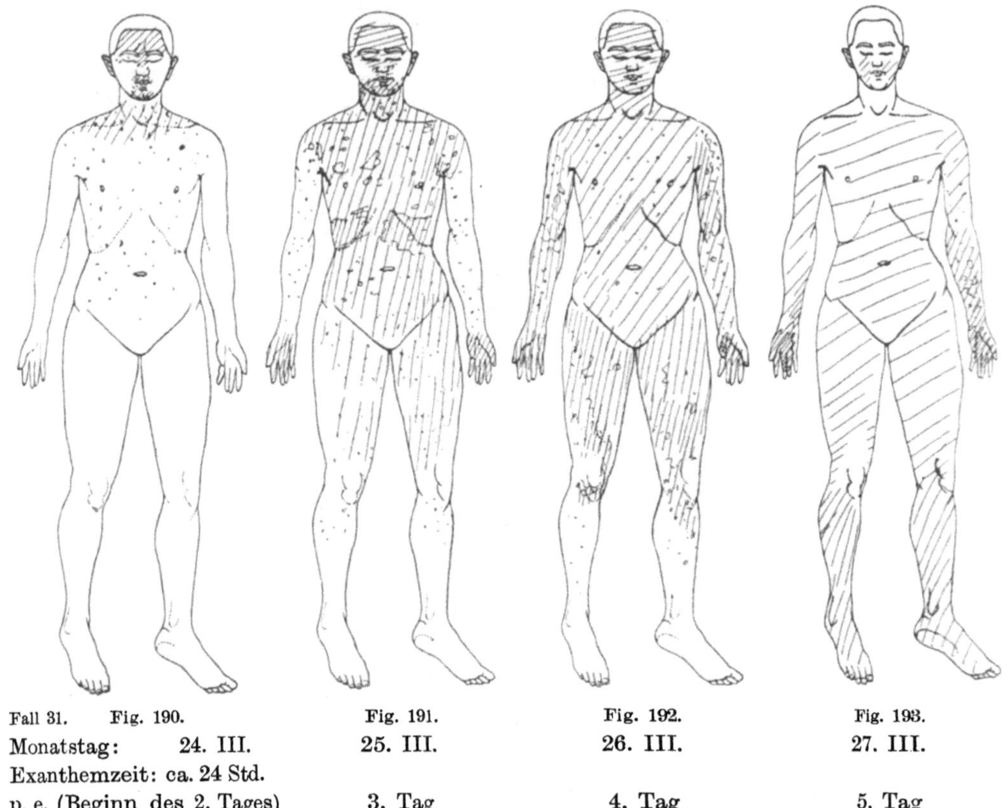

Fall 31. Fig. 190.	Fig. 191.	Fig. 192.	Fig. 193.
Monatstag: 24. III.	25. III.	26. III.	27. III.
Exanthemzeit: ca. 24 Std.			
p. e. (Beginn des 2. Tages)	3. Tag	4. Tag	5. Tag

Anm. 119 Die Brust zeigt auf einem fast diffus geröteten Grunde spärliche mittelfleckige Efflorescenzen (Nachschub?).
192 Unterarme: hellrotes, sehr dichtes Exanthem.

Fall 31. V., Josef, $2^1/_2$ Jahre alt. (Fig. 190—199.)
Aufgenommen am 22. III.; bei der Visite am 23. III. „im Gesichte undeutliche Fleckung, am Halse beginnendes Exanthem". Zeichnung 24.—27. III. (2.—5. Tag). Kräftiges Kind. Temperatur steigt bis 40,3 am 24. III., senkt sich dann ein wenig, bleibt um 39,5 und steigt dann (vom 29. III.) über 40, durch Bronchopneumonie. Ungeheilt entlassen am 1. IV. (10. Tag).

Wieder ein Fall mit ausgesparten Wangen. Der Ausschlag beginnt in der Gesichtsmitte, auf Hals, Stirn und Hinterkopf. Der Scheitel bleibt frei. Gleichzeitig beginnendes Exanthem auf dem Stamme.

Am nächsten Tage Leibchenform; am 3. Tage (Fig. 191, 195) sind noch Nates, Hände, Füße, Knie und Ellenbogen ausgespart. Am 4. Tage zeigt sich ein frisches mittelfleckiges Exanthem am linken Unterarm und

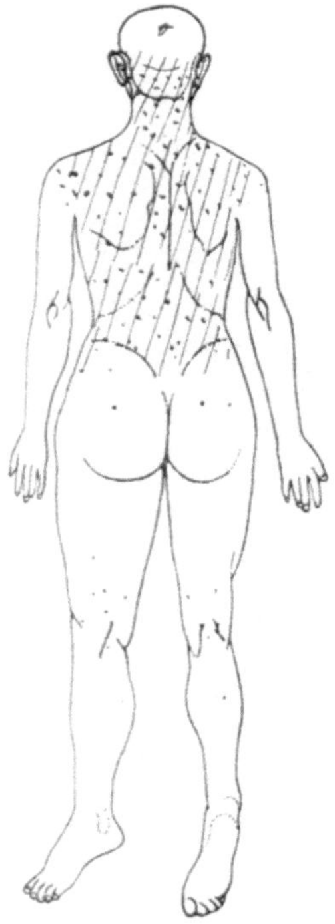

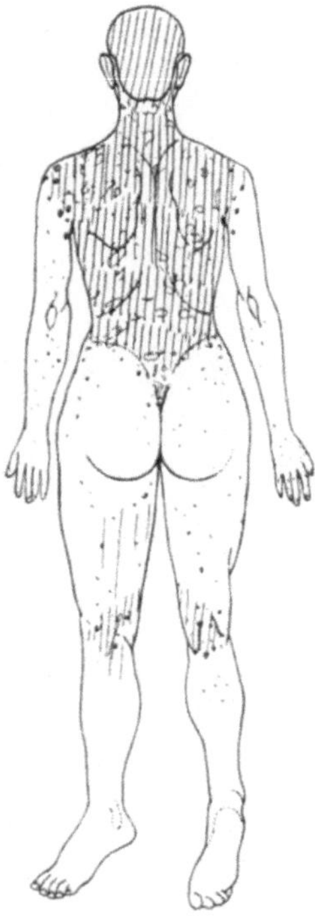

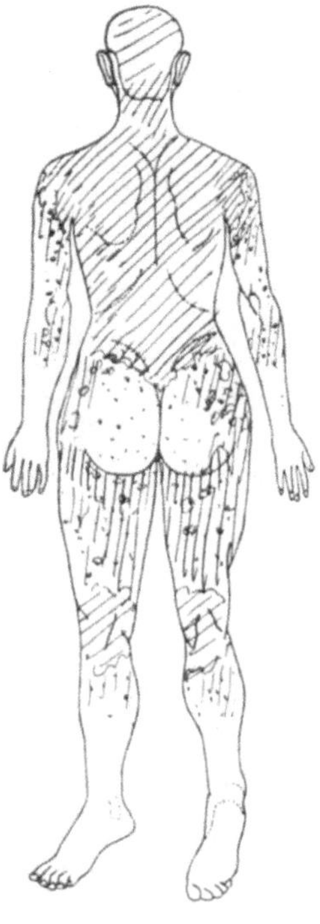

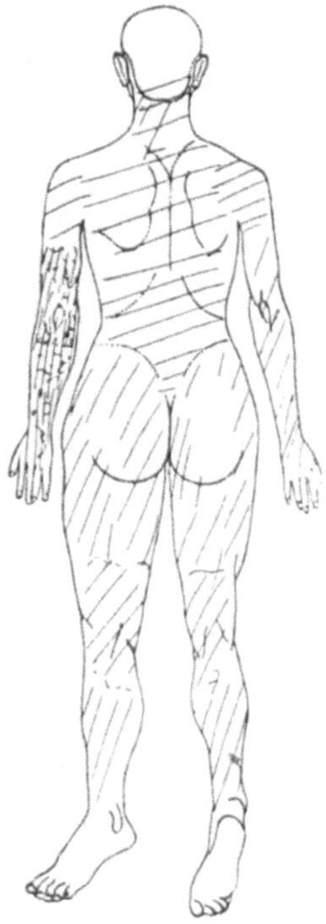

Fall 31. Fig. 194.	Fig. 195.	Fig. 196.	Fig. 197.
Monatstag: 24. III.	25. III.	26. III.	27. III.
Exanthemzeit: ca. 24 Std. p. e. (Beginn des 2. Tages)	3. Tag	4. Tag	5. Tag

Anm. 194 **Kopfhaut** am Scheitel exanthemfrei (siehe Fig. 198).
197 **Am linken** Arm frisches, dichtes, mittelfleckiges Exanthem.

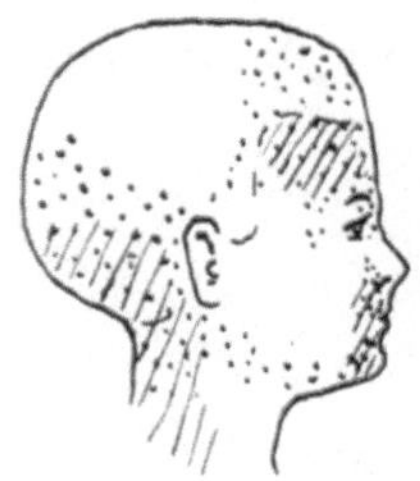

Am 24. III. (Beginn des 2. Tages) Wangen und Scheitel frei.

Fall 81. Fig. 198.

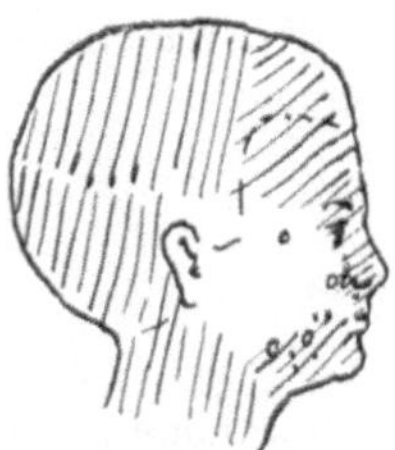

Am 25. III. (Beginn des 3. Tages) Wangen noch immer frei.

Fall 31. Fig. 199.

auf der rechten Hand. Das neue hinzugetretene Exanthem der Unterschenkel ist rosarot und verwaschen (Fig. 192, 196). Auffällig ist am 5. Tage der frische Ausschlag auf der Hinterseite des linken Armes (Fig. 197).

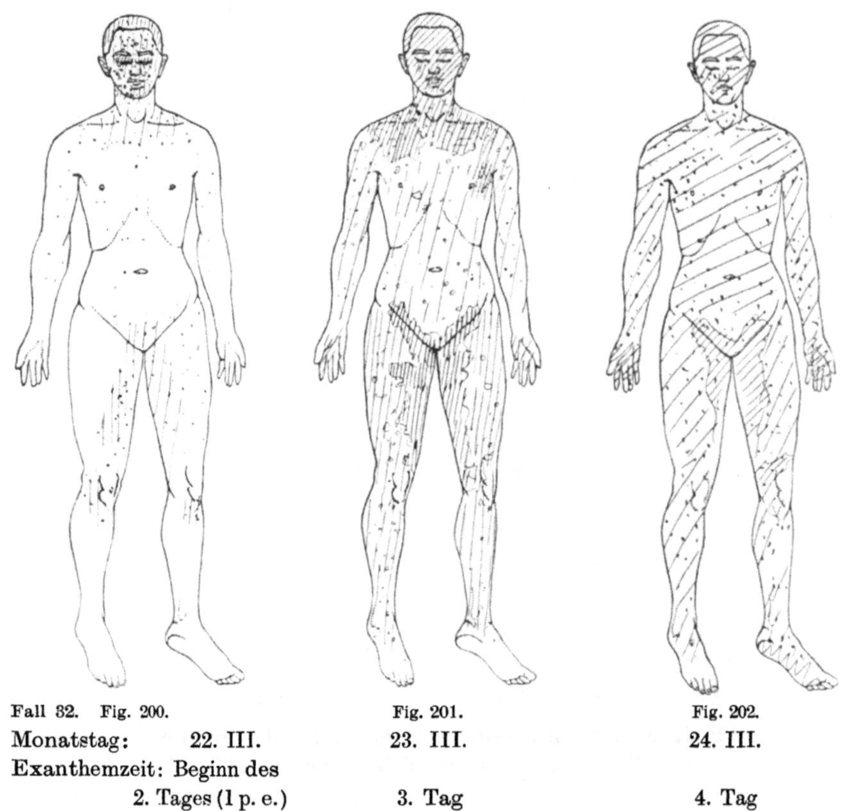

Fall 32. Fig. 200.	Fig. 201.	Fig. 202.
Monatstag: 22. III.	23. III.	24. III.
Exanthemzeit: Beginn des 2. Tages (1 p. e.)	3. Tag	4. Tag

Anm. 201 Das intensive Exanthem der Inguinal- und oberen Brustgegend beruht wohl auf Intertrigo.

Fall 32. M., Josef, $2^1/_2$ Jahre alt. (Fig. 200—205.)

Aufgenommen am 20. III., „Flecke seit gestern". Am nächsten Vormittage ist „das Gesicht undeutlich fleckig gerötet, ebenso der Rücken und der obere Teil der Brust". Für diese Zeit werden wir den Beginn des Exanthems festzusetzen haben, denn der Ausschlag auf der Zeichnung des 22. III. entspricht nicht einem dreitägigen, sondern einem höchstens eintägigen Exanthem. Mäßig genährtes Kind. Temperatur fällt nach dem 22. III. von 39,5 auf 37,5, steigt

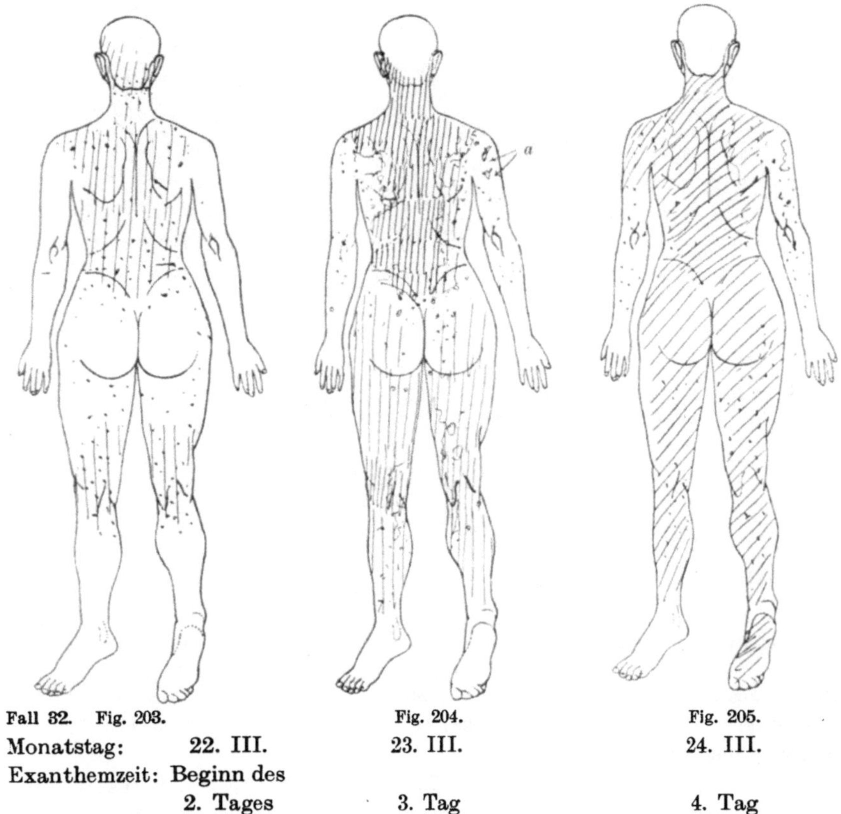

Fall 32. Fig. 203.		Fig. 204.	Fig. 205.
Monatstag:	22. III.	23. III.	24. III.
Exanthemzeit:	Beginn des 2. Tages	3. Tag	4. Tag

Anm. *a* Die zwei Impfnarben sind (in ihren Rändern) stärker betroffen als die Umgebung.

aber dann an bis 40,9 am 31. III. Tod am selben Abend an Stomatitis gangraenosa und Bronchopneumonie.

Ein intensiver Ausschlag verbreitet sich rasch und ergreift am stärksten Kopf, Schultergürtel und Genitalregion. Am 3. Tage (Fig. 204) ist die Exanthemgrenze an den Scapulae bemerkenswert. Auf der linken Schulter fallen die Impfnarben dadurch auf, daß sie stärker betroffen sind als die Umgebung.

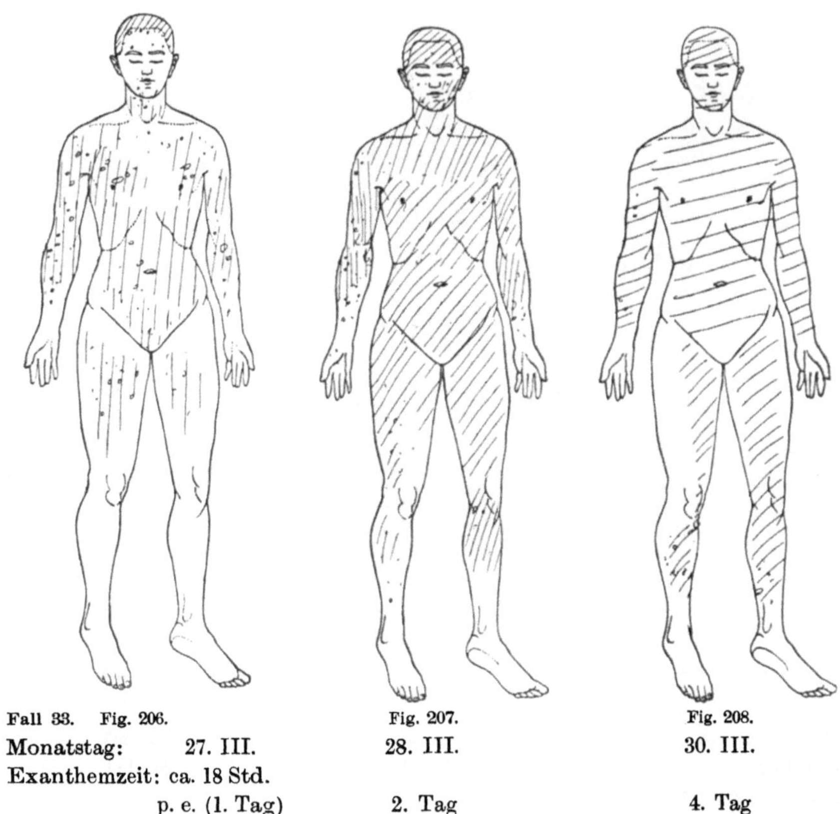

Fall 33. Fig. 206.	Fig. 207.	Fig. 208.
Monatstag: 27. III.	28. III.	30. III.
Exanthemzeit: ca. 18 Std.		
p. e. (1. Tag)	2. Tag	4. Tag

Anm. 206 Ganz zarte, blaßrote, nicht erhabene Fleckchen. Das Gesicht ist fast frei.

Fall 33. Pf., Rudolf, 11 Monate alt. (Fig. 206—211.)

(Krankengeschichte fehlt. Es ist nur vermerkt, daß der Ausschlag am Nachmittag des 26. III. aufgetreten ist). (Gezeichnet am 27., 28. und 30. III.)

Bei dem sehr schwächlichen Kinde, das zudem eine Pneumonie hat, setzt der Ausschlag sehr rasch ein. Etwa 18 Stunden nach den ersten Anzeichen finden wir nicht nur den Stamm, sondern auch die Nates

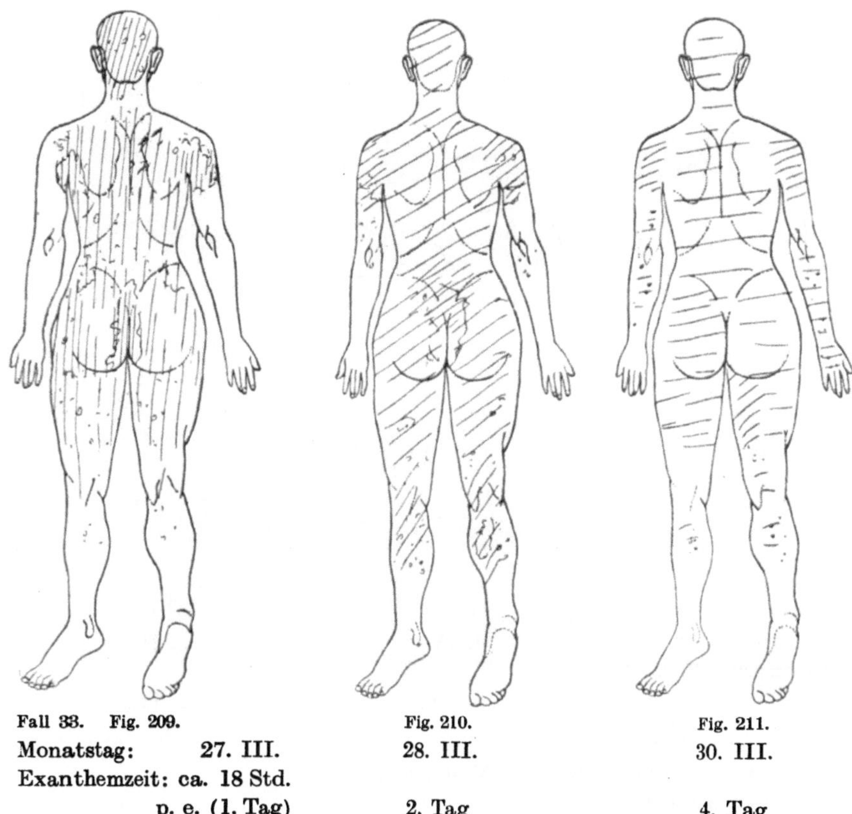

Fall 33. Fig. 209. Monatstag: 27. III. Exanthemzeit: ca. 18 Std. p. e. (1. Tag)

Fig. 210. 28. III. 2. Tag

Fig. 211. 30. III. 4. Tag

ergriffen (Fig. 206, 209). Dafür ist der Fortschritt auf den nächsten Tag kein wesentlicher. Am 3. Tage wurde nicht gezeichnet. Auf dem Bilde des 4. Tages (Fig. 208, 211) zeigen sich einige frische Efflorescenzen an Unterschenkeln und Unterarmen. Füße und Hände bleiben frei mit Ausnahme des rechten Handrückens. Das Gesicht ist sehr wenig beteiligt.

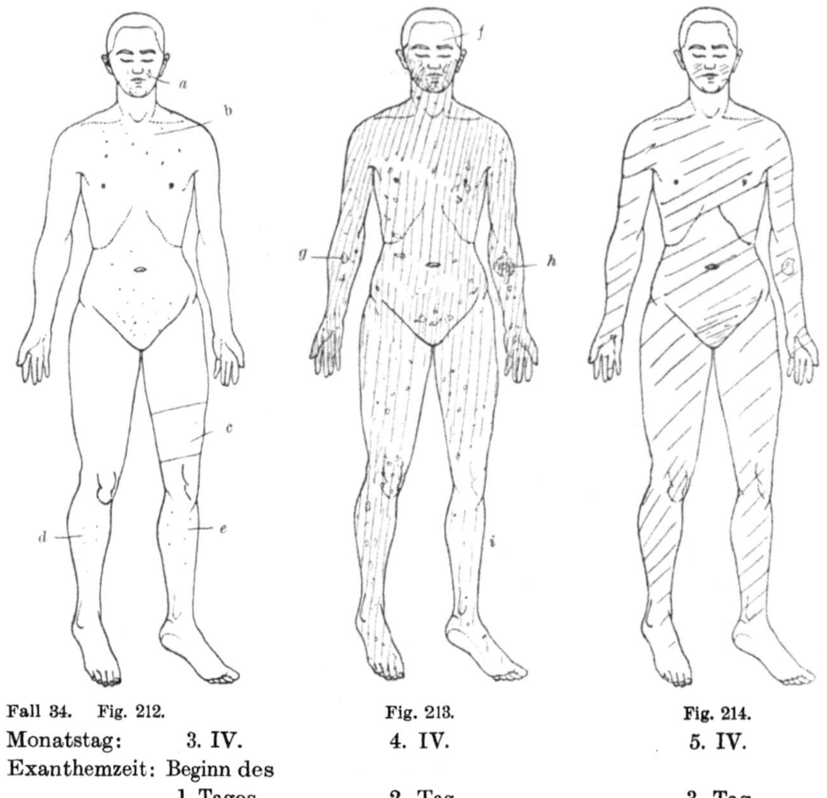

Fall 34.	Fig. 212.	Fig. 213.	Fig. 214.
Monatstag:	3. IV.	4. IV.	5. IV.
Exanthemzeit:	Beginn des 1. Tages	2. Tag	3. Tag

Anm. *a* gerötete Narbe auf der Wange.
b ganz undeutliche, blaßrote Masernflecke.
c Stauungsbinde.
d am nicht gestauten Beine follikuläre Rötungen.
e am gestauten Beine follikuläre Blutaustritte.
f Stirne und Gesichtmitte exanthemfrei!
g konfluierende Rötung über einer alten Tuberkulinreaktion.
h noch stärkere, diffusere Rötung über einer Diphtherietoxinreaktion.
i die Masernflecke auf dem gestauten Beine sind kleiner, undeutlicher und spärlicher.
214 Exanthem schon ganz undeutlich.

Fall 34. P., Roman, 5 Jahre alt. (Fig. 212—217.)

Mit Koplik aufgenommen am 1. IV. Otitis nach Masern. Mittelkräftig. 2. IV. noch kein Exanthem. 3.—5. IV. gezeichnet (1.—3. Tag). Temperatur: unregelmäßiges Fieber.

Die ersten Anzeichen des Exanthems erscheinen fast gleichzeitig am

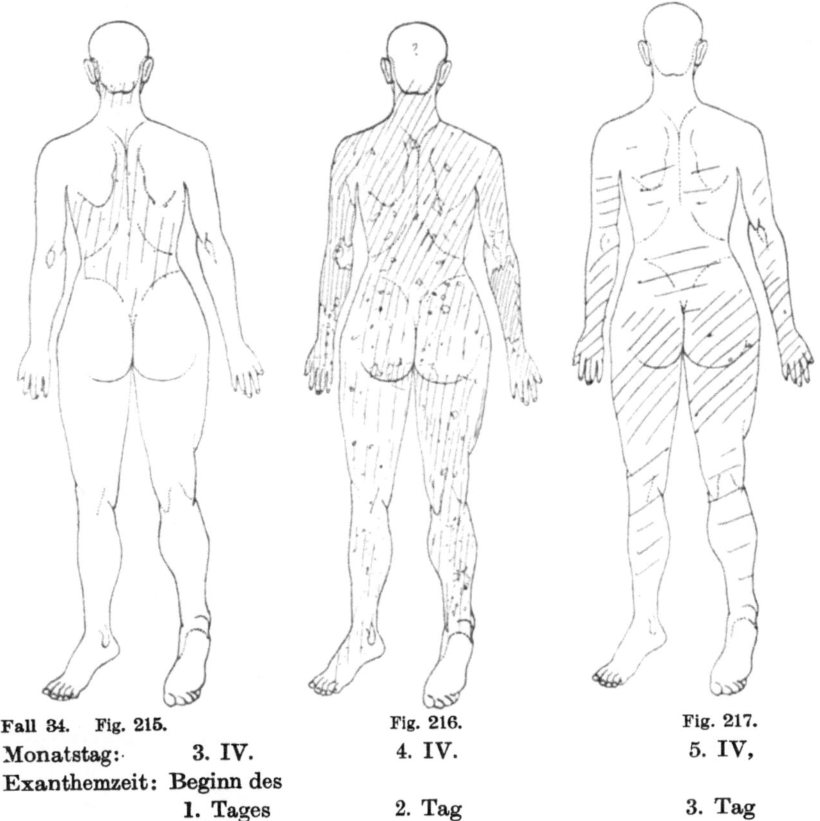

Fall 34. Fig. 215.		Fig. 216.	Fig. 217.
Monatstag:	3. IV.	4. IV.	5. IV,
Exanthemzeit:	Beginn des 1. Tages	2. Tag	3. Tag

Anm. 216 Am gestauten linken Beine spärlicherer Ausschlag.
217 Exanthem auf den Nates etwas frischer als am übrigen Körper, fast vollständig konfluierend.

ganzen Körper (Fig. 212, 215). Einige follikuläre Rötungen im Gesicht, hinter den Ohren, am Nacken, aber auch schon auf Brust und Bauch, ja an den Unterschenkeln.

Am linken Oberschenkel war am 2. IV. (einen Tag a. e.) eine Stauungsbinde angelegt. Zur Zeit, wo der rechte Unterschenkel follikuläre Rötungen aufwies, fanden sich links follikuläre Blutaustritte (Fig. 212). Am nächsten Tage ist der Ausschlag unterhalb der abgebundenen Region undeutlicher und spärlicher als auf der anderen Seite (Fig. 213).

An den Stellen einer alten Tuberkulinreaktion sowie einer Cutanimpfung mit Diphtherietoxin tritt konfluierendes Exanthem auf (Fig. 213).

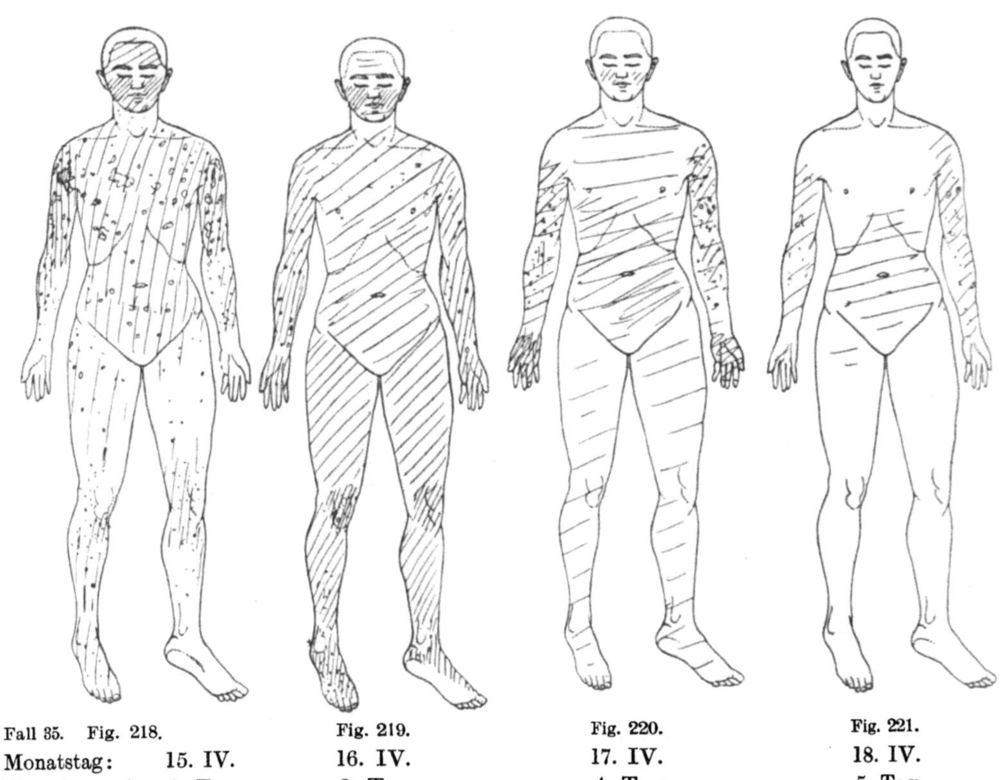

Fall 35. Fig. 218.		Fig. 219.	Fig. 220.	Fig. 221.
Monatstag:	15. IV.	16. IV.	17. IV.	18. IV.
Exanthemzeit:	2. Tag	3. Tag	4. Tag	5. Tag

Anm. 218 sehr großfleckig auf Brust und Armen.
220, 221 Die schrägen Schraffen und Punkte auf den Armen bedeuten hier nicht ein abblassendes Exanthem, sondern Hämorrhagien auf den Armen.

Fall 35. W., Helene, 9 Jahre alt. (Fig. 218—225.)

Aufgenommen am 14. IV. 1908. Keine Anamnese. Graziles Kind. Temperatur fällt am 15. IV. kritisch ab. Zeichnungen 15.—18. V.

Schon auf der ersten Zeichnung finden wir das Gesicht abgeblaßt, am Stamm und am Oberarm ein großfleckiges Exanthem. Am nächsten

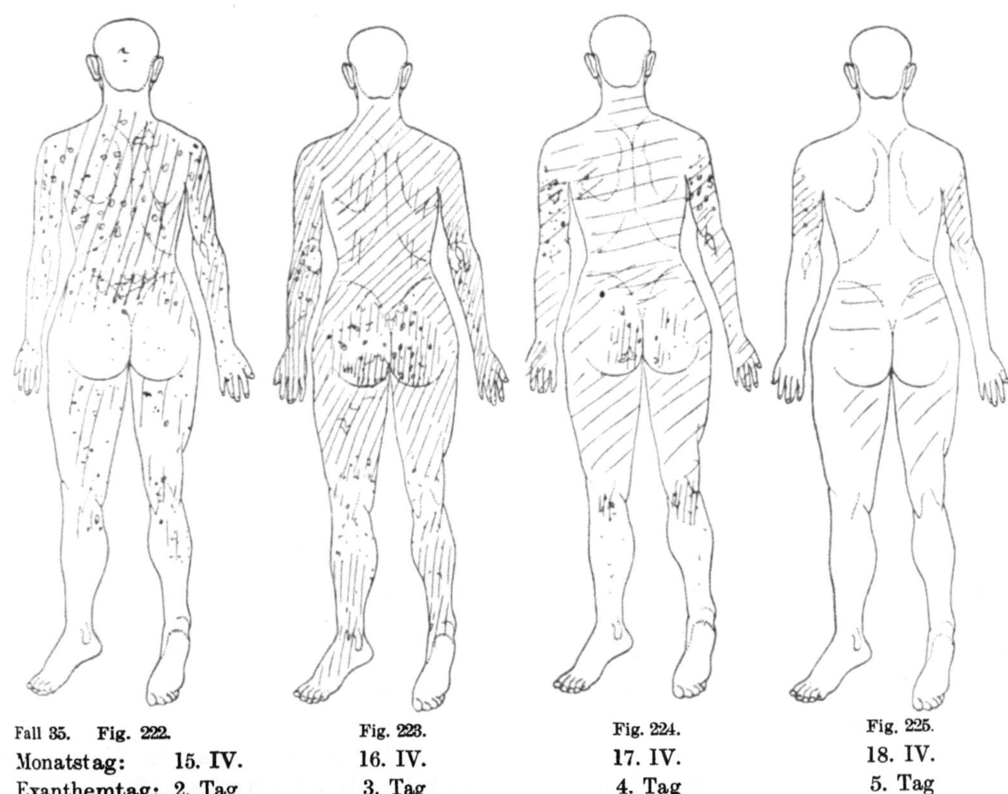

Fall 35.	Fig. 222.	Fig. 223.	Fig. 224.	Fig. 225.
Monatstag:	15. IV.	16. IV.	17. IV.	18. IV.
Exanthemtag:	2. Tag	3. Tag	4. Tag	5. Tag

Anm. 224 Hämorrhagien auf den Oberarmen. Auf Nates und Kniekehlen frisches Exanthem.
225 Hämorrhagische Röte auf den Oberarmen.

Tage sind Unterarme, Knie, Füße und Nates frisch ergriffen. Ellenbogen und Knöchel bleiben frei.

Noch einen Tag später finden sich noch einige frische Efflorescenzen an den Ellenbogen, den Kniekehlen und ad nates; zugleich hat der Ausschlag auf den Oberarmen einen hämorrhagischen Charakter angenommen.

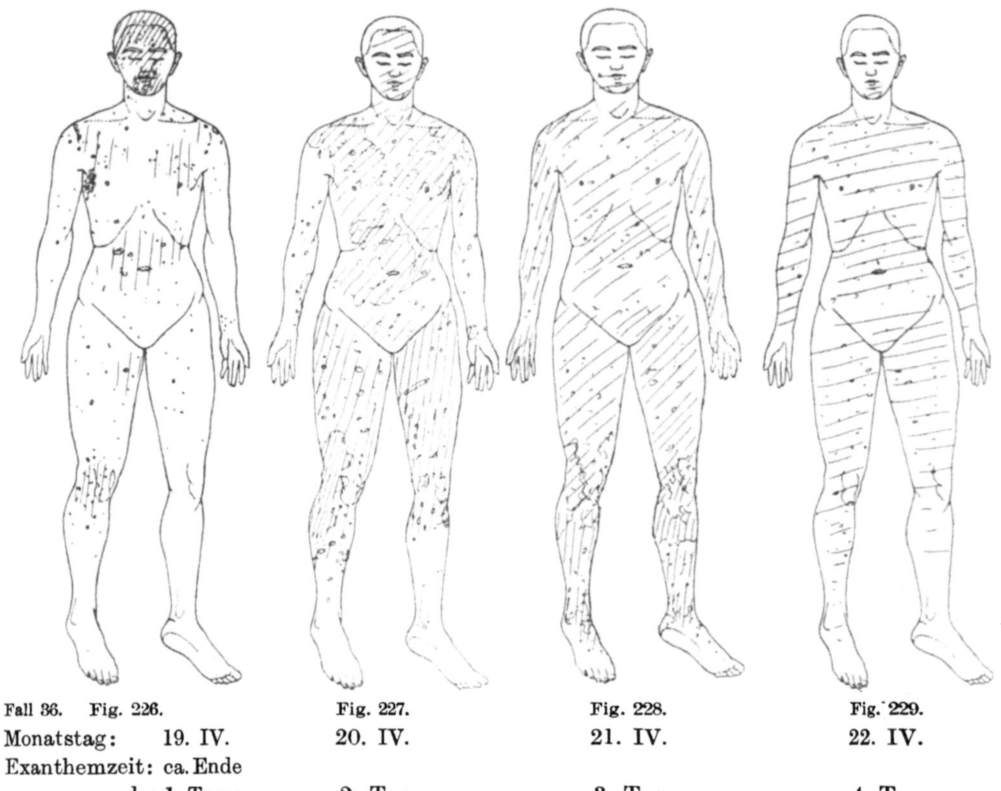

Fall 36. Fig. 226. Fig. 227. Fig. 228. Fig. 229.

Monatstag:	19. IV.	20. IV.	21. IV.	22. IV.
Exanthemzeit:	ca. Ende des 1. Tages	2. Tag	3. Tag	4. Tag

Anm. 226 hochrotes, sehr intensives Exanthem.

Fall 36. G., Kathi, $2^1/_2$ Jahre alt. (Fig. 226—234.)

Beginn des Exanthems am Aufnahmetage, 18. IV. Zeichnungen am 19. bis 22. (1.—4. Tag). Temperatur um 39,8 bis zum 19. IV., dann rascher Abfall. Vom 22. an bleibt die Temperatur um 37,4. Kleines, schwächliches Kind mit schwerer Rachitis. Tuberkulinreaktion andauernd negativ.

Auf dem ersten Bilde ist besonders der Kopf fintensiv ergriffen. Sonst finden wir nur ungleichmäßige Ablagerungen, unter anderem auch auf einer Narbe am rechten Handgelenk (Fig. 230, *a*). Arme, Unterschenkel und Nates sind am darauffolgenden Tage noch ziemlich frei, werden erst am 3. Tage eingeholt. Am nächsten Tage ist alles abgeblaßt (Fig. 229, 233).

Die Entwicklung einiger Stellen vom ersten auf den zweiten Tag wurde verfolgt (Fig. 234): Die Konturen der Papeln wurden am 19. mit Tinte auf die Haut gezeichnet und sind hier in den scharfen inneren Ringen *a*, *b*, *c*, *d* wiedergegeben; am 19. wurde dann das Exan-

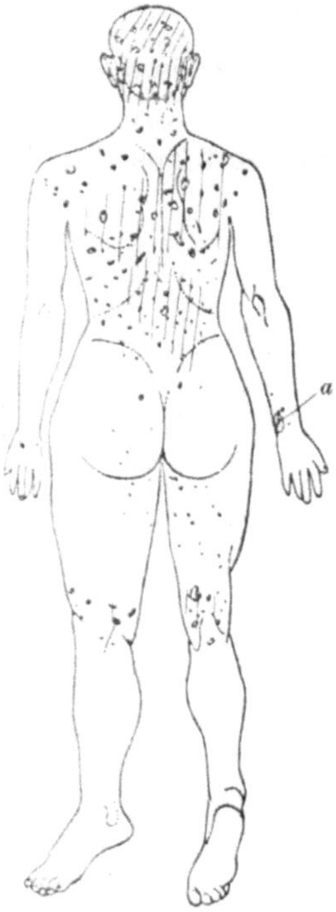

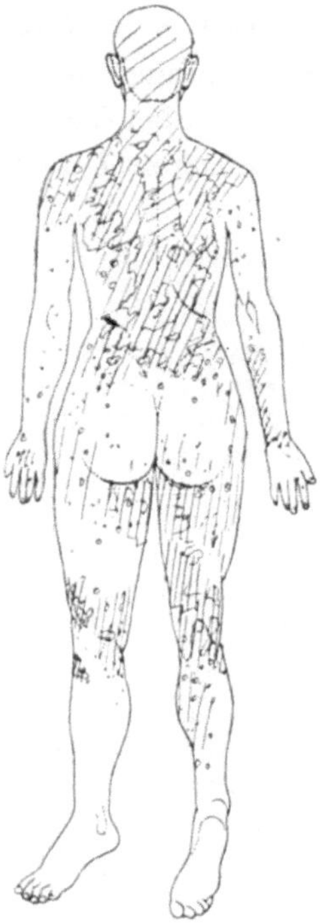

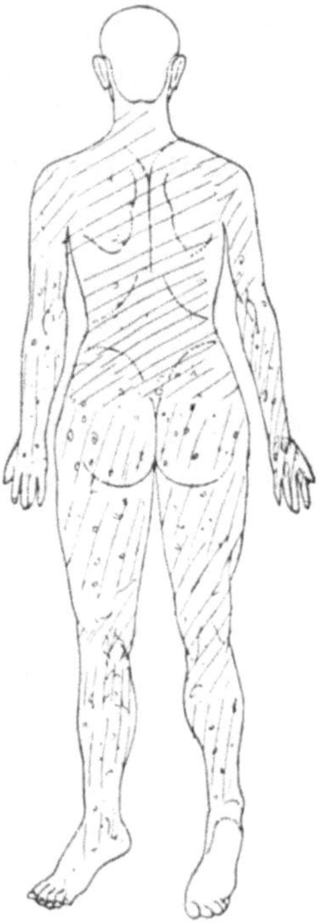

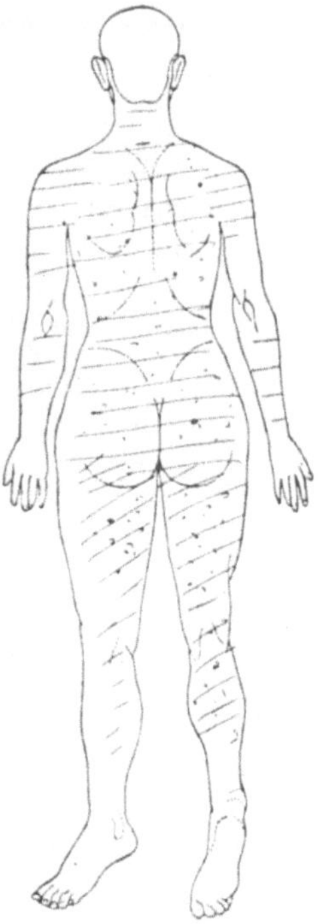

Fall 36. Fig. 230.	Fig. 231.	Fig. 232.	Fig. 233.
Monatstag: 19. IV.	20. IV.	21. IV.	22. IV.
Exanthemzeit: Ende des 1. Tages	2. Tag	3. Tag	4. Tag

Anm. *a* Narbe von Exanthem umgeben.

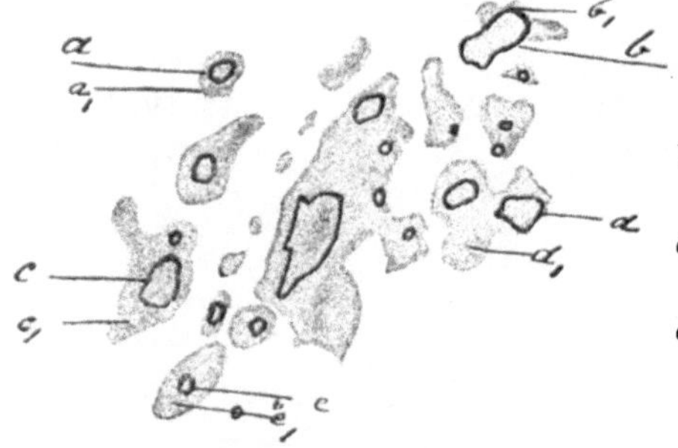

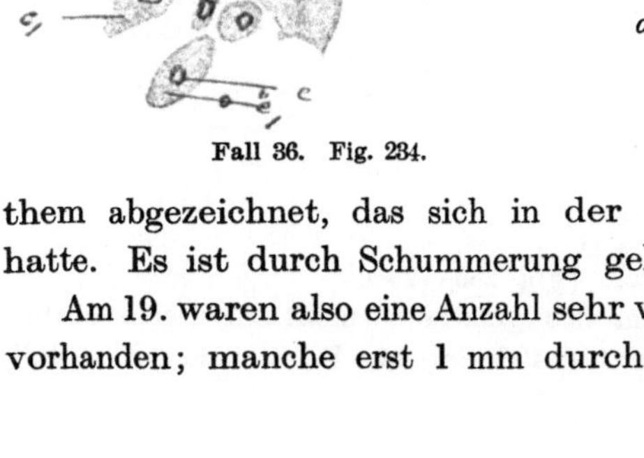

Fall 36. Fig. 234.

Exanthempartie von Fall 36 (3/4 der natürlichen Größe).
a b c d Schwarze Ringe: Masernflecke am 19. IV. (1. Tag).
$a_, b_, c_, d_,$ Graue Flächen: Ausbreitung am 20. IV. (2. Tag).

them abgezeichnet, das sich in der Gegend dieser Papeln gebildet hatte. Es ist durch Schummerung gekennzeichnet ($a_,$, $b_,$, $c_,$, $d_,$, $e_,$).

Am 19. waren also eine Anzahl sehr verschieden großer Efflorescenzen vorhanden; manche erst 1 mm durchmessend (*e*), andere größer (*a*), wieder andere schon aus mehreren zusammengeflossenen Teilen bestehend (*b*). In den nächsten 24 Stunden sind fast alle konzentrisch angewachsen ($a_{,}, c_{,}, e_{,}$, usw.); bei einigen is taber das Wachstum nur einseitig, wie bei $b_{,}$, wo die Kontur des früheren *b* nur nach oben ausgetreten ist.

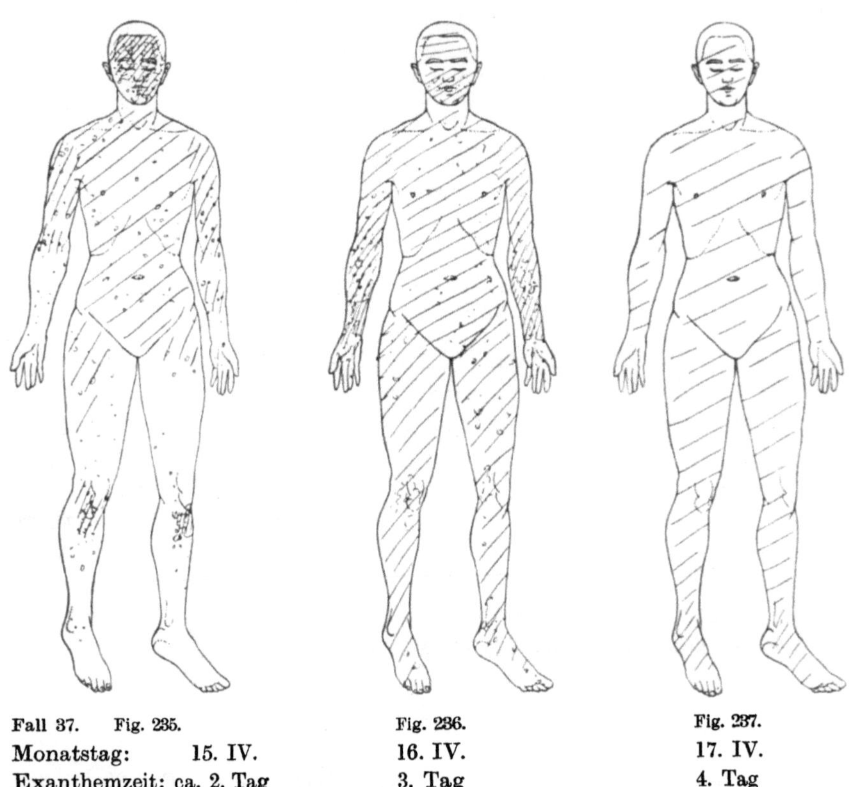

Fall 37. Fig. 235.	Fig. 236.	Fig. 237.
Monatstag: 15. IV.	16. IV.	17. IV.
Exanthemzeit: ca. 2. Tag	3. Tag	4. Tag

Fall 37. P., Franz, $3^1/_2$ Jahre alt. (Fig. 235—240.)

Aufgenommen am 14. IV. Beginn des Exanthems nicht angegeben. Mittelkräftig, blond, Augen blau. Temperatur 40,1 am 14. V., allmählicher Abfall.

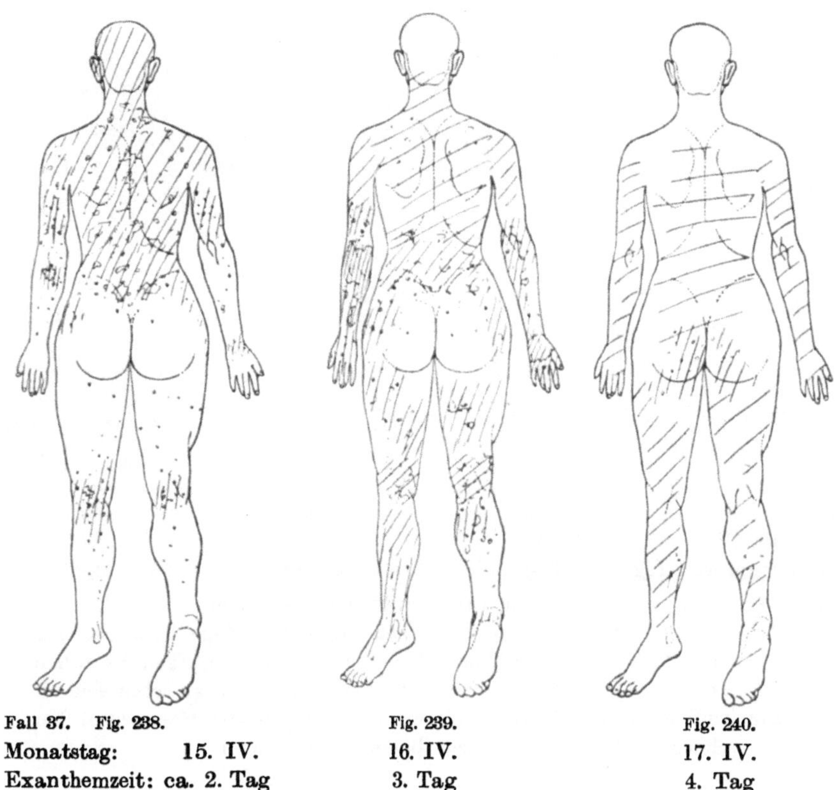

Fall 37. Fig. 238.	Fig. 239.	Fig. 240.
Monatstag: 15. IV.	16. IV.	17. IV.
Exanthemzeit: ca. 2. Tag	3. Tag	4. Tag

Das erste Bild (Fig. 235, 238) zeigt reichlichen Ausschlag im Gesicht, spärlichen auf Stamm und Armen. Auffallend ist die frühe Beteiligung von Knien, Kniebeugen, und rechtem Ellenbogen. Schon die nächsten 24 Stunden vollenden das Exanthem (Fig. 236, 239), nur die Nates bleiben noch für den 4. Tag übrig. Wir sehen dort und an der Hinterseite der Unterschenkel einige frische Efflorescenzen am letzten Tage (Fig. 240).

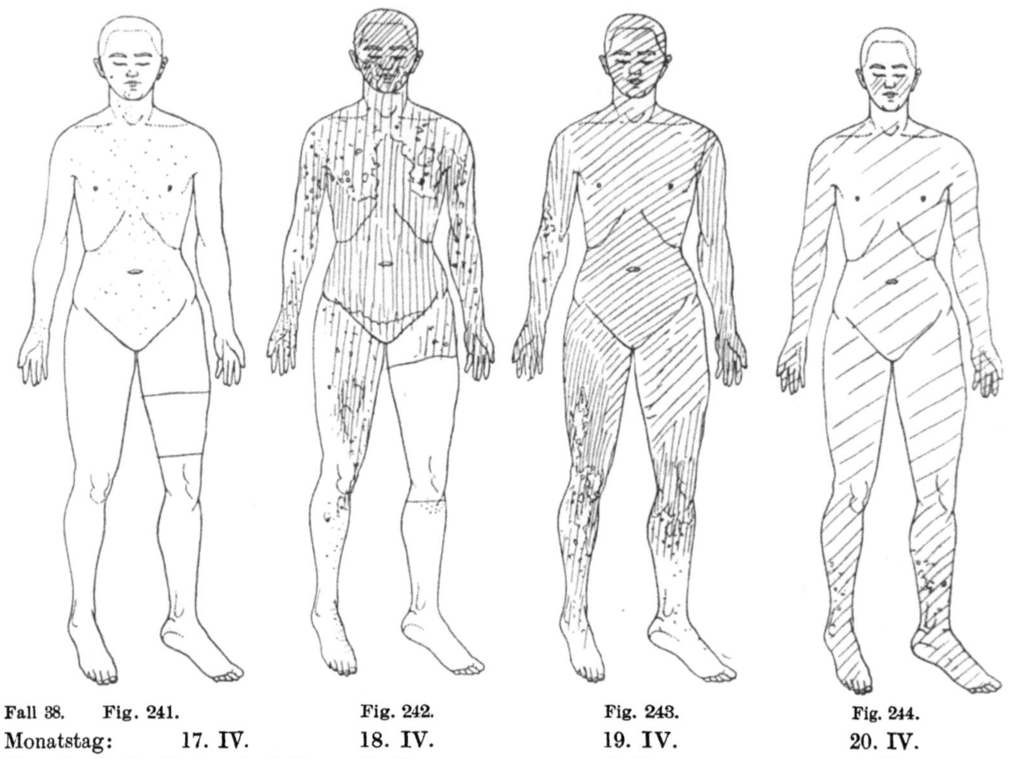

Fall 38.	Fig. 241.	Fig. 242.	Fig. 243.	Fig. 244.
Monatstag:	17. IV.	18. IV.	19. IV.	20. IV.
Exanthemzeit:	Beginn des 1. Tages	2. Tag	3. Tag	4. Tag

Anm. 241 Der Ausschlag besteht aus ganz zarten Fleckchen.

241 am linken Oberschenkel Umschnürung am 1. Tage leicht angelegt, am 2. Tage fester. Am linken Unterschenkel noch gar kein Exanthem, während auf der Gegenseite schon viele Stippchen zu sehen sind.

243 konfluierendes Exanthem mit wenigen ausgesparten Hautstellen. Umschnürung des Oberschenkels heute abgenommen.

Fall 38. D., Marie, 2 Jahre alt.

Aufgenommen am 16. IV. mit Koplik. Am 17. früh zeigt sich ein ganz zarter Ausschlag. Zeichnung an diesem Tage und den drei folgenden (0—3 p. e.). Temperatur 40,2 am 17. IV., 39,5 am 19. IV., dann Abfall. Kräftiges Kind.

Fig. 241, 245 (1. Tag). Es zeigen sich ganz zarte Fleckchen um den Mund, noch mehr hinter den Ohren und am Nacken; gleichzeitig auch schon am Stamme.

Fig. 242, 246 (2. Tag) bringt ein „Kinderleibchen“ mit der Eigentümlichkeit, daß der untere Teil der Brust und der Bauch konfluierend

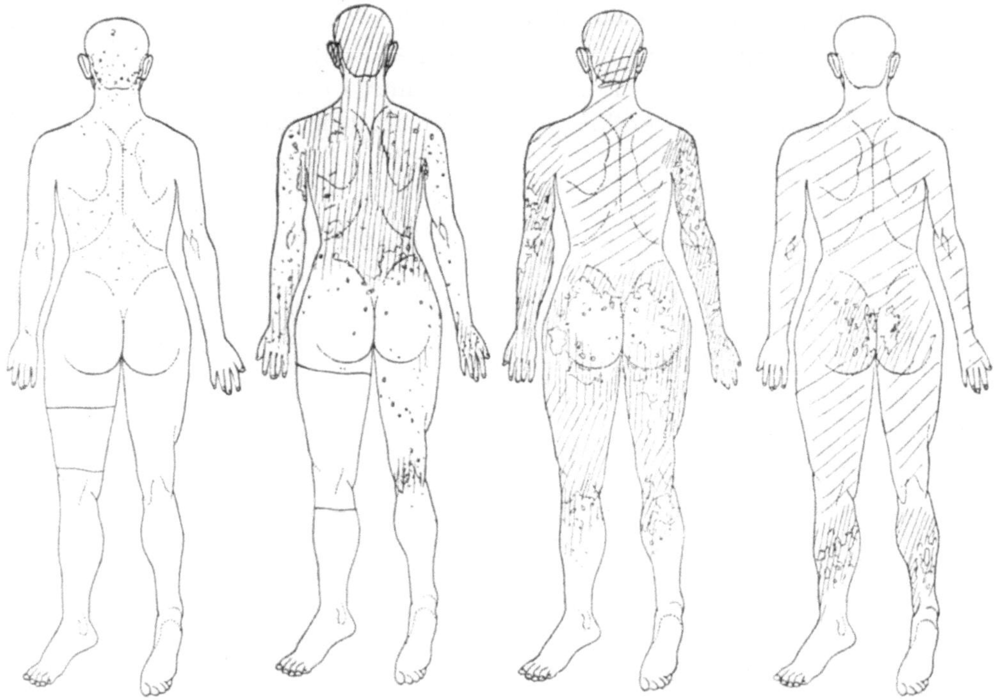

Fall 38. Fig. 245.	Fig. 246.	Fig. 247.	Fig. 248.
Monatstag: 17. IV.	18. IV.	19. IV.	20. IV.
Exanthemzeit: Beginn des 1. Tages	2. Tag	3. Tag	4. Tag

ergriffen sind. Der Schultergürtel ist hingegen spärlich beteiligt. Am 3. Tage sehen wir ähnliche Grenzen unterhalb der Knie, ad nates und der Oberarme; außerhalb der Grenze finden sich nur vereinzelte Flecke, innerhalb konfluierendes Exanthem.

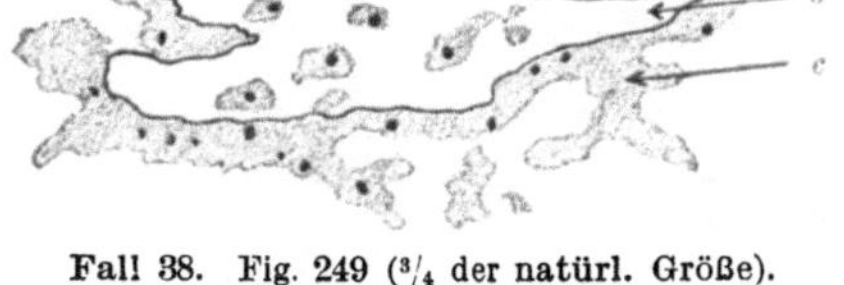

Fall 38. Fig. 249 ($^{3}/_{4}$ der natürl. Größe).
a beginnendes Exanthem (Stippchen) am 1. Tag.
b alte blasse Brandnarbe.
c Ausbreitung des Exanthems am 2. Tag.

Auf Fig. 248 ist nur noch ein kleiner Teil der Nates und der Unterschenkel außerhalb der Demarkationslinie.

Am 16. IV. wurde mittags eine leichte Umschnürung mit Trikotbinden am linken Oberschenkel angelegt, am 17. IV. stärker angezogen und bis 19. liegen gelassen; ein Einfluß auf das Exanthem war nicht nachzuweisen.

Eine Brandnarbe auf der linken Brustseite, die blässer ist als die Umgebung, zeigt am 1. Tage nur wenig Einfluß auf die Verteilung des

Ausschlages. Am nächsten Tage jedoch, inmitten des dichten kleinfleckigen, zur Konfluenz neigenden Exanthems fällt die Narbe dadurch auf, daß sie wenige Fleckchen enthält, während der umgebende Rand der normalen Haut konfluierend ergriffen ist (Fig. 249).

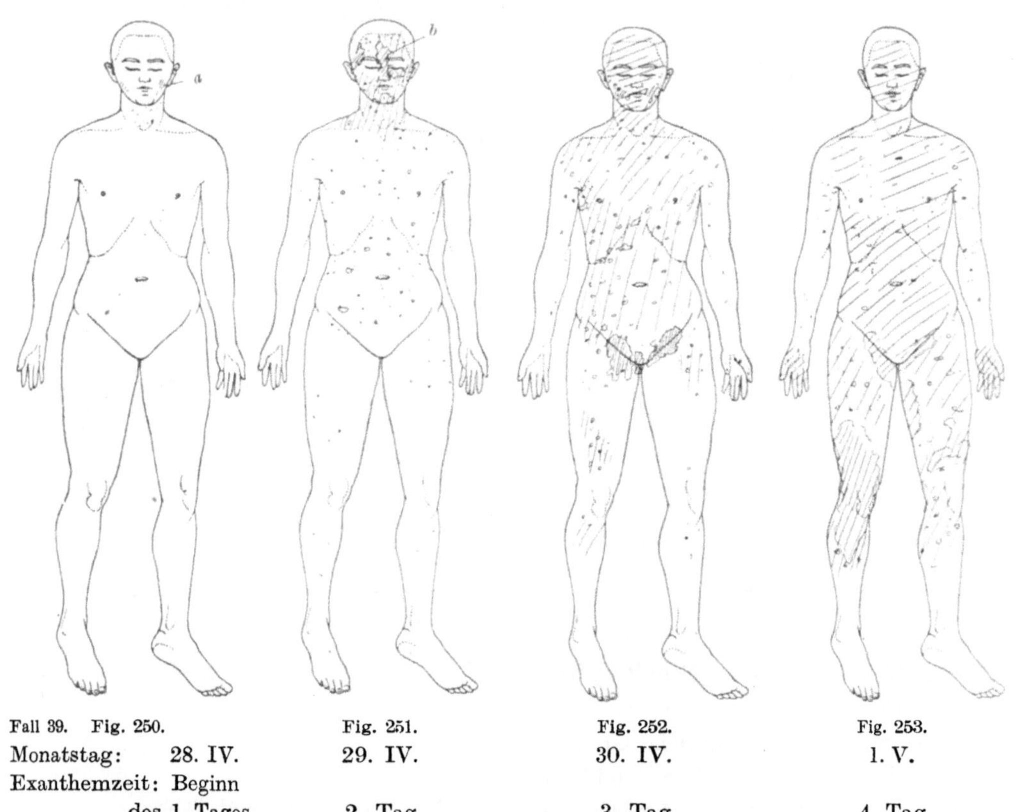

Fall 39. Fig. 250.	Fig. 251.	Fig. 252.	Fig. 253.
Monatstag: 28. IV.	29. IV.	30. IV.	1. V.
Exanthemzeit: Beginn des 1. Tages	2. Tag	3. Tag	4. Tag

Anm. *a* ekzematös gerötete Flecke.
b ekzematöse, schuppende Flächen.
253 am Bauche die Ränder der großen Papeln intensiver gefärbt als die Mitte, wie bei einem Erythema multiforme.

Fall 39. P., Mitzi, 2 Jahre alt. (Fig. 250—260).

Aufgenommen am 26. IV. 1908 mit Koplik. Exanthem beginnt am 28. IV. Gezeichnet 1.—4. Tag. Fieberanstieg bis 40,8 (1 p. e.). Abfall lytisch bis 38 (4 p. e.), dann länger dauerndes Fieber durch Bronchitis und Enteritis. Entfiebert am 18. Tage p. e. Mittlerer Ernährungszustand, dunkelblondes Haar.

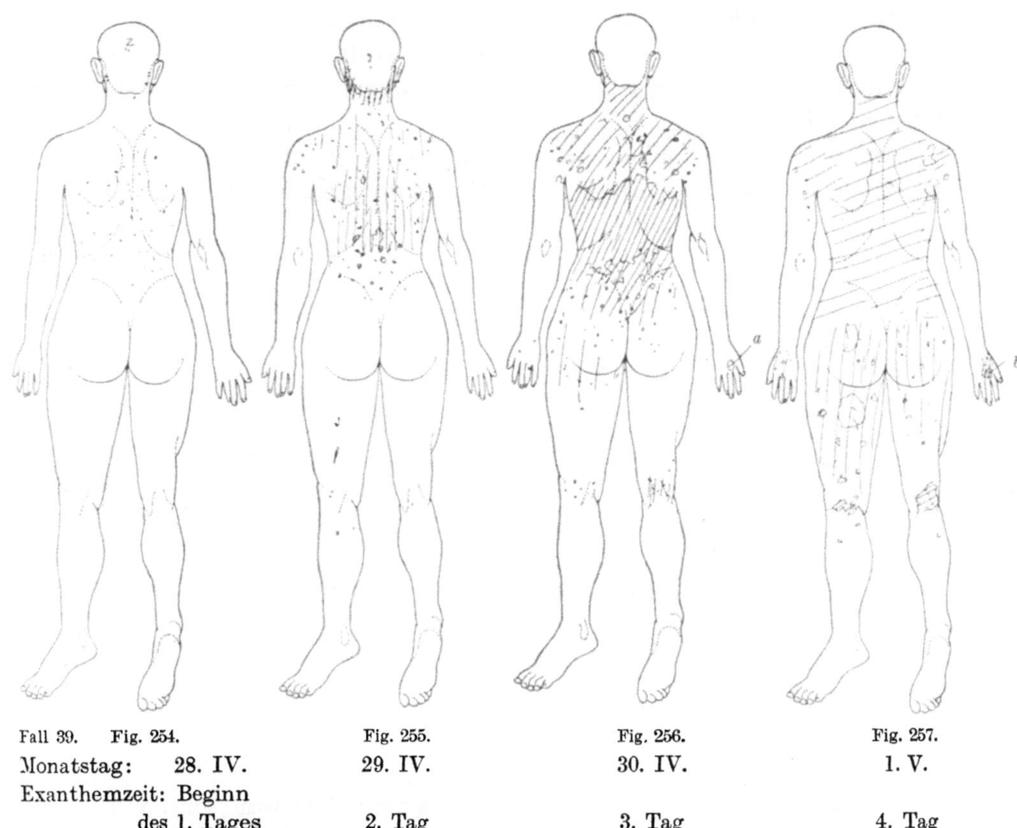

Fall 39.	Fig. 254.	Fig. 255.	Fig. 256.	Fig. 257.
Monatstag:	28. IV.	29. IV.	30. IV.	1. V.
Exanthemzeit:	Beginn des 1. Tages	2. Tag	3. Tag	4. Tag

Anm. *a* Narbe noch exanthemfrei (Fig. 256).
b Dieselbe Narbe stark gerötet (Fig. 257).

Die ersten Papeln erscheinen hinter den Ohren, vorn am Halse und am mittleren Rücken; ganz wenige an der Brust. Die Kopfhaut entzieht sich der Beobachtung.

Am Beginn des 2. Tages (Fig. 251, b) finden sich „ekzematöse, schuppende Flächen“ auf der Stirne, die am Vortage gewiß nicht vorhanden waren, weil am 28. IV. nur „ekzematöse Flecke“ auf den Wangen verzeichnet sind. Das Exanthem ist reichlich zu sehen auf Gesicht, Hals und Rücken. Die Extremitäten sind bis auf einige Papeln frei.

Am 3. Tage (Fig. 252, 256) finden wir die Mitte des Rückens, die schon bei Beginn auffallend beteiligt war, konfluierend ergriffen, ebenso die Inguinal- und Analgegend: Plaques von konfluiertem Exanthem ziehen sich in drei Streifen entsprechend den Inguinalbeugen und der Genitalfalte zum Rectum (Fig. 258).

Am nächsten Tag (Fig. 253, 257) sind noch die Handflächen und Kniebeugen neu und intensiv ergriffen; eine größerer Fleck zieht

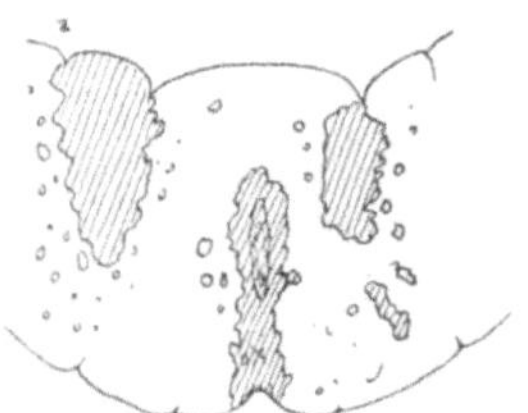

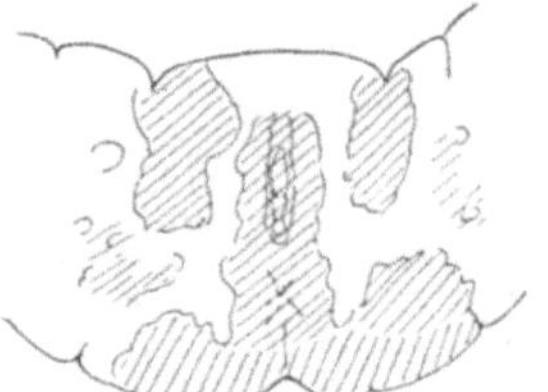

Fall 39.	Fig. 258.	Fig. 259.
Monatstag:	30. IV.	7. V.
Exanthemzeit:	3. Tag	4. Tag

am rechten Knie herab; Arme und Unterschenkel bleiben sonst frei.

In diesem Fall wurde die Entwicklung einzelner Exanthemstellen genau beobachtet. Am rechten Unterbauch zeigte sich gleichzeitig mit den ersten Anzeichen auf Hals und Rücken eine längliche Papel von ungefähr 4 : 3 mm Durchmesser. Nach 24 Stunden (2, Tag) ist sie nach allen Richtungen um einen Saum von etwa 2 mm gewachsen, nach weiteren 24 Stunden (3. Tag) wieder ziemlich gleichmäßig weiter fortgeschritten zu einer Efflorescenz von ungefähr 15 : 8 mm. Die Ränder sind dunkler als die Mitte. wie bei einem Erythema multiforme. 3 Tage p. e. ist der Rand verschwunden, nur mehr im ältesten Zentrum findet sich eine dunklere Stelle. (Die Zeichnung ist nicht wiedergegeben.)

Die plaqueartigen Erytheme der Inguinalgegend nehmen ebenfalls nach allen Richtungen zu, während sie gleichzeitig verblassen (Fig. 258 und 259).

Am 28. I. nachm. (Mitte des 1. Tages) wurde der Rücken mit Fuchsin an den Stellen des Exanthems bemalt. Diese Methode hatte sich als praktisch erwiesen, um eine deutliche Photographie zu erhalten. Diesmal diente sie dazu, das Fortschreiten des Exanthems nachzuweisen. Die am 28. nachmittags markierte Stelle wurde am 29. vormittags (1 p. e.) wieder nachgesehen und abgezeichnet. Es ergab sich ungefähr folgendes Bild: (Fig. 260).

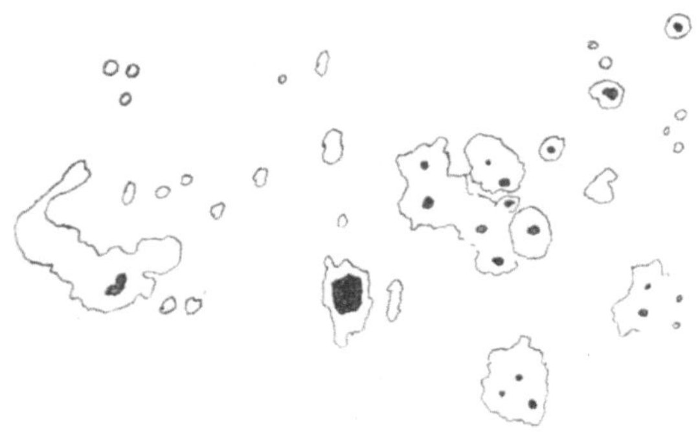

Fall 39. Fig. 260 ($^3/_4$ der natürlichen Größe).
Anwachsen von Efflorescenzen.

Schwarzes Zentrum: Rötung bei Beginn des Exanthems (28. IV. nachmittag). Die feinen Konturen bezeichnen die Ausdehnung der Flecke am 29. IV. vormittag.

Aus den punktförmigen, follikulären Rötungen sind durch allseitiges Wachstum Flecke von größerem Durchmesser geworden; gleichzeitig sind neue Efflorescenzen aufgeschossen. Wo follikuläre Ursprungsstellen sehr benachbart waren, ist durch das Wachstum Konfluenz eingetreten.

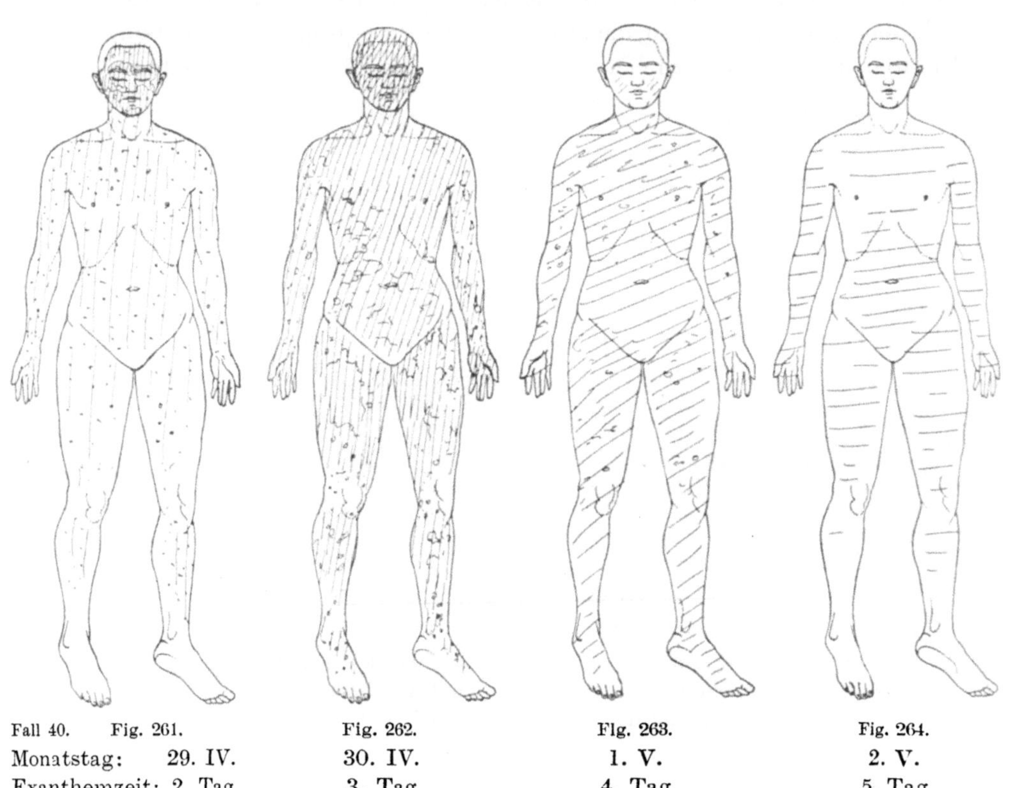

Fall 40.	Fig. 261.	Fig. 262.	Fig. 263.	Fig. 264.
Monatstag:	29. IV.	30. IV.	1. V.	2. V.
Exanthemzeit:	2. Tag	3. Tag	4. Tag	5. Tag

Fall 40. K., Rudolf, $5^1/_2$ Jahre alt. (Fig. 261—268.)

Aufgenommen am 28. IV. (anscheinend noch ohne Exanthem). Gezeichnet am 29. IV. bis 2. V. (2.—5. Tag). Groß, kräftig. Temperatur anfangs bis 40°, vom 5.—11. Tage um 38,5, danach um 37,7 (Bronchitis).

Obwohl bei der Aufnahme am 28. IV. mittags kein Exanthem vermerkt ist, finden wir bei der Zeichnung am 29. vormittags außer einem

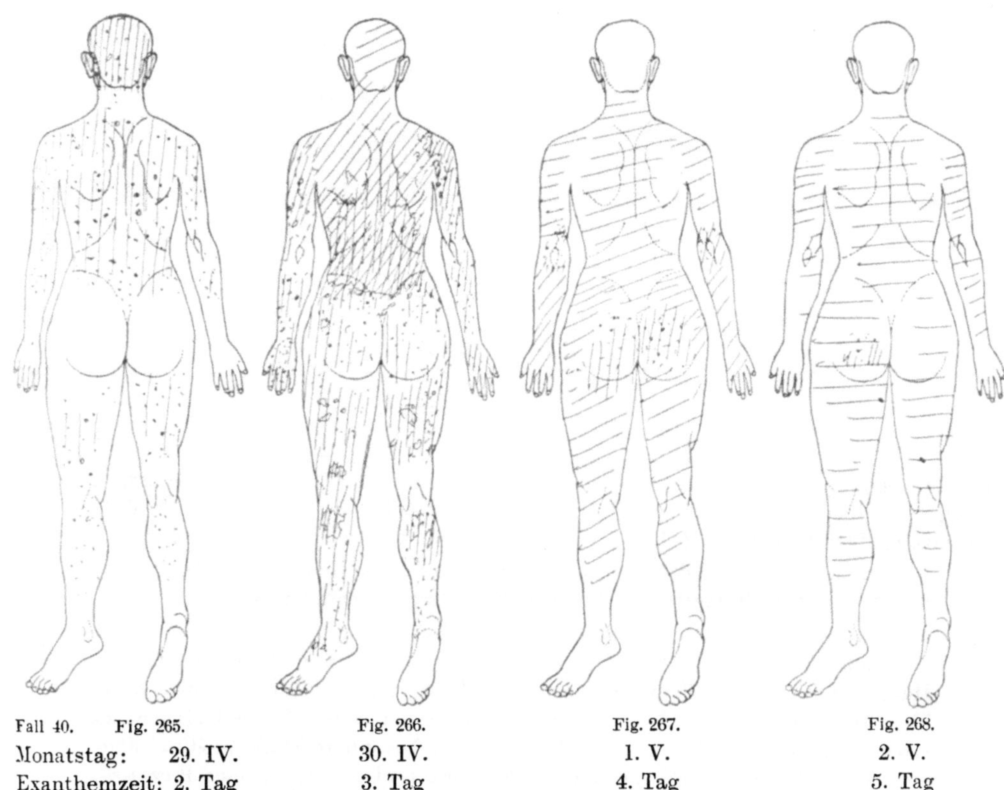

Fall 40. Fig. 265.	Fig. 266.	Fig. 267.	Fig. 268.
Monatstag: 29. IV.	30. IV.	1. V.	2. V.
Exanthemzeit: 2. Tag	3. Tag	4. Tag	5. Tag

reichlichen Ergriffensein des Kopfes schon ein zartes, allerdings nur follikuläres Exanthem auf Stamm und Extremitäten (Fig. 261, 265). Nur Nates und Füße sind ganz frei. Am nächsten Tage fehlen nur noch Knie, Ellenbogen und Fußflächen (Fig. 262, 266). Am 2. V. (4. Tag) sind frische Stellen ad nates und an den Ellenbogen; am 5. Tage im Gegensatz zu dem allgemein verschwindenden Ausschlage einige frische Stellen ad nates rechts (Fig. 268).

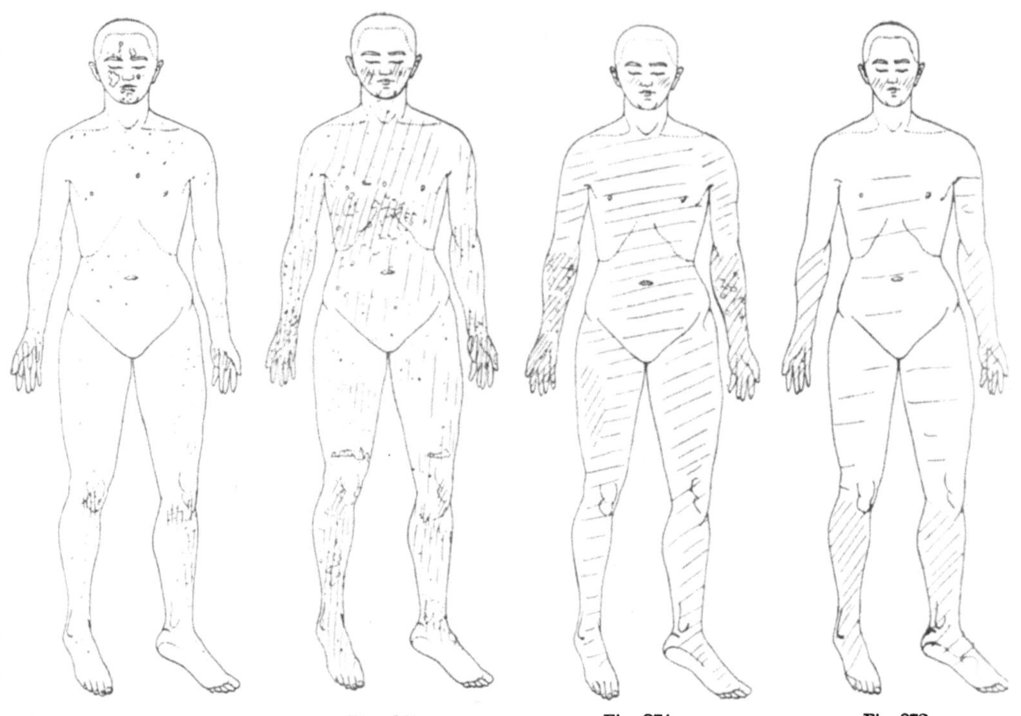

Fall 41. Fig. 269.	Fig. 270.	Fig. 271.	Fig. 272.
Monatstag: 10. V.	11. V.	12. V.	13. V.
Exanthemzeit: Mitte des 1. Tages	2. Tag	3. Tag	4. Tag

Anm. 269 Hände diffus gerötet; follikuläres Exanthem an den Beinen.
270 Strumpfband ober dem Knie durch Exanthem markiert.

Fall 41. B., Hermine, 6 Jahre alt. (Fig. 269—276).

Aufgenommen am 9. V. ohne Exanthem. Kräftig, gesunde Hautfarbe, braune Haare. Temperatur 40° am 10. V., allmählicher Abfall, bleibt aber bis 19. V. über 38°, ohne daß eine Komplikation nachzuweisen wäre. Tuberkulinreaktion vom 16. V. (7. Tag) an vorhanden, wird besonders stark positiv. Möglicherweise stammt das Fieber von dem Aufflackern eines tuberkulösen Prozesses.

		Monatstag	11. V.	12.	13.	14.	15.	16.	17.	18.	19.	20.	21.
		Exanthemtag	2.	3.	4.	5.	6.	7.	8.	9.	10.	11.	12.
Tuberkulinstellen	*ai*	r. Unter-arm	T	v	v	v	v	$\tilde{4}$	$\tilde{4}$	$\tilde{4}$	$\overset{\frown}{4}$	$\overset{\frown}{4}$	$\overset{\frown}{4}$
	ao			T	r	r	$\tilde{4}$	$\tilde{8}$	$\tilde{6}$	$\tilde{7}$	$\overset{\frown}{8}$	$\overset{\frown}{8}$	$\overset{\frown}{8}$
	e						T	$\overset{\frown}{9}$	$\overset{\frown}{8}$	$\overset{\frown}{7}$	$\overset{\frown}{8}$	$\overset{\frown}{8}$	$\overset{\frown}{8}$
	eo	rechter Fußrücken					T	$\overset{\frown}{11}$	$\overset{\frown}{12}$	$\overset{\frown}{12}$	$\overset{\frown}{13}$	$\overset{\frown}{16}$	$\overset{\frown}{16}$
	i									T	$\overset{\frown}{20}$	$\overset{\frown}{17}$	$\overset{\frown}{18}$
	ia	linker Fußrücken									T	$\overset{\frown}{18}$(28)	$\overset{\frown}{16}$(50)
	iu	rechts am Halse					T	$\overset{\frown}{3}$	$\overset{\frown}{4}$	$\overset{\frown}{4}$	$\overset{\frown}{4}$	$\overset{\frown}{4}$	$\overset{\frown}{4}$
	u									T	$\overset{\frown}{8}$	$\overset{\frown}{8}$	$\overset{\frown}{7}$
	ua	links am Halse									T	$\overset{\frown}{6}$	$\overset{\frown}{5}$
	bla						recht. Oberarm			T	$\overset{\frown}{11}$	$\overset{\frown}{11}$	$\overset{\frown}{10}$
	blai						linker Oberarm				T	$\overset{\frown}{15}$	$\overset{\frown}{16}$

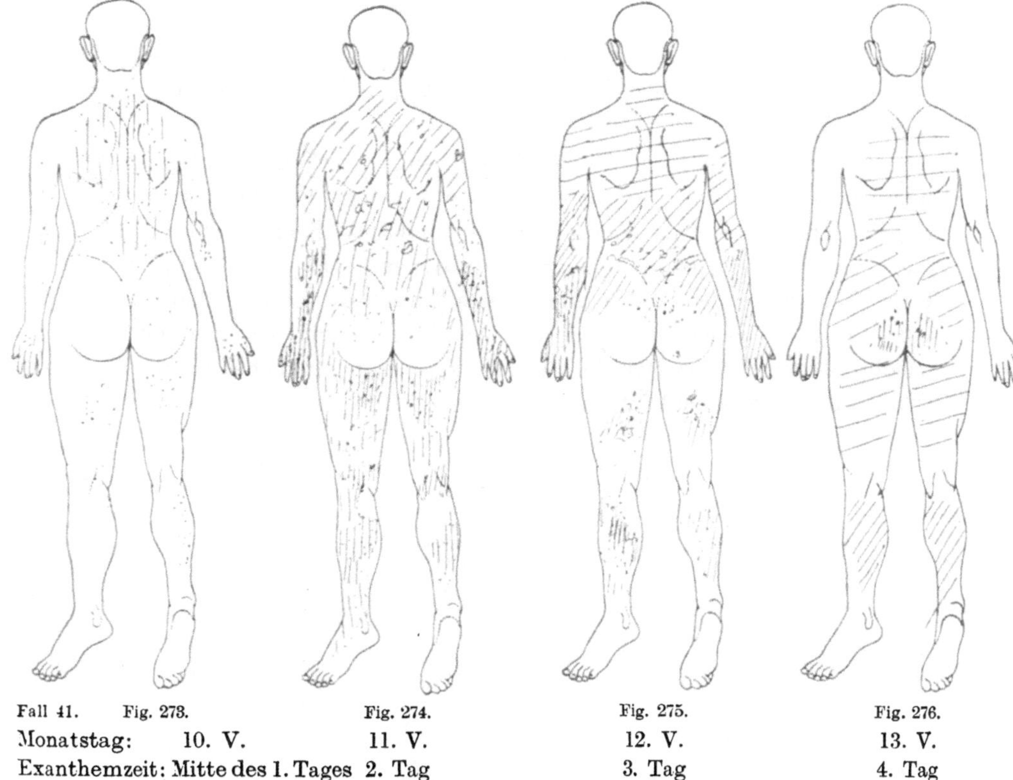

Fall 41. Fig. 273. Fig. 274. Fig. 275. Fig. 276.
Monatstag: 10. V. 11. V. 12. V. 13. V.
Exanthemzeit: Mitte des 1. Tages 2. Tag 3. Tag 4. Tag

Stelle *ai*) bleibt zunächst latent; erst nach 5 Tagen zeigt sich eine schwache Reaktion, die allmählich intensiver prominent, aber nicht größer wird;

ao) ist schon von Anfang an nicht ganz negativ („r" bedeutet „gerötet"), am 6. Tage wird sie schwach positiv, vergrößert sich zunächst von 4 auf 8 mm Durchmesser und verstärkt sich dann zu deutlicher Tastbarkeit. Auffallend ist, daß diese beiden Stellen noch nach 10 bzw. 9 Tagen deutlich tastbar sind;

e) am 6. Tage angelegt, erreicht gleich die definitive Ausdehnung;

eo) dagegen dehnt sich von den ursprünglichen 11 mm allmählich auf 16 mm aus;

i) ist von Anfang an sehr groß, noch mehr *ia*). Hier ist besonders auffällig, daß schon nach 24 Stunden um die 18 mm große Papel eine 28 mm durchmessende Area zu bemerken ist, die dann noch auf 50 mm anwächst.

Die starken, absoluten Größendifferenzen am 20. V. sind auf lokale Verhältnisse zurückzuführen: gleichzeitig mit diesen enormen Abmessungen auf den Fußrücken entwickeln sich auf der Haut des Halses nur Papeln von 4—7 mm Durchmesser (*iu, u*), während der Oberarm (*bla, blai*) mit 10—16 mm die Mitte hält

Die ersten Flecken entstehen am 9. V. abends auf Gesicht und Brust; am 10. V. (Fig. 269, 273) finden wir auf der ersten Zeichnung einige große Flecke im Gesicht; verstreut fast am ganzen Körpe follikulär beginnender

Ausschlag; auffällig ist die dichte Anordnung an den Schienbeinen, am rechten Ellenbogen, an den Handrücken. Auch die Handflächen sind schon gerötet.

Am 11. V. (Fig. 270, 274) sind nur wenige Stellen noch frei; das Exanthem ist besonders dicht an den Unterarmen. Oberhalb der Knie zeigen sich quere Streifen, die den Strumpfbändern entsprechen. Da das Mädchen im Spitale keine Strumpfbänder getragen hat, muß der Reiz, welcher zu der Lokalisation dieses Lokalexanthems geführt hat, von der Inkubationszeit herrühren. Am 12. V. finden sich noch einige frische Stellen auf den Beinen und ad nates; hier ist auch noch am 13. (Fig. 276) eine frische Ausbreitung zu bemerken.

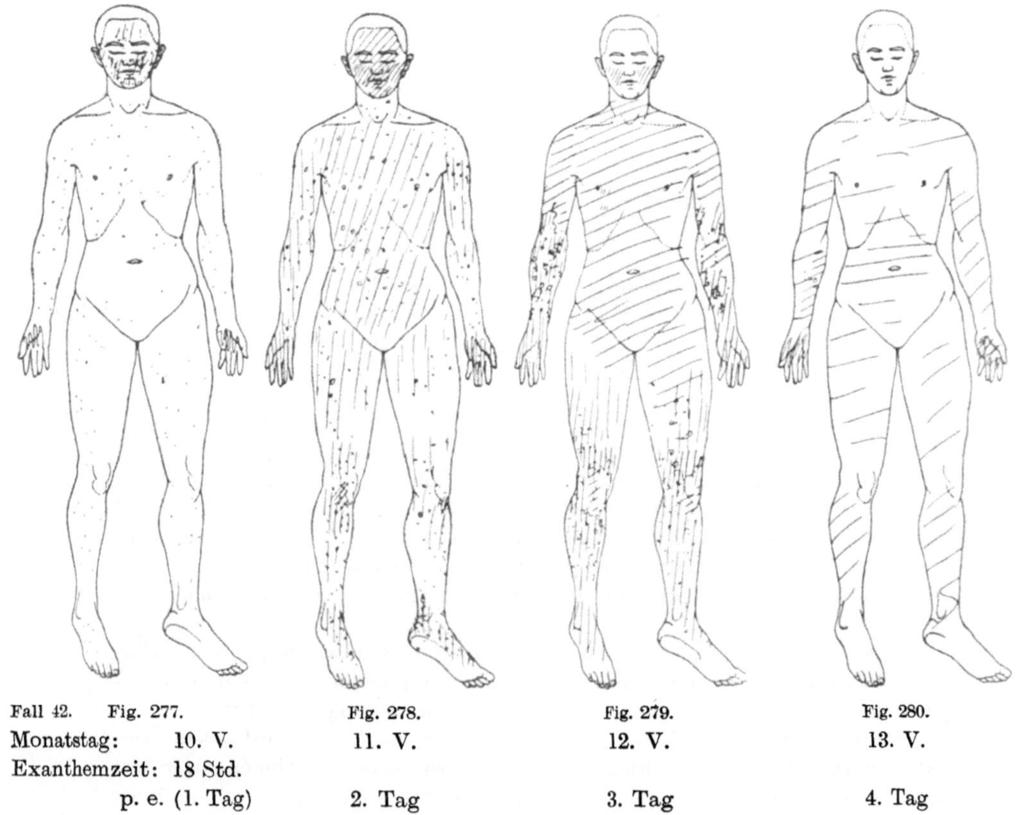

Fall 42.	Fig. 277.	Fig. 278.	Fig. 279.	Fig. 280.
Monatstag:	10. V.	11. V.	12. V.	13. V.
Exanthemzeit:	18 Std.			
	p. e. (1. Tag)	2. Tag	3. Tag	4. Tag

Fall 42. B., Rudolf, 4½ Jahre alt. (Fig. 277—284.)

Aufgenommen am 9. V. ohne Exanthem. Groß, kräftig. Hautfarbe gesund. Dunkelblonde Haare. Temperatur steigt bis 39,9 am 10. V., sinkt dann staffelförmig ab, bleibt aber vom 14. V. an subfebril. Wegen Keuchhustens entlassen am 19. V. Im Gegensatze zur Schwester Hermine B. ist die Tuberkulinreaktion negativ. Am 9. V. gegen 4 Uhr nachmittags erscheinen einige Stippchen auf Gesicht und Hals. Zeichnung am 10.—13. V. (18 St. p. e., 2, 3, 4. Tag).

Wir finden hier eine außerordentliche Ähnlichkeit der Verbreitungsweise mit der vorhin beschriebenen Schwester des Kranken, Hermine B. Wieder haben wir neben den ersten stärkeren Papeln im Gesichte schon ein spärliches follikuläres Exanthem am ganzen Körper mit einer Rötung der Handflächen. Am nächsten Tage ist der Ausschlag universell mit besonderer Beteiligung der Gegend unterhalb der Knie. Der dritte Tag bringt wieder ein starkes Ergriffensein der Unterarme;

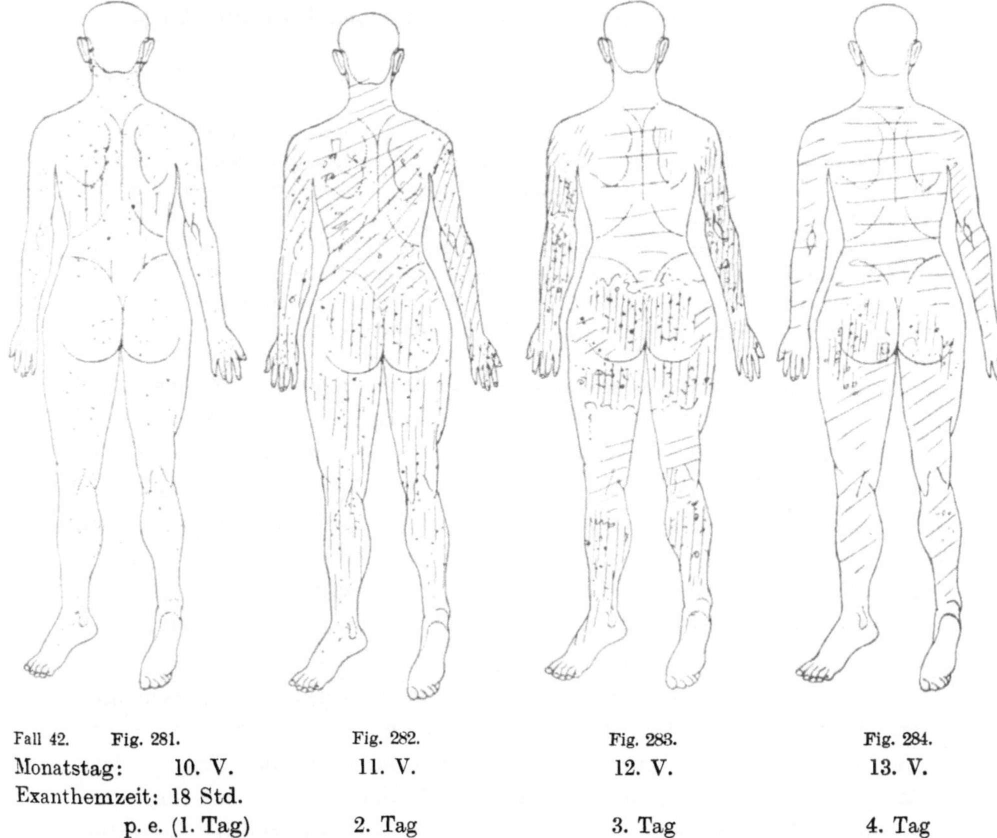

Fall 42. Fig. 281.	Fig. 282.	Fig. 283.	Fig. 284.
Monatstag: 10. V.	11. V.	12. V.	13. V.
Exanthemzeit: 18 Std. p. e. (1. Tag)	2. Tag	3. Tag	4. Tag

hier ist der Ausschlag viel intensiver als bei der Schwester, ergreift auch die Unterschenkel und Nates sehr stark. Trotzdem zeigen sich noch am 4. Tage wieder neue Flecke an den Nates wie bei der Schwester.

Fall 43. P., Stefan, 5 Jahre alt. (Fig. 285—290.)

Aufgenommen am 11. V. Mittelkräftig, brünett. Die Temperatur steigt bis zum 13. auf 40,2, sinkt dann lytisch ab, vom 20. an bleibt sie unter 37,5. Tuberkulinreaktion vom 19. an positiv.

Hier wurden ebenfalls Tuberkulinproben an verschiedenen Hautstellen unternommen (Tabelle S. 91). Die gewöhnliche Untersuchungsstelle (am Arme) zeigt sich gleichmäßig positiv vom 8. Tage angefangen, bleibt andauernd in geringen Grenzen (4—7 mm) und schwächt sich innerhalb weniger Tage ab. So zeigt *ble* einen ganz gewöhnlichen Ablauf: nach 24 Stunden zur vollen Größe ausgebildet, beginnt die Reaktion nach 4 Tagen zu verschwinden. Die älteren Tuberkulinpunkte *ua* bis *blao* leben nicht mehr auf. Am Fußrücken findet sich derselbe Eintrittstag der Reaktion. Die Reaktionen verstärken sich aber von Tag zu Tag an den neuen Impfstellen und erreichen einen Durchmesser von 10 mm (*ki, kia*). Auch ältere Stellen leben wieder auf (*blua, ka*), aber auffallend spät. Im ganzen ist ein Zurückbleiben gegenüber dem Oberarme angedeutet, da dort die definitive Größe der Reaktion schon am 8. Tage erreicht wird, am Fuße erst später.

Ganz anders verhält sich die Haut des Halses. Die hinter den Ohren ausgeführten Impfstellen werden überhaupt nicht richtig positiv. Am 9. Tage ist wohl an zwei Stellen (*eo, i*) eine minimale Reaktion zu bemerken, sie verschwindet aber dann gleich wieder.

Der Gedanke bei Anstellung des Versuches war der, daß vielleicht die auf die Masernanergie folgende Rückkehr der Reaktionsfähigkeit der Haut regionär erfolgen würde, in demselben Maße, wie das Exanthem allmählich über die Haut herabschreitet. Dafür ließ sich hier kein Beweis erbringen.

Nach der Anamnese sollen schon am 9. V. schwache Zeichen von Exanthem im Gesicht bemerkt worden sein, am 10. auch Ausbreitung auf die Extremitäten. Im Spitale wurden jedoch erst am 12. undeutliche Flecke auf Gesicht und Nacken gefunden. Auf der Zeichnung am 13. V. (Fig. 285, 288) finden wir einen frischen, aber über den ganzen Körper ausgebreiteten Ausschlag, der weder mit der einen noch mit der anderen Angabe stimmt. Gestört ist die Entwicklung dadurch, daß pruriginöse Stellen und entsprechende Kratzaffekte den Masernpapeln auf Unterarmen und Unterschenkeln als Zentrum dienen.

Am 12., also gleichzeitig mit dem ersten Beginn des Ausschlages wurde der linke Oberschenkel durch eine Trikotbinde eingeengt; die Binde blieb bis zum 14. liegen und scheint hier eine gewisse Wirkung auf den Ausschlag geübt zu haben: am 13. ist das umschnürte Bein weniger, dagegen am 14. und 15. stärker betroffen als das andere. Es sieht so aus, als wenn die Abschnürung den Eintritt verzögert, das hervorgebrochene Exanthem aber verstärkt hätte (Fig. 286, 289).

Fall 43. P. Stefan.

Tuberkulinreaktionen.

	12. V.	13	14	15	16	17	18	19	20	21	22	23	Monatstag
Impfstelle Nr.	1	2	3	4	5	6	7	8	9	10	11	12	Exanthemtag
ai				T	v	v	v	v	r	r	$\tilde{2}$	r	Hals
ao					T	v	v	v	v	v	v	v	hinter dem
e						T	v	v	v	v	v	v	rechten Ohre
eo							T	r	$\tilde{3}$	r	$\tilde{3}$	r	
i								T	$\tilde{3}$	v	v	v	
ia									T	r	v	v	hinter dem
iu										T	v	v	linken Ohre
u											T	v	
ua	T	r	v	v	v	v	v	v	v	v	v	v	
bla			T	v	v	v	v	v	v	v	v	v	Oberarm
blai				T	v	v	v	v	v	v	v	v	rechts
blao						T	v	v	v	v	v	v	
ble							T	$\overset{\frown}{7}$	$\overset{\frown}{6}$	$\overset{\frown}{6}$	$\tilde{4}$	$\tilde{4}$	
bleo								T	$\overset{\frown}{4}$	$\overset{\frown}{5}$	$\overset{\frown}{5}$	$\tilde{4}$	
bli									T	$\overset{\frown}{5}$	$\overset{\frown}{5}$	$\tilde{4}$	links
blia										T	$\overset{\frown}{5}$	$\overset{\frown}{5}$	
bliu											T	$\overset{\frown}{5}$	
blu			T	$\tilde{v}$	v	v	v	v	v	v	v	v	
blua				T	$\tilde{v}$	v	v	v	v	v	$\tilde{3}$	$\tilde{3}$	Fußrücken
ka					T	v	v	$\tilde{v}$	v	v	r	$\tilde{v}$	rechts
kai						T	$\bar{v}$	$\tilde{7}$	$\tilde{5}$	$\tilde{v}$	$\tilde{4}$	$\tilde{4}$	
kao							T	$\tilde{5}$	$\tilde{6}$	v	$\tilde{5}$	$\tilde{5}$	
ke								T	$\overset{\frown}{8}$	$\overset{\frown}{9}$	$\overset{\frown}{7}$	$\overset{\frown}{6}$	
keo									T	$\overset{\frown}{8}$	$\overset{\frown}{9}$	$\overset{\frown}{8}$	links
ki										T	$\overset{\frown}{9}$	$\overset{\frown}{9}$	
kia											T	$\overset{\frown}{10}$	

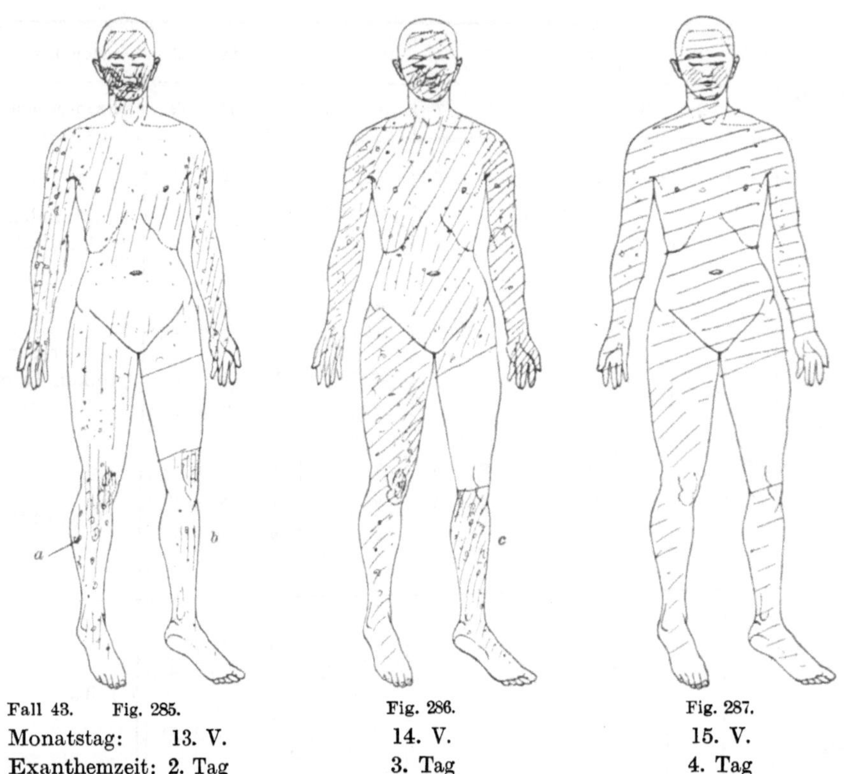

Fall 43. Fig. 285.	Fig. 286.	Fig. 287.
Monatstag: 13. V.	14. V.	15. V.
Exanthemzeit: 2. Tag	3. Tag	4. Tag

Anm. 285 Exanthem am Stamm kleinfleckig. Linker Oberschenkel seit 12. V. eingeschnürt.

a zahlreiche pruriginöse Kratzeffekte dienen als Zentrum von Masernpapeln.

b links etwas weniger Exanthem als rechts.

286 *c* links heute intensiveres Exanthem als rechts.

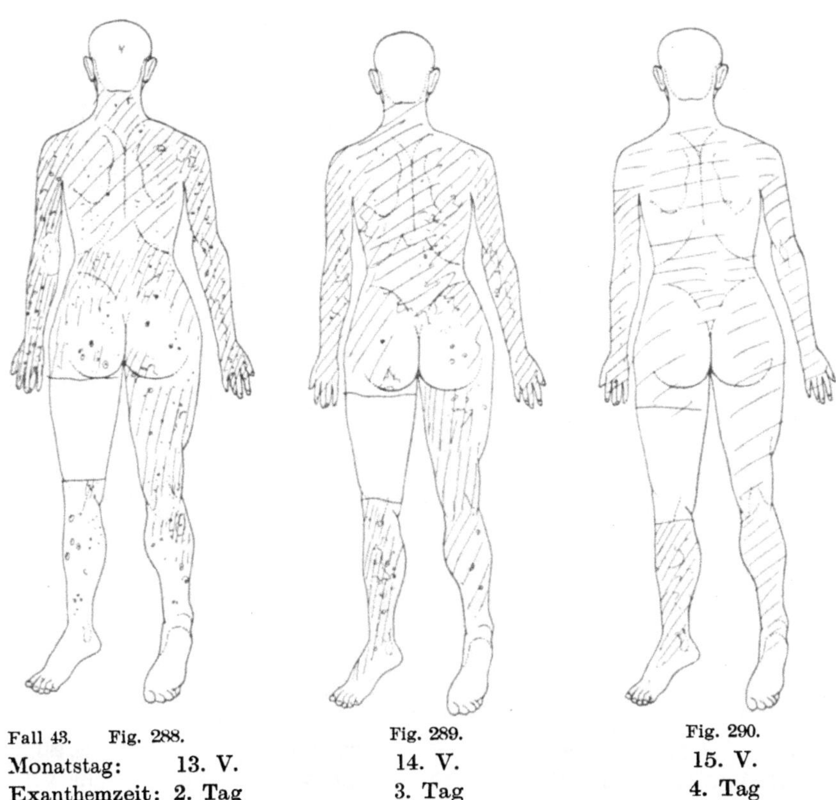

Fall 43.	Fig. 288.	Fig. 289.	Fig. 290.
Monatstag:	13. V.	14. V.	15. V.
Exanthemzeit:	2. Tag	3. Tag	4. Tag

Anm. 288 das linke eingeschnürte Bein hat weniger Exanthem,
289 heute aber mehr Exanthem als das rechte Bein.

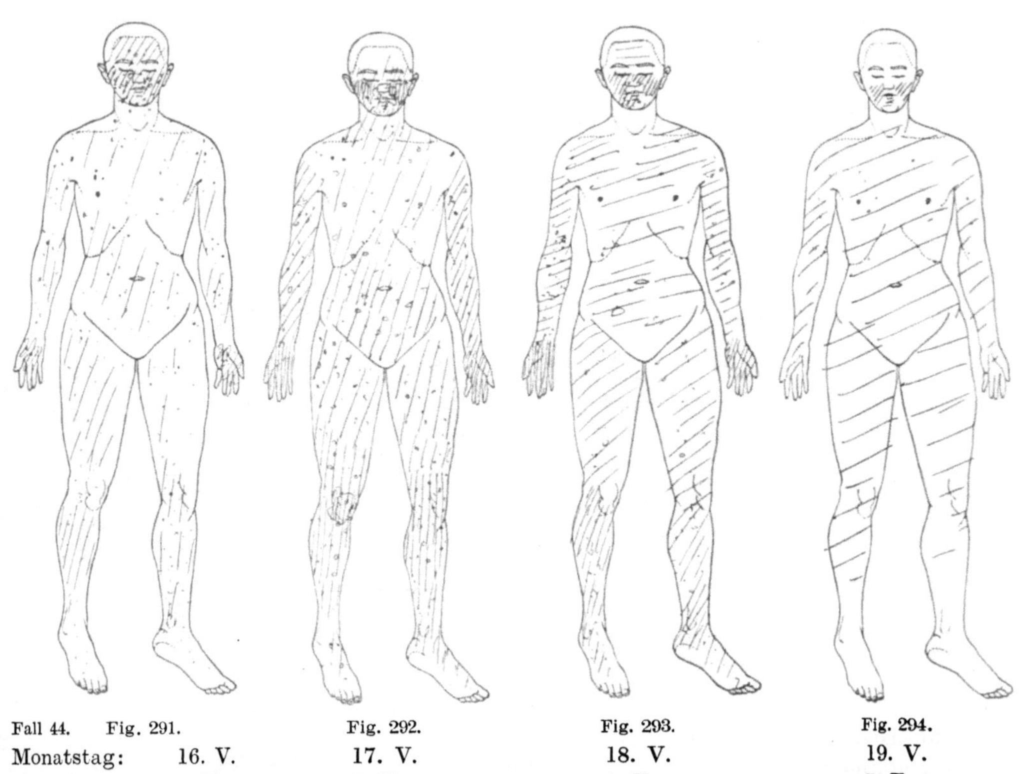

Fall 44. Fig. 291.	Fig. 292.	Fig. 293.	Fig. 294.
Monatstag: 16. V.	17. V.	18. V.	19. V.
Exanthemzeit: 2. Tag	3. Tag	4. Tag	5. Tag

Fall 44. H., Antonie, 4 Jahre alt. (Fig. 291—298.)

Aufgenommen am 16. V. Mittelkräftig, blond. Hautfarbe gesund. Temperatur erreicht nur 39,2 am 7. V., fällt bis zu normalen Werten ab; vom 20. bis 25. V. wieder Fieber, ohne Befund.

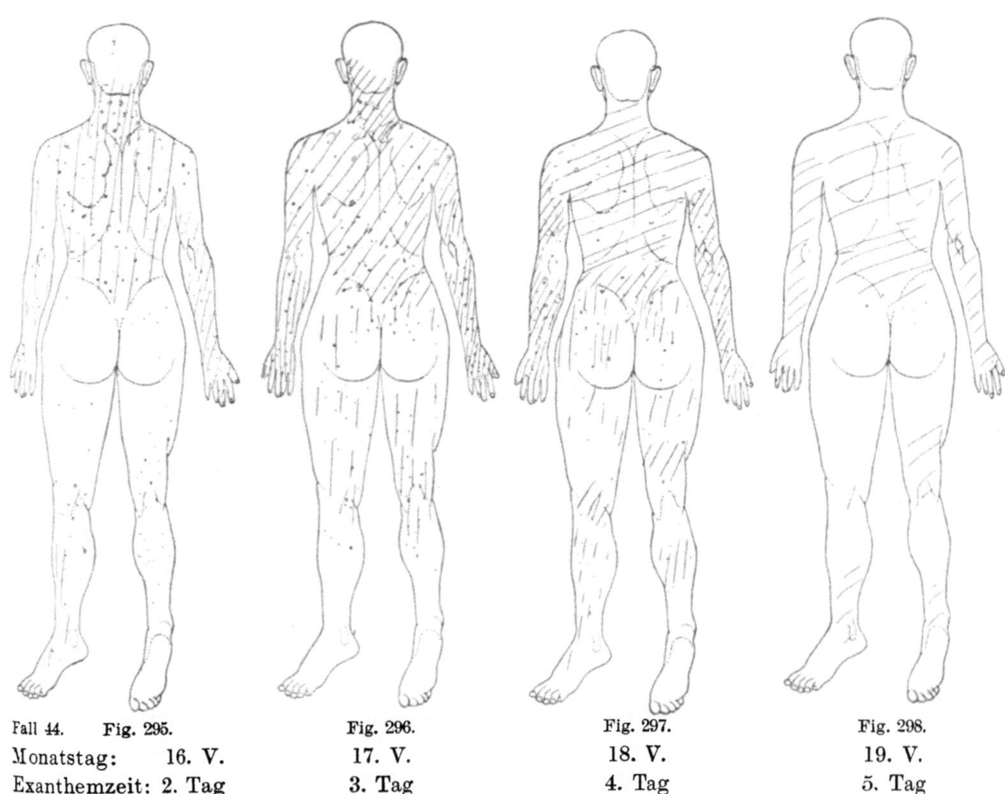

Fall 44. Fig. 295.	Fig. 296.	Fig. 297.	Fig. 298.
Monatstag: 16. V.	17. V.	18. V.	19. V.
Exanthemzeit: 2. Tag	3. Tag	4. Tag	5. Tag

Der Ausschlag war am Morgen des 16. V. bemerkt worden, ist aber schon auf der gegen Mittag angefertigten Zeichnung (Fig. 291, 295) weit verbreitet. Auch die Handflächen sind schon ergriffen. Am nächsten Tage kontrastiert das starke Befallensein der Vorderfläche und der Arme noch mehr mit der geringen Beteiligung der hinteren Fläche der Beine, die überhaupt keinen intensiveren Ausschlag entwickeln (Fig. 292, 296).

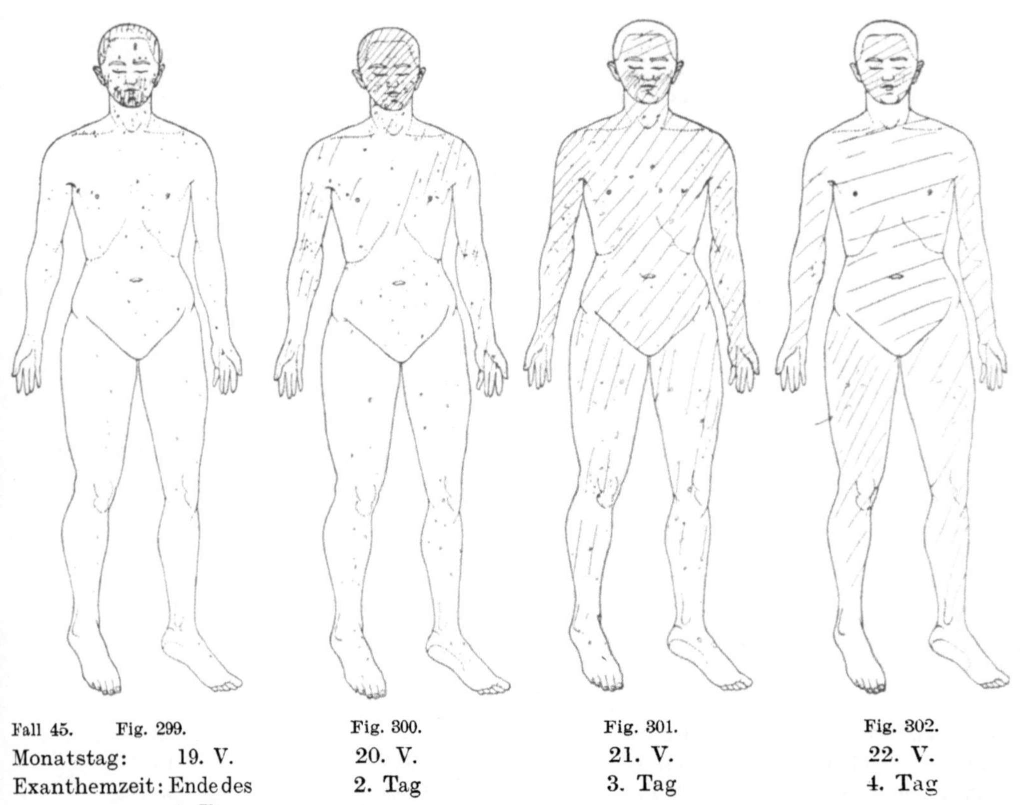

Fall 45. Fig. 299.	Fig. 300.	Fig. 301.	Fig. 302.
Monatstag: 19. V.	20. V.	21. V.	22. V.
Exanthemzeit: Ende des 1. Tages	2. Tag	3. Tag	4. Tag

Fall 45. M., Max, 21 Monate alt. (Fig. 299—306.)

Aufgenommen am 19. V. 1908. Mittelkräftiges Kind von gesunder Hautfarbe, dunkelblond mit braunen Augen. Fieber 40,3 am 19. V., fällt kritisch auf subfebrile Werte ab.

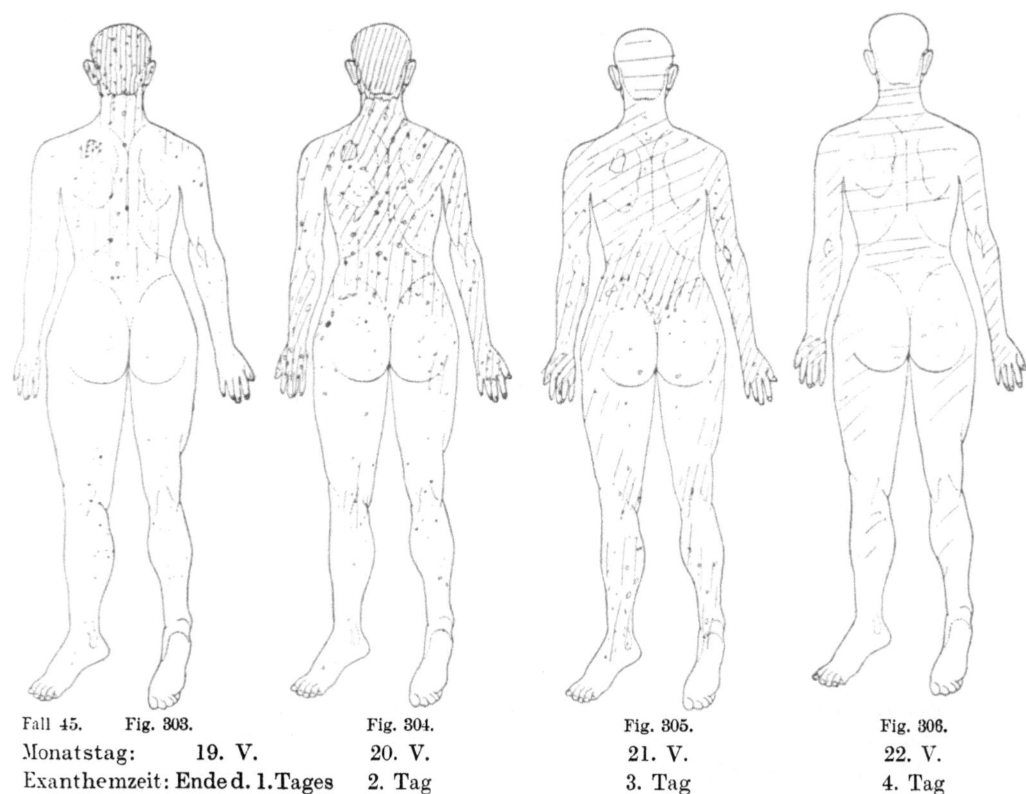

Fall 45.	Fig. 303.	Fig. 304.	Fig. 305.	Fig. 306.
Monatstag:	19. V.	20. V.	21. V.	22. V.
Exanthemzeit:	Ende d. 1. Tages	2. Tag	3. Tag	4. Tag

Exanthem seit 18. V. Bei der ersten Zeichnung am 19. V. (Fig. 299, 303) ist der Kopf intensiv befallen, wobei aber die oberen Partien des Gesichtes ziemlich frei sind. Am Körper überall vereinzelte Stippchen.

Am nächsten Tage ist die Entwicklung mit Ausnahme des Rückens nicht stark fortgeschritten (Fig. 300, 304). Die Nates werden überhaupt nicht wesentlich ergriffen.

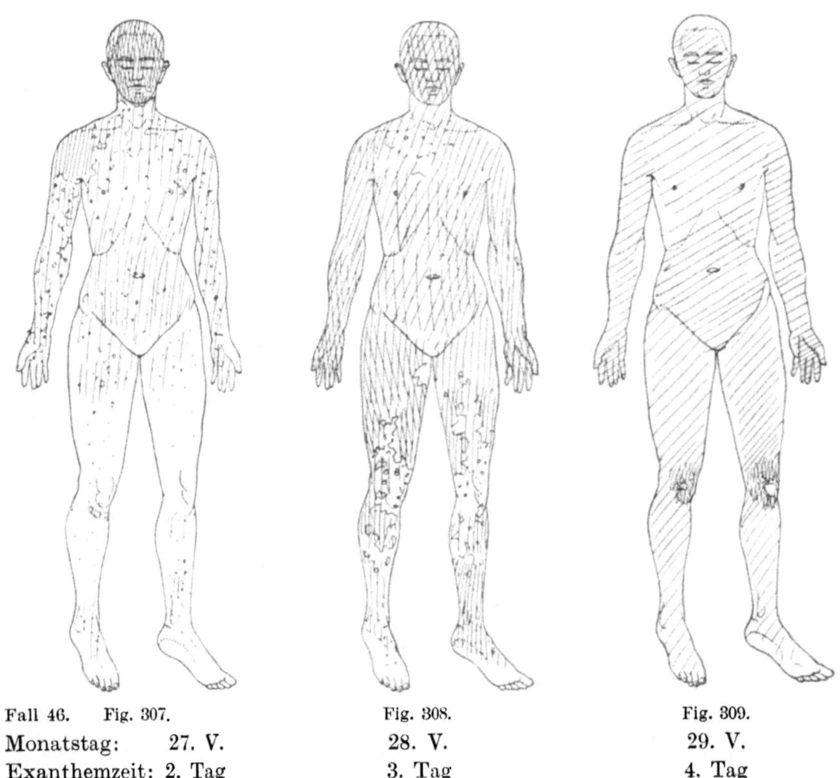

Fall 46. Fig. 307.	Fig. 308.	Fig. 309.
Monatstag: 27. V.	28. V.	29. V.
Exanthemzeit: 2. Tag	3. Tag	4. Tag

Fall 46. H., Amalie, 4 Jahre alt. (Fig. 307—312.)

Krankengeschichte fehlt. Erste Zeichnung am 27. V. Kräftig. Hautfarbe gesund. Blondes Haar, graue Augen.

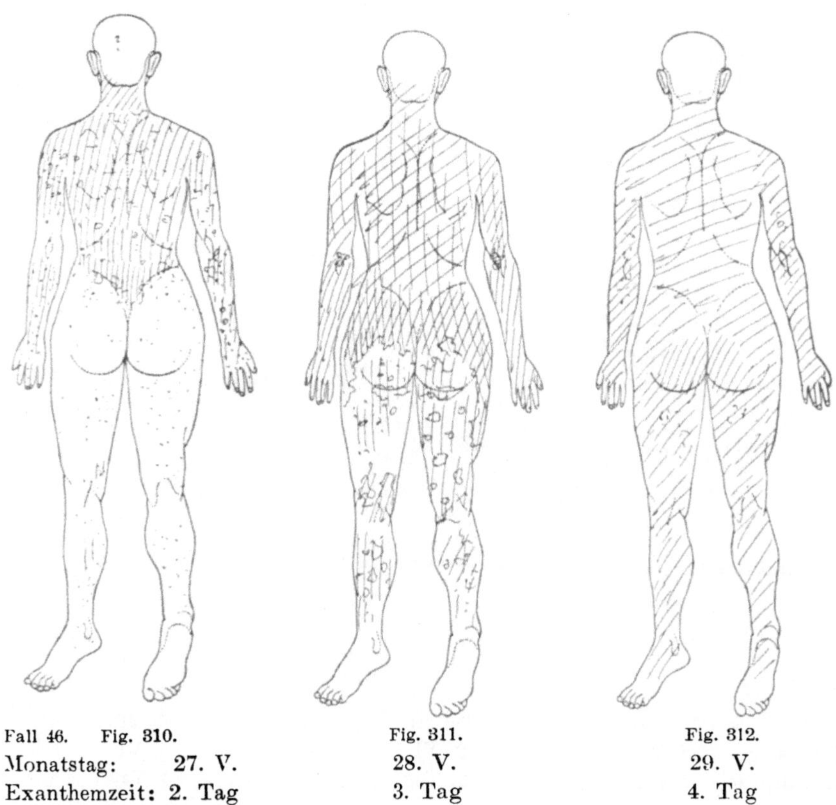

Fall 46. Fig. 310. Monatstag: 27. V. Exanthemzeit: 2. Tag

Fig. 311. 28. V. 3. Tag

Fig. 312. 29. V. 4. Tag

Der Kopf ist auf dem ersten Bilde äußerst intensiv und diffus gerötet, die Beine ziemlich frei (Fig. 307, 310). Am 28. findet sich ein konfluierendes Exanthem (ähnlich wie am 27. auf der rechten Schulter) an den Beinen (Fig. 308, 311). Die Knie werden noch am 29. nachgeholt (Fig. 309), während der übrige Körper schon im Abblassen ist.

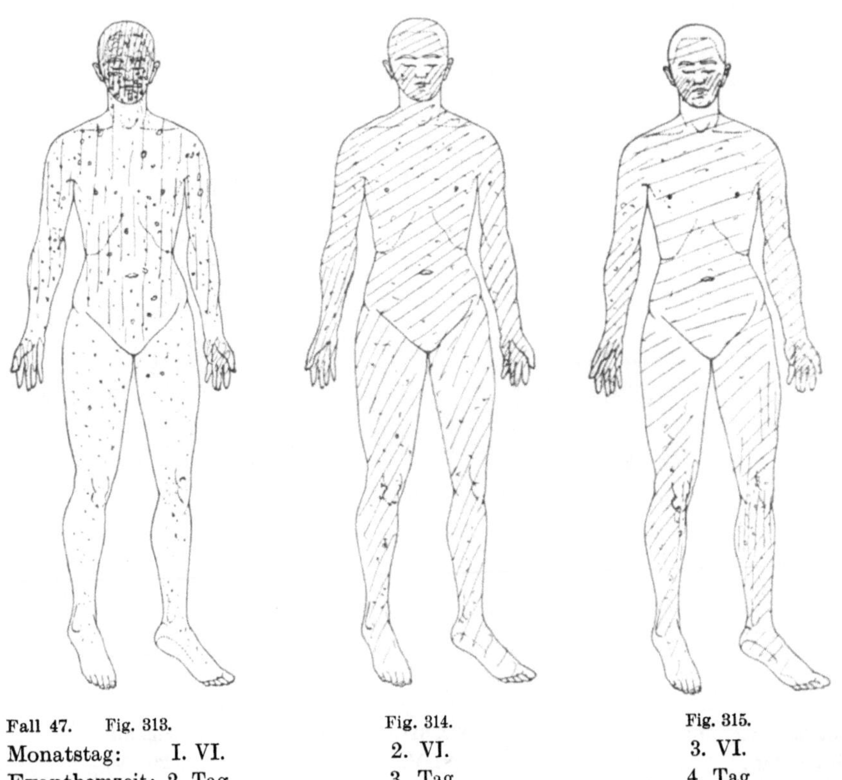

Fall 47. Fig. 313. Monatstag: I. VI. Exanthemzeit: 2. Tag

Fig. 314. 2. VI. 3. Tag

Fig. 315. 3. VI. 4. Tag

Fall 47. Z., Aloisia, 4 Jahre alt. (Fig. 313—318.)

Exanthem am 31. V. früh bemerkt, Aufnahme am selben Tage. Kräftig. Gesunde Hautfarbe. Blonde Haare. Blaue Augen. Temperatur steigt bis 39,9 am 1. VI., fällt dann kritisch ab.

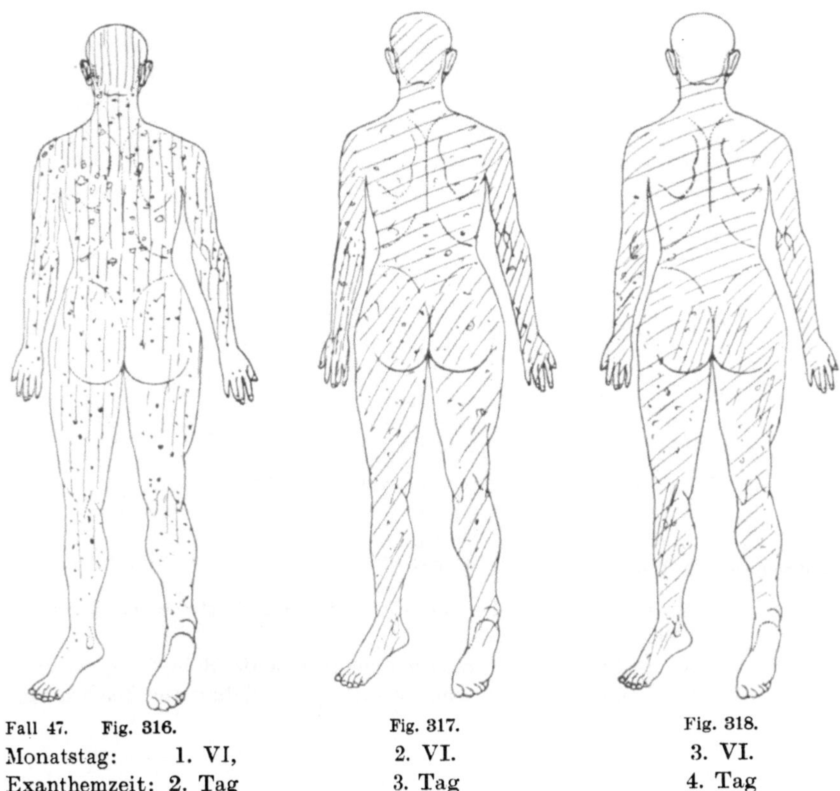

Fall 47. Fig. 316. Monatstag: 1. VI, Exanthemzeit: 2. Tag

Fig. 317. 2. VI. 3. Tag

Fig. 318. 3. VI. 4. Tag

Zeichnungen 1. VI. bis 3. VI. (2.—4. Tag). Wir bemerken hier nur einen quantitativen Unterschied: schon auf der ersten Zeichnung ist der ganze Körper beteiligt, nur die Dichte des Exanthems ist verschieden. Der Kopf ist sehr reichlich besät, Stamm und Arme etwas weniger, die Beine spärlich. Am nächsten Tage besteht kein Unterschied mehr.

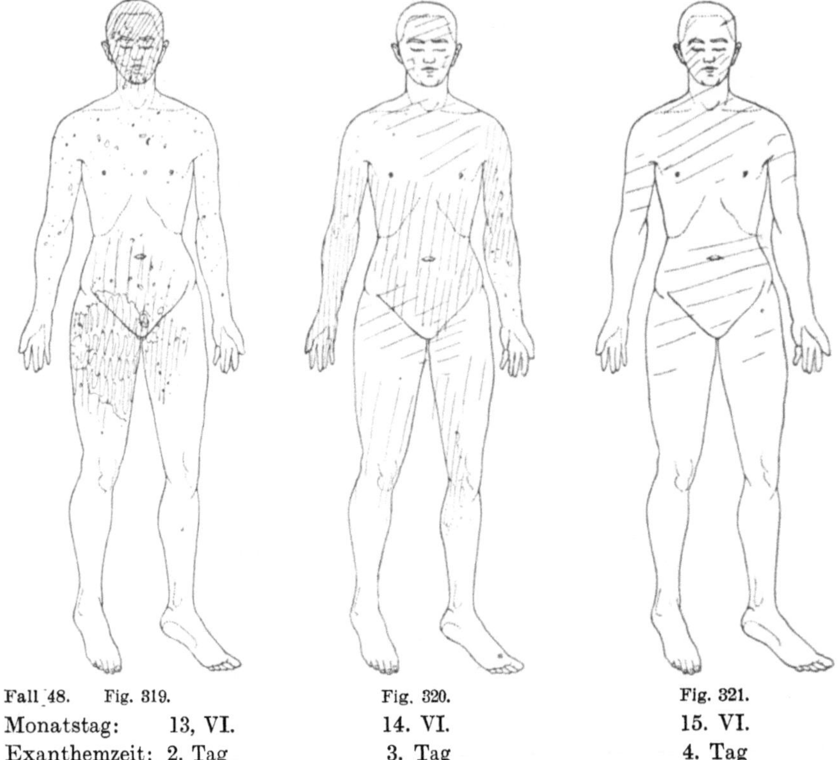

Fall 48. Fig. 319.		Fig. 320.	Fig. 321.
Monatstag:	13, VI.	14. VI.	15. VI.
Exanthemzeit:	2. Tag	3. Tag	4. Tag

Anm. 319 Am rechten Oberschenkel diffuse Rötung (Erythem durch nasse Windeln).

320 Am rechten Oberschenkel nur mehr violette Röte des gestrigen Erythems. An den Armen undeutliche scarlatiniforme Zeichnung.

Fall 48. S., Ignaz, $1^1/_4$ Jahr alt. (Fig. 319—324.)

Seit 23. V. Fieber; der Arzt konstatierte Koplik sche Flecke und sandte das Kind ins Spital, wo es auf die Masernabteilung aufgenommen wurde. Tatsächlich erwies sich die Mundaffektion als Soor. Mittelkräftig, gut genährt, Hautfarbe etwas blaß. Augen braun, Haare blond.

9. VII. ($13^1/_2$ Tage nach der Aufnahme) früh 38,1, nachmittags 38,7. Leichte Rötung der Conjunctiva. Zunge weißlich belegt. Auf den Wangen undeutliche Flecke; im mikroskopischen Präparate findet sich noch Soor.

10. VI. 38,1—39,8. Sichere Koplik, Husten. Conjunctiva schleimig secernierend. Undeutliches Erythem am Rücken.

11. VI. vormittags 40,4. Gesicht undeutlich fleckig gerötet. Mund stark gerötet. Zunge dicht belegt. Viele Koplik. Husten.

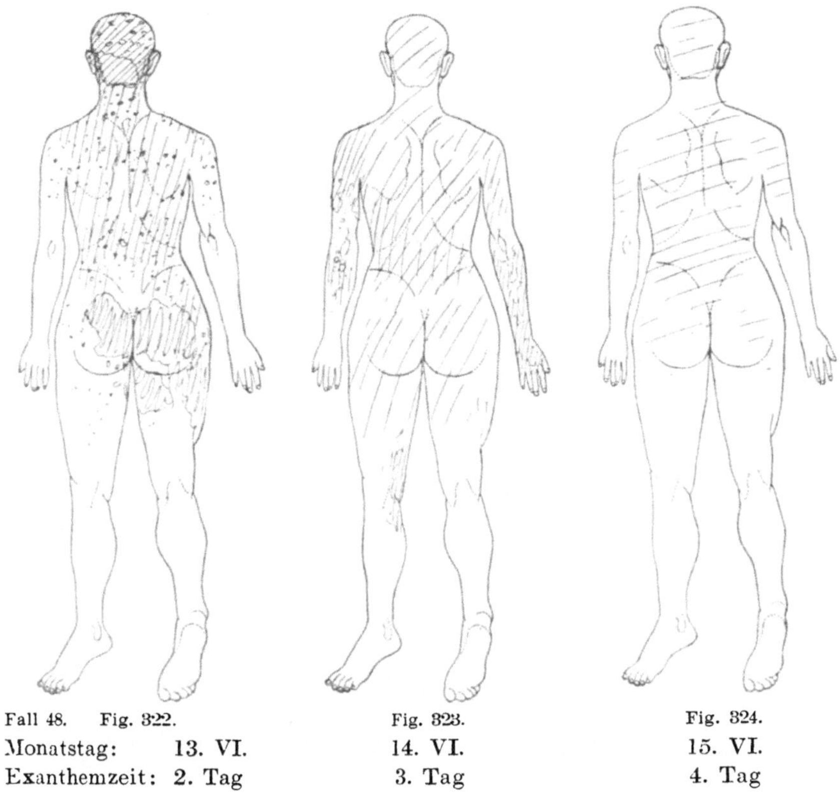

Fall 48. Fig. 322.	Fig. 323.	Fig. 324.
Monatstag: 13. VI.	14. VI.	15. VI.
Exanthemzeit: 2. Tag	3. Tag	4. Tag

Anm. 322 Ad nates Erythem durch nasse Windeln.

12. VI. 39,8. Augen stark verklebt. Haut unrein, aber erst mittags deutliches Exanthem auf der Stirne.

13. bie 15. VI. Zeichnung.

Die Temperatur fällt nicht ab, sondern steigt allmählich bis 41,2, gleichzeitig mit der Entwicklung einer eitrigen Bronchitis, der das Kind am 16. VI. erliegt.

Am 2. Tage ist der Kopf intensiv ergriffen, der Stamm wenig. Nur die Genitalregion, die Nates und der rechte Oberschenkel sind lebhaft konfluierend gerötet, wahrscheinlich infolge Maceration durch Liegen in nassen Windeln. Wir haben diese Rötung wohl nicht als Exanthem aufzufassen, da sie am nächsten Tage verschwunden ist. Das Exanthem ergreift die Beine überhaupt kaum und ist am 4. Tage schon verschwunden. Ist die exanthematische Reaktion verschwunden („zurückgeschlagen“) infolge der schweren, zum Tode führenden Bronchitis?

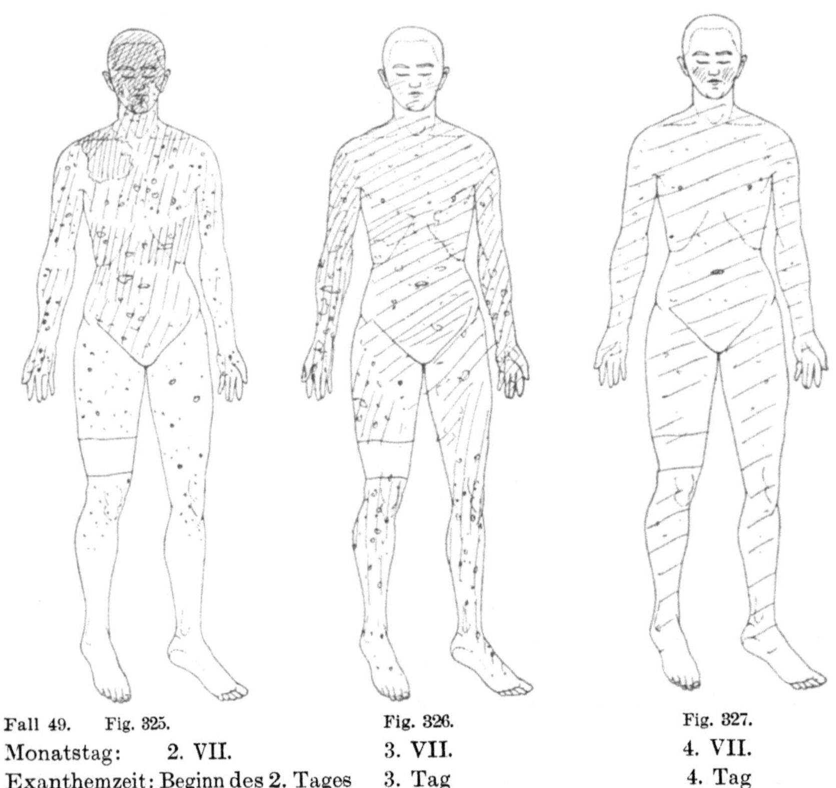

Fall 49. Fig. 325.	Fig. 326.	Fig. 327.
Monatstag: 2. VII.	3. VII.	4. VII.
Exanthemzeit: Beginn des 2. Tages	3. Tag	4. Tag

Anm. 325 Gummibinde am 2. Oberschenkel.

Fall 49. H., Anna, $3^1/_2$ Jahre alt. (Fig. 325—330.)

Aufgenommen am 29. VI. mit Koplikschen Flecken. Gut genährt. Blonde Haare, blaue Augen. Temperatur steigt bis 1. VII. (40,4), fällt dann nur wenig (Bronchitis). Schon am 5. VI. entlassen.

30. VI. auf Kopf und Rücken undeutliche Fleckchen. Schöne Koplik.

1. VII. vormittags Koplik sehr dicht; follikuläre Rötungen auf Brust und Rücken. Kein sicheres Exanthem.

Am nächsten Tage (Fig. 325, 328) finden wir schon einen sehr intensiven Ausschlag auf Kopf und Stamm. Die Arme sind weniger be-

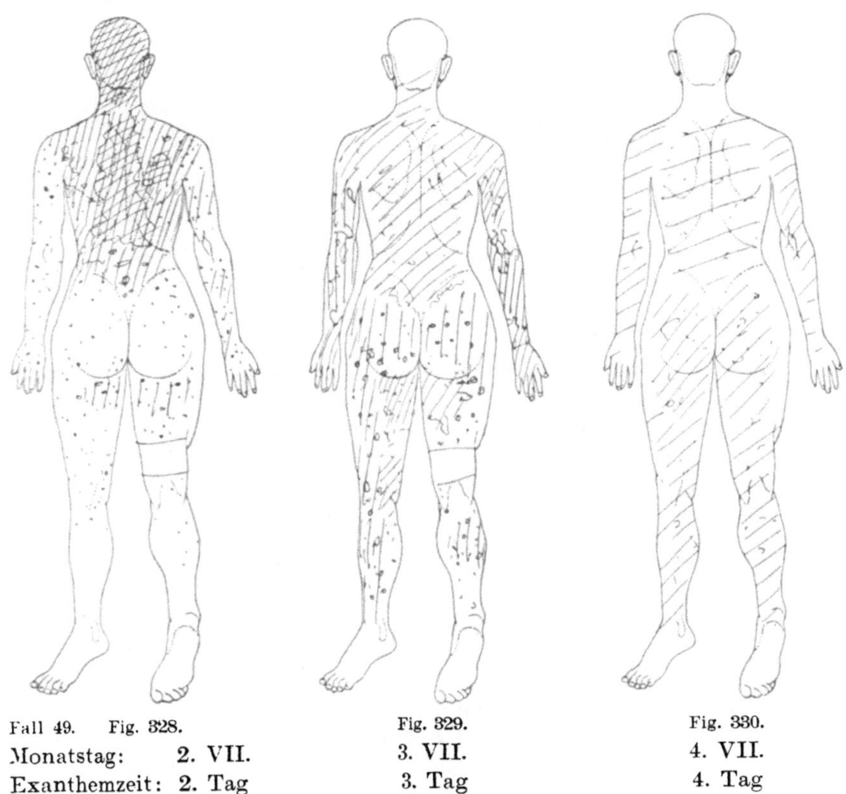

Fall 49.	Fig. 328.	Fig. 329.	Fig. 330.
Monatstag:	2. VII.	3. VII.	4. VII.
Exanthemzeit:	2. Tag	3. Tag	4. Tag

teiligt, die Unterschenkel frei. Nach weiteren 24 Stunden ist der ganze Körper ergriffen, höchstens die rückwärtigen Partien der Füße fehlen noch (Fig. 327, 330).

Am 29. VI. 10 Uhr vormittags, mindestens 2 Tage vor Beginn des Exanthems, wird eine Gummibinde um den rechten Oberschenkel angelegt und bleibt mehrere Tage liegen. Trotzdem zeigt sich gar kein Einfluß der Umschnürung.

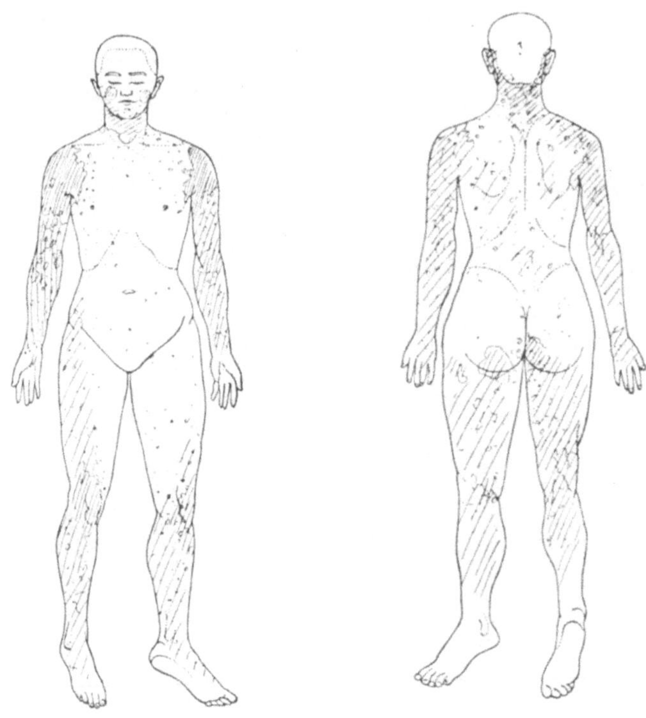

Fall 50. Fig. 331. Fig. 332.

Monatstag: 22. XII.
(Mitte des 1. Exanthemtages.)

Fall 50. Pf., Paula, 6 Jahre alt. (Fig. 331—334.)

Aufgenommen am 20. XII. 1908 mit Koplikschen Flecken und Urticaria der Extremitäten.

Mittelgroß, gut genährt. Febris continua um 40° bis zum 24. XII., dann geradliniger Abfall, vom 27. an subfebril, 3. I. entfiebert.

Am 21. vormittags findet sich neben den Schleimhauterscheinungen, die den Masern angehören, eine ziemlich diffuse Rötung aller Extremitäten: auf dieser hellroten Unterlage sind dichte kleine Quaddeln zu erkennen (Urticaria).

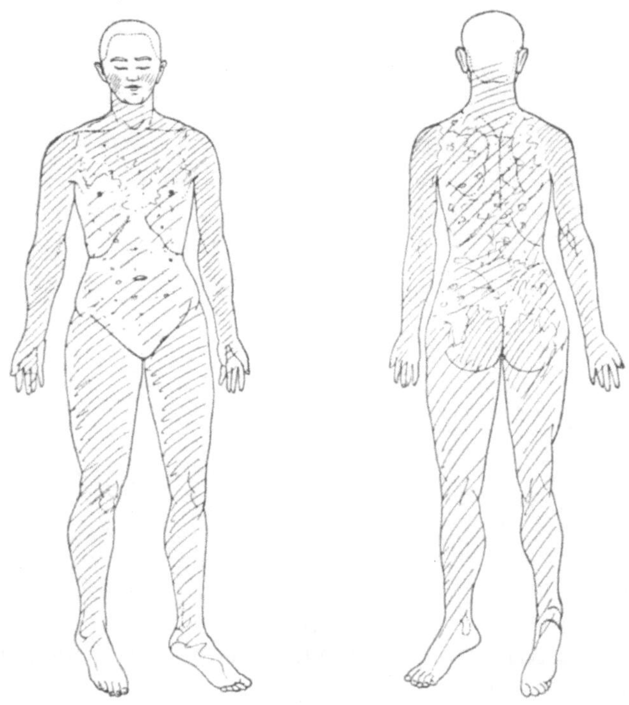

Fall 50. Fig. 333. Fig. 334.
Monatstag: 23. XII.
(Mitte des 2. Exanthemtages.)

21. XII. nachmittags Masernflecke im Gesicht. 22. XII. vormittags erste Zeichnung (Fig. 231, 232). Im Gesichte und am Halse, besonders auf den Wangen dichtes Masernexanthem; der Stamm zeigt nur wenige Efflorescenzen, dagegen sind die Extremitäten schon jetzt intensiv ergriffen, besonders die Schultern sind fast konfluierend gerötet.

23. XII. Nun kommt der Stamm mit großfleckiger Zeichnung nach, während die Extremitäten nur noch undeutliches, verblassendes Exanthem aufweisen (Fig. 333, 334).

Am 24. XII., also schon 2 Tage nach dem Auftreten ist der Ausschlag überall undeutlich, ziemlich gleichmäßig bräunlich.

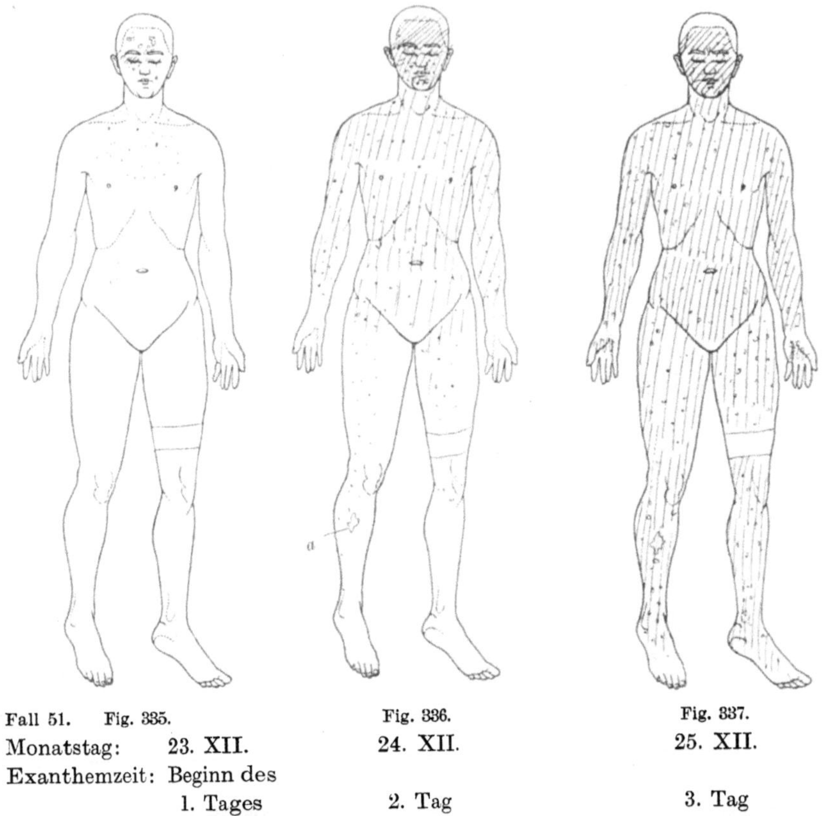

Fall 51. Fig. 335.	Fig. 336.	Fig. 337.
Monatstag: 23. XII.	24. XII.	25. XII.
Exanthemzeit: Beginn des 1. Tages	2. Tag	3. Tag

Anm. Am linken Oberschenkel elastische Stauungsbinde.
336, *a* braune Hautnarbe (siehe Fig. 341, 342).

Fall 51. G., Simon, 12 Jahre alt. (Fig. 335—342.)

Am 23. XII. 1908 aufgenommen mit beginnendem Masernexanthem. Zeichnung sofort, sowie am 24. und 25. XII. (1.—3. Tag). Brünett, mittelkräftig. Temperatur steigt bis 40,5 am 24. XII.; von da an anfangs rascher, dann allmählicher Abfall. Am 29. XII. entfiebert.

Bei der Aufnahme sehen wir den ersten Beginn des Exanthems. Größere Flecke auf der Stirne, um die Augen, kleinere hinter den Ohren, auf dem Rücken, sehr spärliche auf der Brust (Fig. 335, 338).

Nach 24 Stunden intensiver Ausschlag am Kopfe, weniger dicht auf Stamm und den vorderen Teilen der Arme; sonst nur wenige verstreute Efflorescenzen (Fig. 336, 339).

Am 3. Tage ist der ganze Körper mit Ausnahme der Hinterseite der Unterschenkel und Füße ergriffen.

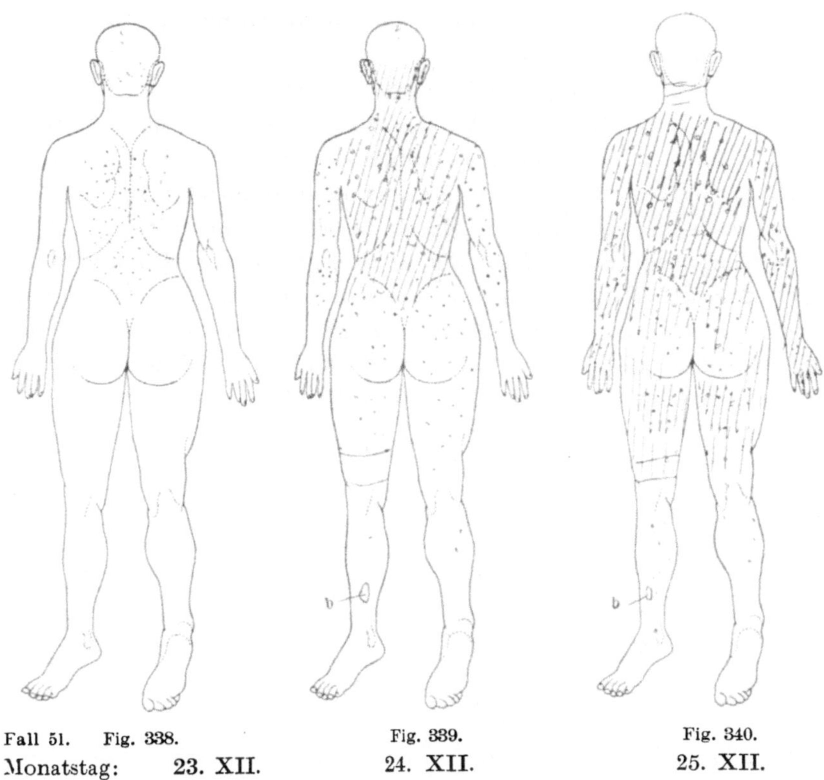

Fall 51. Fig. 338.	Fig. 339.	Fig. 340.
Monatstag: 23. XII.	24. XII.	25. XII.
Exanthemzeit: Beginn des 1. Tages	2. Tag	3. Tag

Anm. *b* braune Hautnarbe, bleibt frei von Exanthem.

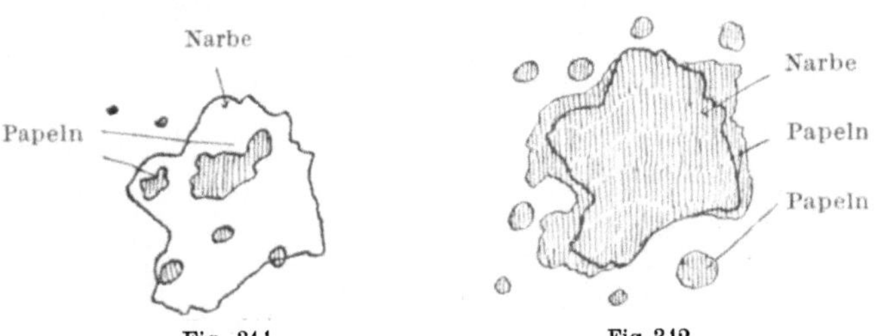

Fig. 341. Fig 342.

Fall 51. Narbe am rechten Unterschenkel (Fig. 336, *a*).

Am 24. XII. (2. Exanthemtag) 25. XII. (3. Exanthemtag)

Die Infektion dürfte aus der gleichen Quelle stammen wie beim folgenden Falle 52 (N. Oskar). Das Exanthem ist bei diesem aber 1 Tag früher aufgetreten. Am 2. Tage sind beide sehr ähnlich (Kinderleibchenform); weiterhin zeigt Simon eine intensivere Ausbildung, besonders an den unteren Extremitäten.

Eine elastische Stauungsbinde wurde am 23. XII. um 12 Uhr angelegt, hatte keinen Einfluß. An der Außenseite des linken Unterschenkels findet sich eine braune Hautnarbe noch am 3. Tage frei von Ausschlag (Fig. 339, 340b), dagegen zieht eine ähnliche Narbe an der Außenseite des rechten Unterschenkels das Exanthem früher an sich als die Umgebung (Fig. 336a). Sie ist in Fig. 341 u. 342 abgebildet.

Am 24. XII. (Fig. 341) sind in der Umgebung nur sehr spärliche, kleinste Stippchen zu finden, die Narbe zeigt schon 4 kleinere und eine größere konfluierende Efflorescenz. Am 25. XII. (Fig. 372) ist die Narbe von einem konfluierenden Exanthem überkleidet, während die Umgebung nur diskrete Papeln zeigt.

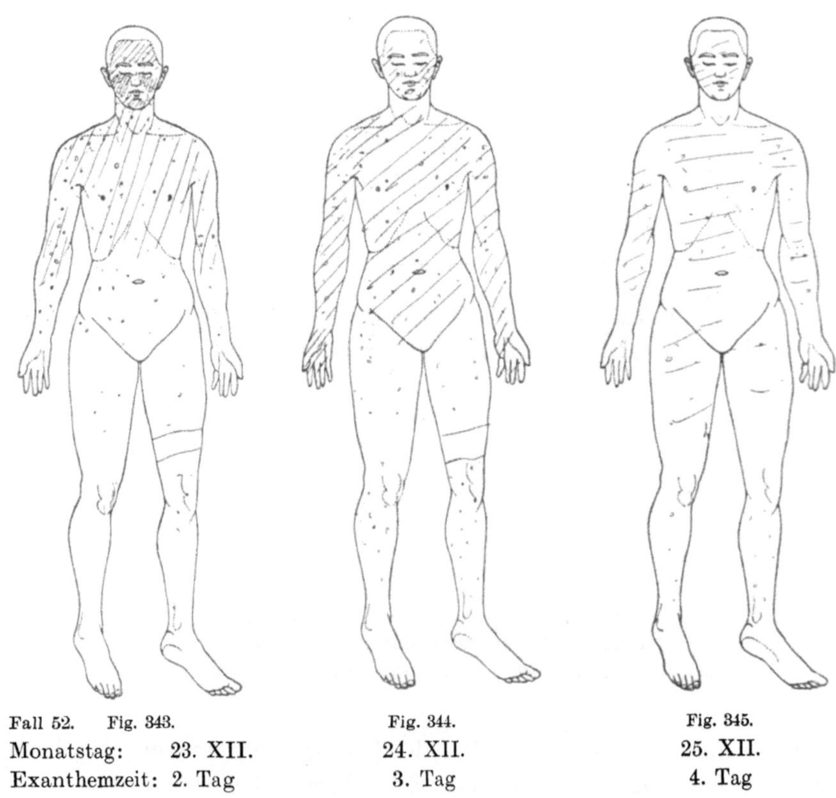

Fall 52. Fig. 343.	Fig. 344.	Fig. 345.
Monatstag: 23. XII.	24. XII.	25. XII.
Exanthemzeit: 2. Tag	3. Tag	4. Tag

Anm. 344 unterhalb der Binde die Follikel bräunlich pigmentiert.

Fall 52. N., Oskar, 12 Jahre alt. (Fig. 343—348.)

Aufgenommen am 23. XII. 1908 gleichzeitig mit Fall 51, Simon G. (beide aus einem Taubstummeninstitut). Der Ausschlag ist schon etwa 1 Tag alt. Mittelgroß, brünett. Temperatur bis 39,8 (am 24. XII.), dann lytischer Abfall. Entfiebert am 30. XII.

Bei der Aufnahme findet sich ein intensives Exanthem im Gesicht, ein weniger intensives auf Rücken und Stamm.

Am nächsten Tage kommen noch die Arme hinzu. Die Ellbogen blieben ausgespart, während die Beine und Nates überhaupt nur vereinzelte Efflorescenzen aufweisen.

Eine elastische Binde, am 23. XII. am linken Oberschenkel straff angelegt und bis 24. XII. nachmittags liegen gelassen, hat keinen Erfolg in bezug auf Zahl und Größe der Efflorescenzen, bewirkt aber eine Pigmentierung derselben: sie sehen bräunlich aus statt der Rosafarbe der Gegenseite und bei Druck bleibt ein gelblicher Fleck bestehen.

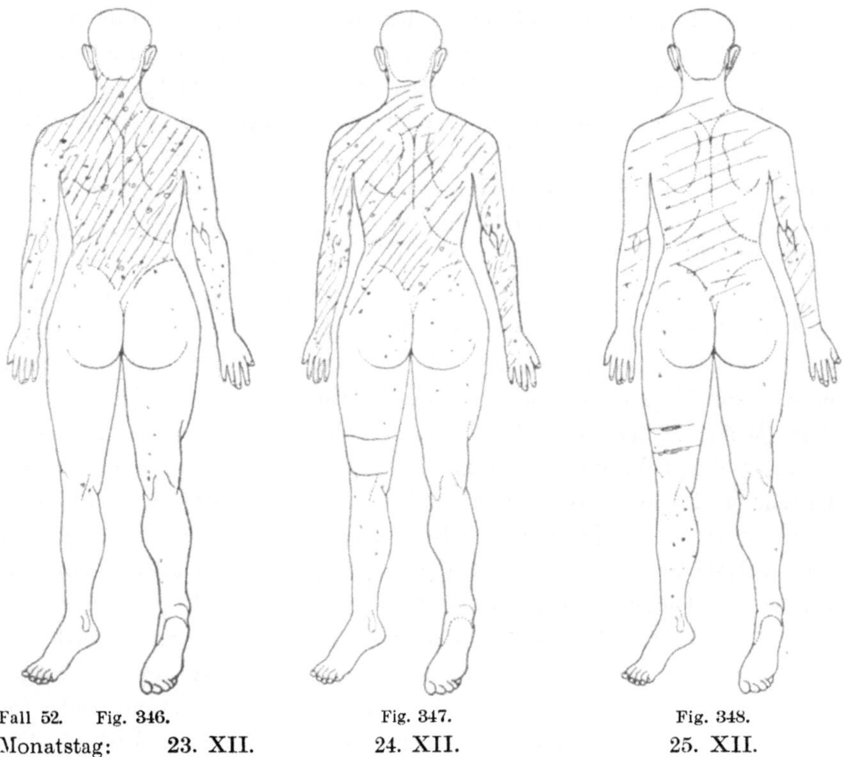

Fall 52.	Fig. 346.	Fig. 347.	Fig. 348.
Monatstag:	23. XII.	24. XII.	25. XII.
Exanthemzeit:	2. Tag	3. Tag	4. Tag

Untersuchungen über die allgemeine Lokalisation des Masernexanthems.

Das Exanthem am ersten, zweiten und dritten Tage.

Angaben früherer Autoren über den Beginn des Exanthems.

Für die Masern gilt als charakteristisch, daß sie nicht wie die Varicellen an beliebigen Körperteilen einsetzen, oder wie die Röteln fast gleichzeitig überall auftreten, sondern, ähnlich wie die Blattern, allmählich am Körper herabsteigen.

„Das Gesicht," sagt Jürgensen (Jürgensen-Pirquet, Masern, in Nothnagels Handbuch 1912), „wird in der ganz überwiegenden Mehrzahl der Fälle zuerst und wohl auch am stärksten ergriffen. Wo im Gesicht oder am Kopf die Flecke am frühesten auftreten, darüber wird etwas abweichend geurteilt. Heim sagt, zwischen Ohren und Nase; Gerhardt an den Wangen und in der Schläfengegend, Mayr an den Schläfen und der Nackengegend; Bohn auf den Wangen, um die Mundöffnung herum; Barthez-Rilliet zuerst am Kinn, dann Lippen und Wangen; Thomas am Kinn, Wange, Stirn und Schläfengegend, über dem Processus mastoideus, am Capillitium, zumal an dem des Hinterkopfes; N. Flindt in der Wangengegend, unterhalb der Augen, aber ebenso sehr auf der Stirn, am Kinn, an den Schläfen, hinter den Ohren, auf dem Rücken, der Nase oder um die Nasenflügel, auf der Oberlippe."

In Bezug auf den Eintritt des Ausschlages ist von den späteren Autoren noch anzuführen, daß Heubner die Umgebung der Augen und des Mundes, die Schläfen und die Gegend hinter den Ohren als Anfangslokalisation bezeichnet, „doch", fährt er fort, „kommen auch ganz regelmäßige Fälle vor, wo man die ersten zarten Flecke auch auf dem Rücken sieht, wobei Kopf und Gesicht ganz frei sind". Henoch sagt: an den Schläfen, vor dem Ohr, am Kinne; Holt: hinter den Ohren, im Nacken, an den Haarwurzeln ober der Stirne; Baginsky spricht nur von Kopf und Gesicht; Hutinel (1909) sagt: hinter den Ohren, Hals, Stirne, danach im übrigen Gesicht. Feer (1911): vor und hinter den Ohren, am Halse und dem behaarten Kopfe. Hecker-Trumpp: „Der Ausschlag beginnt hinter den Ohren, greift auf das Gesicht und unter Zunahme des Fiebers innerhalb $1^1/_2$—2 Tagen auf Hals, Rumpf und Extremitäten über. Moser spricht sich folgendermaßen aus (Handbuch v. Pfaundler-Schloßmann 1910): „Das Masernexanthem befällt zuerst die Kopf- und Gesichtsregionen, am frühesten die Bezirke der behaarten Kopfhaut und die Gegend hinter den Ohren ergreifend, um von da an rasch auf das Gesicht, besonders die Schläfen und Kinngegend, überzugehen".

In der folgenden Tabelle sind die Ansichten der Autoren eingezeichnet, wobei der Kopf in 5 Regionen eingeteilt ist:

behaarte **Kopfhaut**,

Stirne (oberhalb der Augenlinie, Schläfen),

Umgebung von Mund und Nase (mittlerer Teil des Gesichtes unterhalb der Augen bis zum Kinn),

Wangen (seitlicher Teil des Gesichtes bis zu den Ohren),

Raum hinter und zwischen den Ohren (Processus mastoideus, Nacken).

	Heim	Mayr	Bohn	Barthez-Rilliet	Thomas	Flindt	Heubner	Henoch	Holt	Hutinel	Feer	Hecker-Trumpp	Moser
Kopfhaut					+								+
Stirne und Schläfen		+			+	+	+	+	+	+	+		
Umgebung von Mund und Nase	+		+	+	+	+	+	+					
Wangen und vor den Ohren	+		+	+	+	+	+	+			+		
Hinter den Ohren, Nacken		+			+	+	+		+	+	+	+	+
Rücken						+	+						

Eigene Beobachtungen über den Beginn des Exanthems.

Von meinen Zeichnungen sind für diese Frage nur 10 Fälle zu verwerten, in denen schon der erste Moment des Exanthems abgefaßt wurde. Über die Lokalisation in diesen Fällen gibt die nachfolgende Tabelle Auskunft.

Verteilung des beginnenden Exanthems:	Nummer des Falles										Summen	
	12	13	21	27	28	29	34	38	39	51	Ausschlag vorhanden	davon stark
Stirne	+	+	+	+	+	Ekzem				⧺	6	1
Mund und Nase	+		⧺	+	⧺	+	+	+		+	8	2
Wangen und vor den Ohren	⧺	+	+		⧺	+		+	Ekzem		6	2
hinter den Ohren	⧺	⧺	⧺	Hals	+	+	⧺	⧺	+	⧺	9	6
Brust			+	+		+	+	+	+	+	7	—
Bauch		Ekzem	+	+			+	+	+		5	—
Rücken		+	+	⧺		+	⧺	+	⧺	⧺	8	4
Arme			+	+				+			3	—
Beine											—	—

+ spärlicher Ausschlag; ⧺ intensiver Ausschlag.

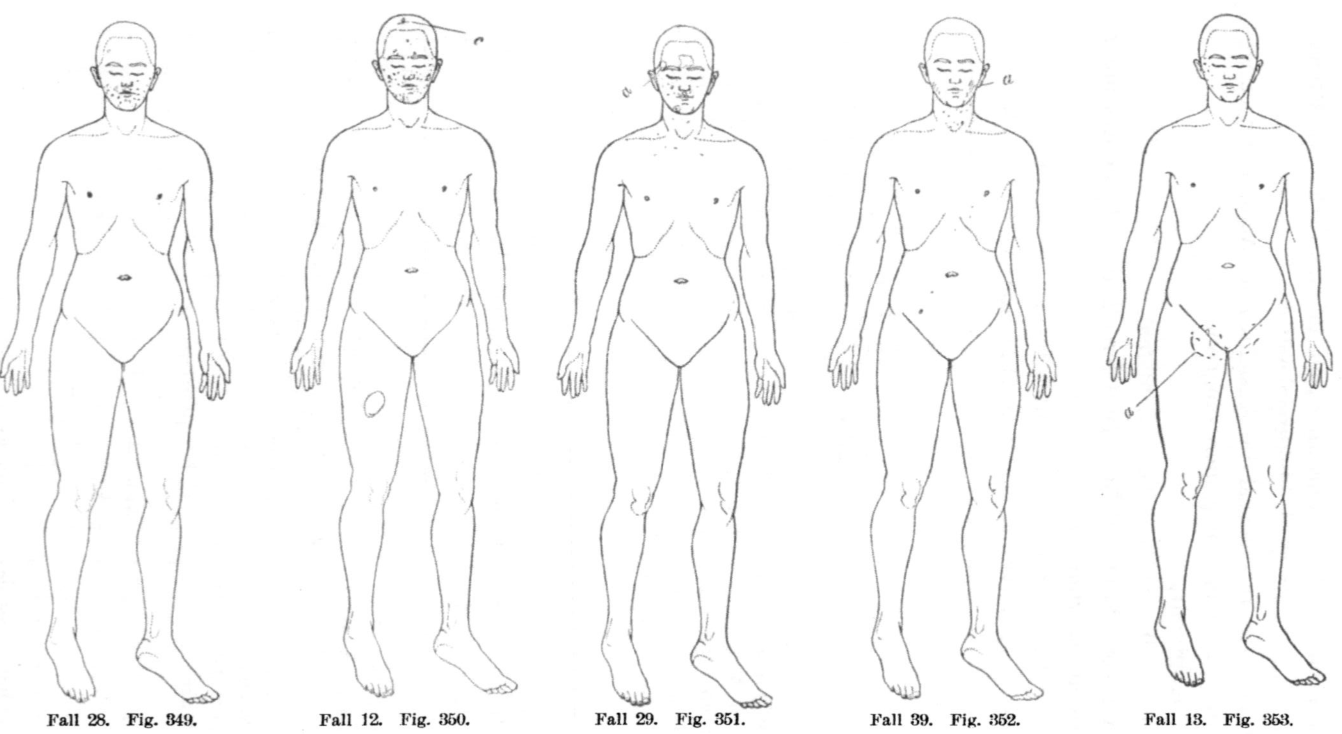

Fall 28. Fig. 349. Fall 12. Fig. 350. Fall 29. Fig. 351. Fall 39. Fig. 352. Fall 13. Fig. 353.

Beginnender Masernausschlag. Vorwiegende Beteiligung des Gesichtes.

Anm. Fall 12 Kopfhaut (*c*) ohne Exanthem. Am rechten Oberschenkel Kollodiumstelle. Fall 29 (*a*) auf der Stirn diffus gerötete, größere Stellen. Fall 39 (*a*) ekzematös gerötete Flecke. Fall 13 (*a*) undeutlich begrenzte Rötung in der Inguinalgegend.

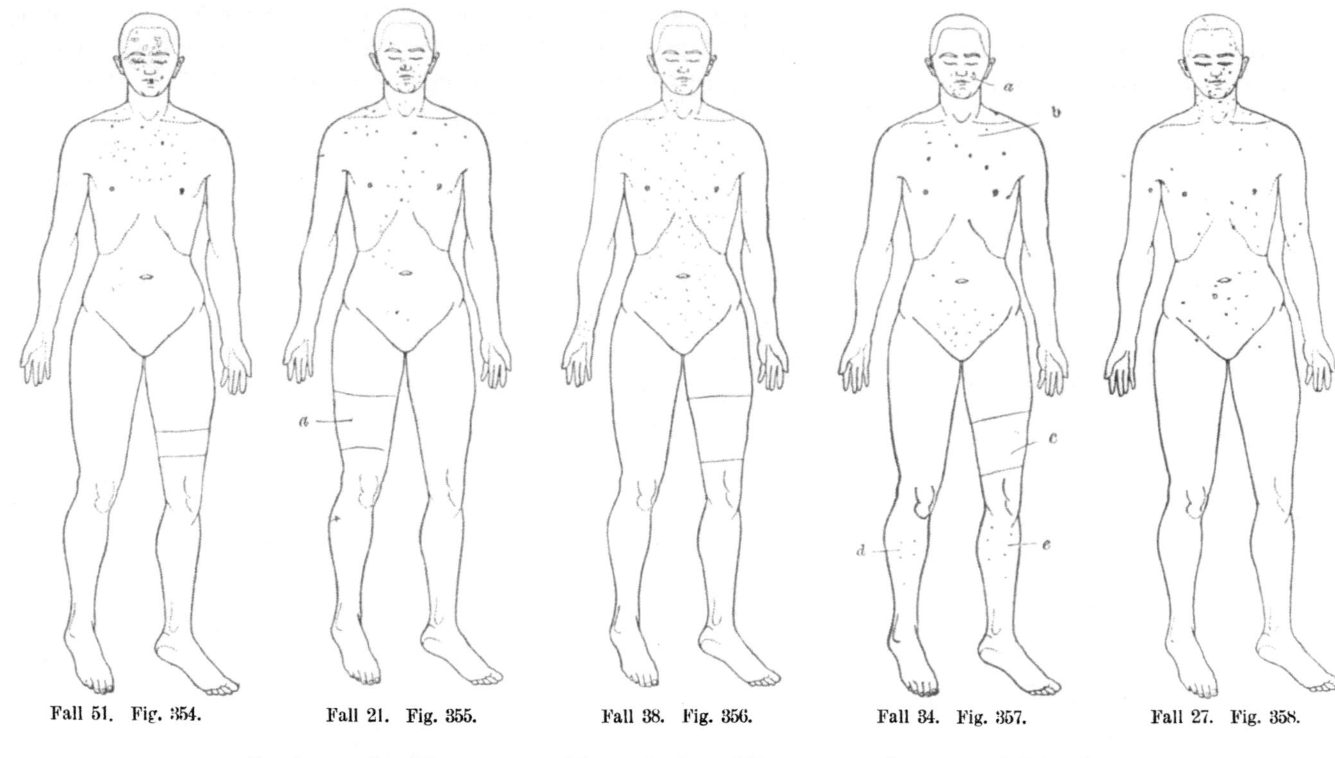

Fall 51. Fig. 354. Fall 21. Fig. 355. Fall 38. Fig. 356. Fall 34. Fig. 357. Fall 27. Fig. 358.

Beginnender Masernausschlag mit Beteiligung von Brust und Bauch.

Anm. Die Doppelstriche auf den Oberschenkeln bedeuten Umschnürungen zwecks Beeinflussung des Exanthems. Fall 34 (*a*) gerötete Narbe auf der Wange, *b* undeutliche Masernflecke, *c* Stauungsbinde, *d* follikuläre Rötungen, *e* follikuläre Blutaustritte.

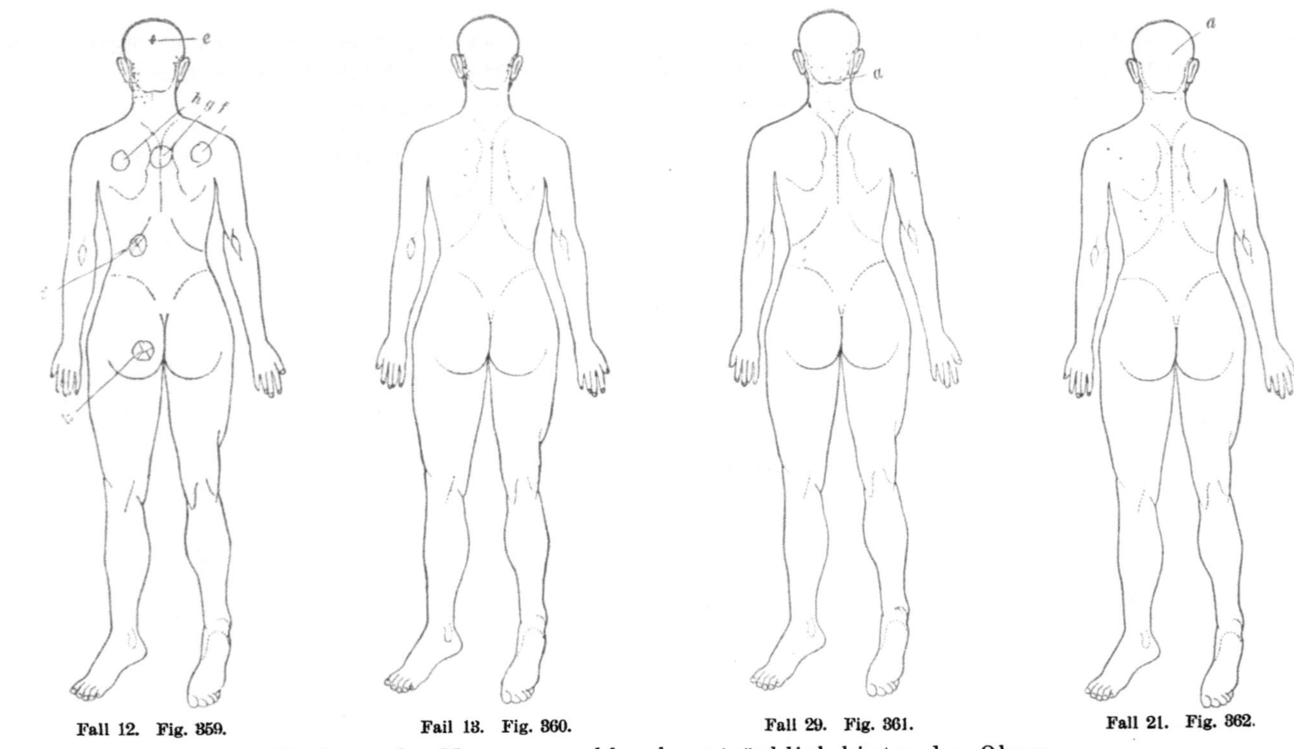

Fall 12. Fig. 359. Fall 13. Fig. 360. Fall 29. Fig. 361. Fall 21. Fig. 362.

Beginnender Masernausschlag hauptsächlich hinter den Ohren.

Anm. Fall 12 (*e*) Kopfhaut exanthemfrei, (*f*—*k*) Kollodiumstellen (siehe Fig. 23). Fall 13: Man beachte die Fleckchen in der Mitte des Rückens. Fall 29 (*a*) undeutliche Fleckchen. Fall 21 (*a*) exanthemfreie Kopfhaut. Fall 28 ist nicht hier aufgenommen, siehe Fig. 368 (einige Fleckchen hinter den Ohren, sonst nichts auf der Rückseite).

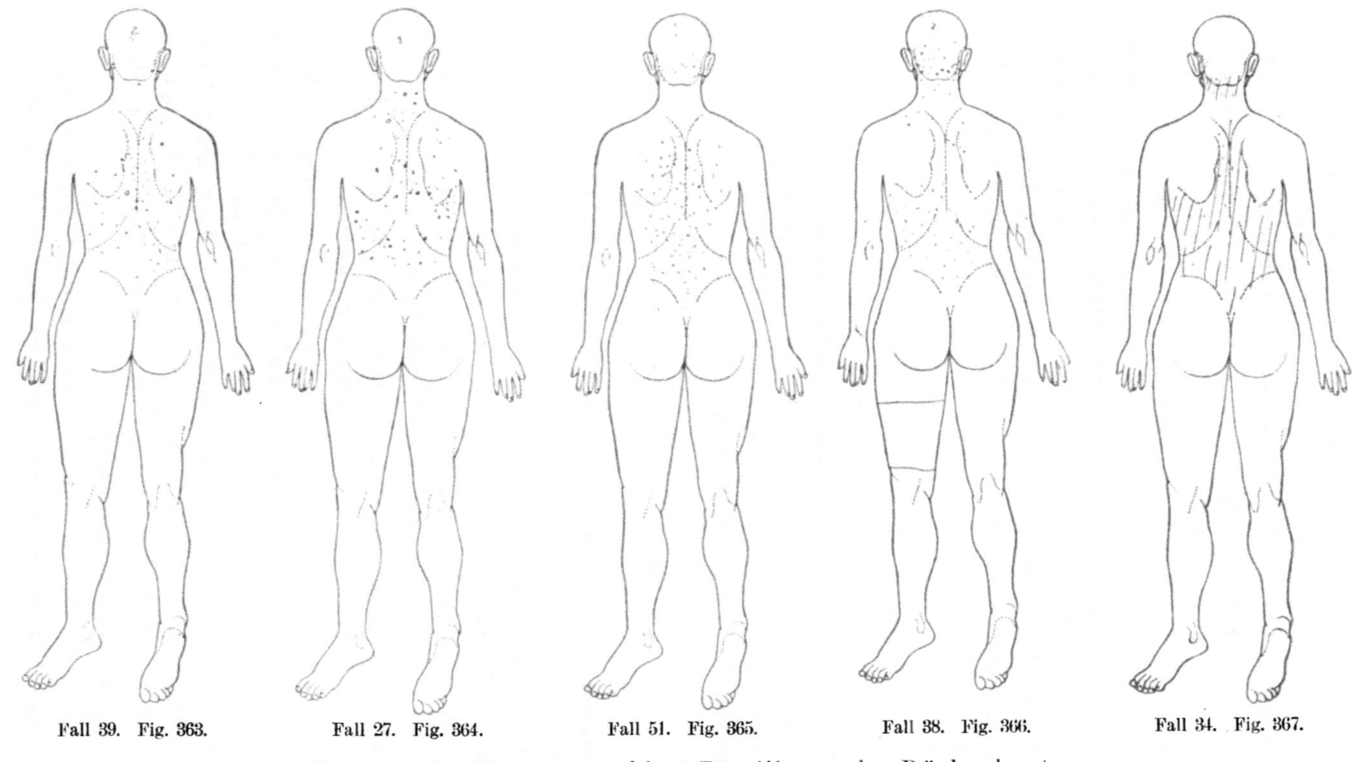

Fall 39. Fig. 363. Fall 27. Fig. 364. Fall 51. Fig. 365. Fall 38. Fig. 366. Fall 34. Fig. 367.

Beginnender Masernausschlag: Beteiligung der Rückenhaut.

Anm. Bei Fall 39, 27, 51 und 38 war ein Exanthem auf der Kopfhaut nicht sicher zu konstatieren. Fall 38: Umschnürung des linken Oberschenkels.

Zunächst ist in Übereinstimmung mit den Autoren hervorzuheben, daß in allen Fällen der Kopf an den ersten Zeichen beteiligt ist. Allerdings ist zur gleichen Zeit der Stamm fast immer mit ergriffen; nur zwei Fälle zeigen keine Spur von Exanthem an anderen Stellen als auf dem Kopfe. (Nr. 12 und 28).

Die Extremitäten treten um diese Zeit noch völlig zurück. In einem Falle (36) finden wir einige Papeln an der Innenseite eines Handgelenkes; zweimal spärliche Papeln an den Oberarmen innen (21, 27). Die Beine zeigten niemals Ausschlag. Was nun die einzelnen Regionen des Kopfes betrifft, so ist die Stirne keine konstante Lokalisation: hier fehlt der Ausschlag in 3 Fällen; nicht viel anders ist es mit den seitlichen Partien des Gesichtes: sie sind ebenfalls in 3 Fällen exanthemfrei. Die Umgebung von Mund und Nase ist nur zweimal ohne Ausschlag.

Nun kommen wir zu den Regionen hinter den Ohren. Hier ist das Exanthem in 9 unter 10 Fällen zu finden gewesen. Nur Fall 27 weist hinter dem Ohr nichts auf, jedoch am Halse hinten sind Papeln verzeichnet. Wir kommen also zu dem Schlusse, daß die Gegend hinter und zwischen den Ohren am besten für das beginnende Masernexanthem verwertbar ist.

Noch mehr werden wir dies inne, wenn wir auf die Intensität achten. Hinter den Ohren ist das Exanthem in 6 Fällen schon um diese Zeit dicht gewesen, während das der mittleren und seitlichen Gesichtsgegend nur je zweimal, das der Stirne nur einmal mit dieser Bezeichnung zu versehen war.

Die Haut des behaarten Kopfes ist leider in die Hälfte dieser Fälle durch den Haarwuchs nicht sicher zu inspizieren gewesen; bei Fall 12 und 21 war sie schon exanthemfrei. Bei Fall 51 und 38 zeigen die hinteren Partien Exanthem, die Scheitelhaut war nicht zu sehen. Wir können jedenfalls soviel sagen, daß man diagnostisch das Ergriffensein der Kopfhaut nicht gut heranziehen kann.

Im Gegensatz zu den Autoren finden wir nun weiterhin, daß der Rücken, und zwar die Mitte des Rückens zwischen den Schulterblättern, ebenso oft beteiligt ist, wie Mund und Nase, und daß er in der Intensität sogar vorangeht. (4 mal gegen 2 mal.) Auch auf der Brust finden sich recht oft verstreute Exanthempunkte (7 mal), seltener auf dem Bauche (5 mal). Niemals war hier ein dichtstehender Ausschlag zu verzeichnen.

Die Anfänge des Masernexanthems sind also auf Grund der eigenen Beobachtung am frühesten in den folgenden Regionen wahrzunehmen:

Am häufigsten und stärksten hinter den Ohren,
in der Mitte des Rückens,
in der Umgebung von Mund und Nase,
an den Wangen und vor den Ohren;
auf der Stirne,
seltener und spärlicher auf der Brust und am Bauche.

Wie kommt es nun, daß die Autoren nur in bezug auf das Befallensein des Kopfes einig sind, daß sie aber in bezug auf die einzelnen Stellen des Beginnes so verschiedene Angaben machen? Sollten die verschiedenen Masernepidemien eine verschiedene Lokalisation bedingen? Man könnte, wenn man die Ansicht der Autoren mit ihrer Zeit in Beziehung bringt, denken, daß in den Epidemien der älteren Zeit, bis zu den siebziger Jahren desvorigen Jahrhunderts, das Gesicht früher befallen war, in den letzten Jahrzehnten mehr der Nacken. Aber unter den Alten finden wir die sehr verläßlichen Beobachter Mayr, Thomas und Flindt, welche dem widersprechen würden. Ich glaube deshalb, daß die Erklärung im Mangel einer systematischen Beobachtung liegt. Alle Autoren, mit Ausnahme vielleicht von Flindt, scheinen ihre Angaben auf Grund von ungefähren Erinnerungsbildern gemacht zu haben, und in der Erinnerung spielten die Stellen, aus denen die erste Diagnose des Masernexanthems geschöpft wurde, die Hauptrolle. Die Diagnose war nun meistens schon aus dem Gesicht des ankommenden Kindes möglich, und es war nicht notwendig, auch die Rückseite des ausgezogenen Kindes eingehend zu betrachten. Ein zweites Moment zur Erklärung, daß der Ausschlag des Gesichtes besonders auffällig zu sein scheint, liegt darin, daß hier zuerst größere, charakteristische Masernflecke erscheinen.

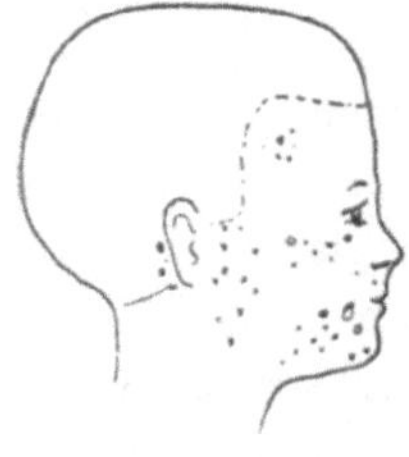

Fig. 368.

Typischer beginnender Masernausschlag. Seitenansicht von Fall 28: Man beachte das Exanthem hinter den Ohren.

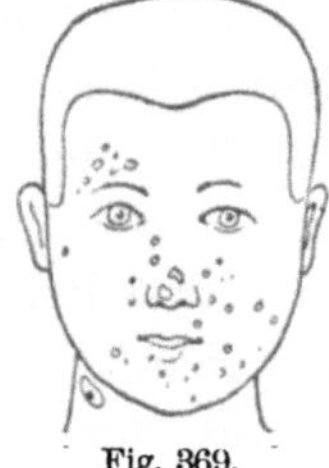

Fig. 369.

Gesicht von Fall 21. Ungleichmäßige Verteilung auf der Stirne und am Halse.

So finden sich bei Nr. 28 auf den Wangen, um den Mund, an der Stirne größere Flecke, hinter den Ohren nur kleine Stippchen (Fig. 368); besonders ausgeprägt ist dies Verhalten bei Nr. 51 (Fig. 364, 365): auf der Stirne ein halbes Dutzend großer Papeln, kleinere in der Augengegend, auf den Wangen, einige auch auf der Brust; der reichliche Ausschlag hinter den Ohren ist dabei ganz kleinfleckig.

Ein weiterer Grund der wechselnden Meinungen mag in den Vorexanthemen liegen, von denen Jürgensen sagt: „In früher Zeit, sogar schon vor dem Auftreten des Exanthems, erscheinen manchmal an diesem oder jenem Orte kleinste punktförmige Rötungen von kurzer Dauer.“ In der Anamnese mehrerer meiner Fälle wird über Erytheme berichtet, die in den letzten Tagen vor dem Exanthem aufgetreten sind: gemeinsam ist dieser Vorexanthemen nur der Mangel an Deutlichkeit und die Flüchtigkeit.

An exakten Beobachtungen darüber steht mir nur Fall 12 zur Verfügung. Am 16. I. sind auf den Wangen und um den Mund kleinere und größere Papeln verzeichnet, die ausdrücklich mit einem Fragezeichen und dem Vermerk „undeutlich“ versehen wurden. Erst einen ganzen Tag später findet sich der Anfang des wirklichen definitiven Exanthems. Daß das frühere Erythem nicht der Beginn des Masernexanthems war, drückte sich dadurch aus, daß dieses nicht an derselben Stelle stehen bleibt. Speziell eine größere Plaque in der Mitte der r. Wange wäre sicher aufgezeichnet worden, wenn sie am 17. I. noch vorhanden gewesen wäre (Fig. 51, 52 auf S. 24).

Ekzematöse Stellen können schon frühzeitig mehr oder minder deutliche Exanthemzeichnung aufweisen (Stirne bei Fall 29 [Fig. 361], Wange, später Stirne bei 39 [Fig. 352], Inguinalregion bei 13 [Fig. 353]). Wir werden darauf später bei der Beeinflussung des Exanthems durch Hautirritation zu sprechen kommen.

Angaben früherer Autoren über das weitere Fortschreiten des Ausschlages.

Über den weiteren Verlauf des normalen Exanthems äußert sich Jürgensen sehr knapp: „Dann folgen Nacken, Hals mit den oberen Teilen des Rückens und der Brust. Bald zeigen sich auch Flecke an den Handgelenken. Nun geht es weiter, indem im allgemeinen die Regel eingehalten wird, daß die unteren Teile des Körpers zuletzt befallen werden. Streck- und Beugeseiten werden so ziemlich gleichmäßig in Mitleidenschaft gezogen, Handteller und Fußsohlen bleiben nicht frei.“

Auch Moser sagt nicht viel: Der Ausschlag „wandert auf den Hals, die Oberarme und rumpfabwärts, ergreift in weiterem Verlaufe Vorderarme und Hände, sowie die Oberschenkel, um schließlich an den Unterschenkeln und Füßen zu endigen.“

Holt äußert sich etwas ausführlicher: „Am zweiten Tage des Ausschlages beginnt er am Halse unterm Kinne zu erscheinen, am oberen Teile der Brust und des Rückens; am dritten Tage ist der Stamm bedeckt, und vereinzelte Flecke sind an den Extremitäten sichtbar. Zuletzt erscheint der Ausschlag auf den unteren Extremitäten."

Henoch (1883): „Die Ausbreitung über das ganze Gesicht, den Hals, die Brust und weiter abwärts geschieht sehr rasch, so daß meistens schon nach Ablauf von 24 Stunden der ganze Körper bis zu den Füßen herab vom Ausschlag bedeckt erscheint, wobei dann die oberen Körperteile weit dichter befallen erscheinen als die unteren Extremitäten, an welchen nur erst diskrete Stippchen bemerkbar sind."

Heubner: „Nach dem Kopfe und Hals folgen der obere Rumpf und die Oberarme, dann der untere Rumpf, Gesäß, Oberschenkel, zuletzt Vorderarme, Hände, Unterschenkel und Füße."

Bohn (Gerhardts Handbuch 1877): „Er zeigt sich zuerst im Gesichte ... um sich in den folgenden 2—3 Tagen rapide oder zögernd, gleichmäßig oder in Schüben, über die Brust, den Rücken, die Arme nach dem Abdomen und den unteren Extremitäten auszubreiten".

Hutinel (1909): „Die Eruption erreicht nach und nach die Brust, den Rücken, den Bauch, die Arme, die Beine ..., sie ist in 4 bis 5 Tagen beendet."

Hecker-Trumpp: „Der Ausschlag beginnt hinter den Ohren, greift auf das Gesicht und unter Zunahme des Fiebers innerhalb $1^1/_2$—2 Tagen auf Hals, Rumpf und Extremitäten über."

Feer (1911): „Von hier aus (dem Kopfe) breitet sich der Ausschlag dann rasch auf den Rumpf aus, hernach auf die Oberarme, dann auf die Oberschenkel und Vorderarme und hat etwa zwei Tage nach Beginn den ganzen Körper ergriffen und ist nach einem weiteren Tage überall zur höchsten Blüte entwickelt."

Mein eigenes Material will ich nun in dieser Weise zur Darstellung bringen, daß wir die 10 Fälle, deren erster Beginn beobachtet und oben besprochen wurde, von Tag zu Tag verfolgen.

Wir besprechen nun zunächst die Veränderungen, die sich an den zweiten Zeichnungen erkennen lassen, welche 24 Stunden nach den ersten Zeichnungen angefertigt wurden.

Eigene Beobachtungen über das Exanthem am Beginne des 2. Tages.

Neun von Anfang an beobachtete Fälle (Fall 28 wurde wegen der unvollständigen Zeichnung nicht weiter verwertet) sind nach der Ausdehnung geordnet, die das Exanthem nach 24 Stunden erreichte.

1. Spärliche Ausbreitung.

Fall 39 (Fig. 370, 375). P., Mitzi, 2 Jahre alt. Kopf und Hals intensiv betroffen, ebenso die mittlere Partie des Rückens; Brust, Bauch, Schultern spär-

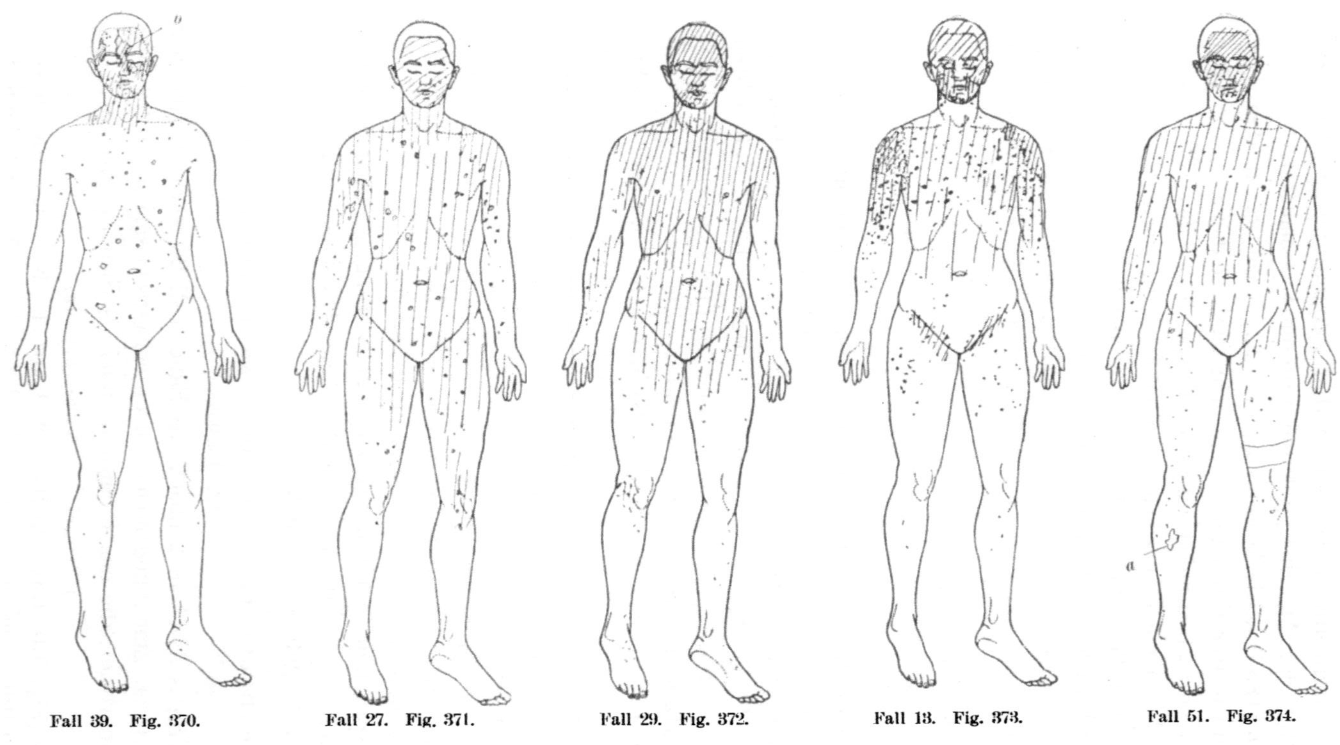

Fall 39. Fig. 370. Fall 27. Fig. 371. Fall 29. Fig. 372. Fall 13. Fig. 373. Fall 51. Fig. 374.

Ausbreitung am Beginne des 2. Tages: Vorderseite.

Anm. Fall 39 (*b*) ekzematöse, schuppende Flächen. Fall 51 (*a*) braune Hautnarbe.

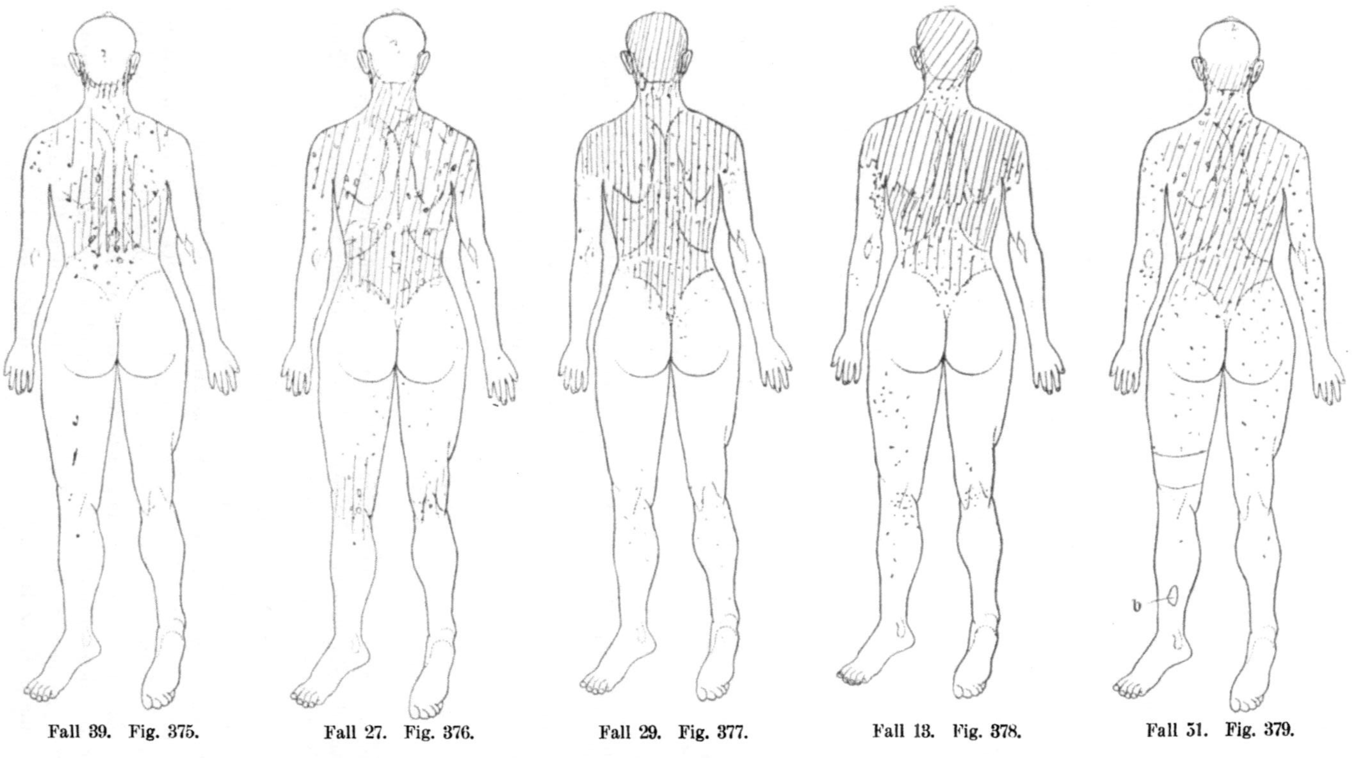

Fall 39. Fig. 375. Fall 27. Fig. 376. Fall 29. Fig. 377. Fall 13. Fig. 378. Fall 51. Fig. 379.

Ausbreitung am Beginne des 2. Tages: Rückseite der obigen Fälle.

Anm. Das Exanthem der behaarten Kopfhaut ist bei Fall 39, 27 und 51 nicht sicher nachzuweisen. Fall 51 (*b*) braune Hautnarbe.

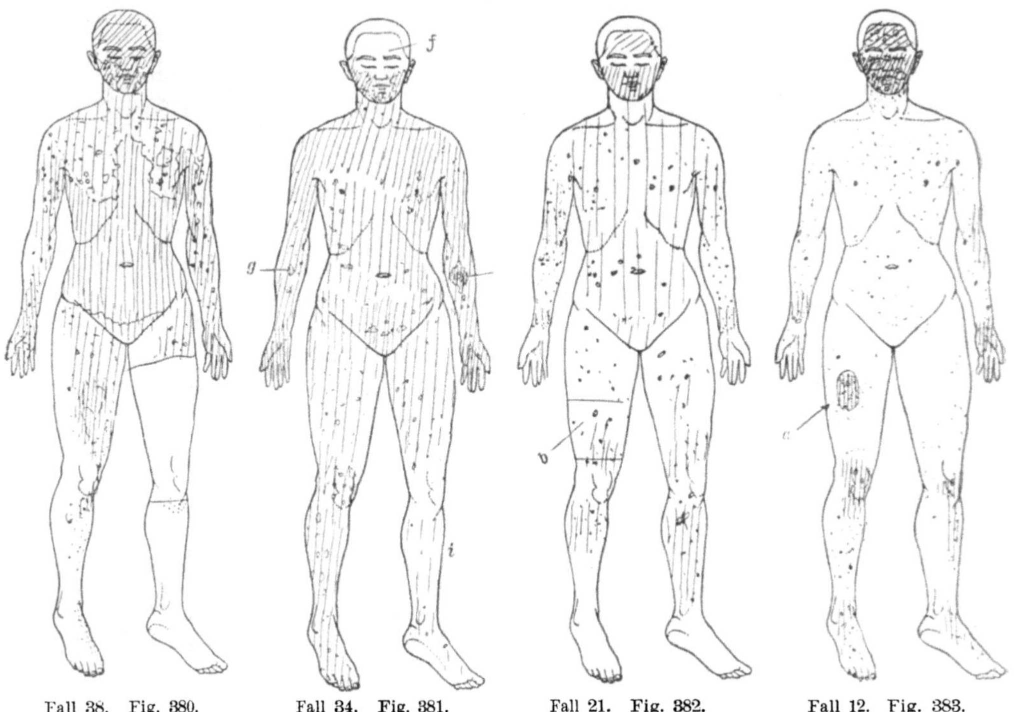

Fall 38. Fig. 380. Fall 34. Fig. 381. Fall 21. Fig. 382. Fall 12. Fig. 383.

Reichliche oder unregelmäßige Ausbreitung am Beginne des 2. Tages: Vorderseite.

Anm. Fall 38: Stauungsbinde am linken Oberschenkel. Fall 34 (*f*) Mitte des Gesichtes frei von Exanthem. Fall 12 (*e*) Exanthem an einer Kollodiumstelle.

lich; einige Efflorescenzen am rechten Oberarm, an der Vorderseite der Oberschenkel, an der Hinterseite des linken Ober- und Unterschenkels. Im übrigen sind die Extremitäten und die Nates noch ganz frei.

2. Mittelstarke Ausbreitung.

Fall 27 (Fig. 371, 376). Z., Marie, $3^1/_2$ Jahre alt.

Großfleckiger Ausschlag auf Kopf und Stamm. Die Ausbreitung hat ihre Grenzen vorne in der Mitte der Oberarme und der Mitte der Oberschenkel, hinten begreift sie die Schultern ein und setzt an den Oberarmen in der Höhe der Axillarlinie ab; typisch ist die Begrenzung entsprechend den Cristae ilei.

Außerhalb dieser Linien findet sich eine spärliche Aussaat an den Unterarmen innen, an der Hinterseite der Oberschenkel, einige Papeln am rechten Unterarme innen. Ganz frei sind Nates, Unterschenkel und Füße.

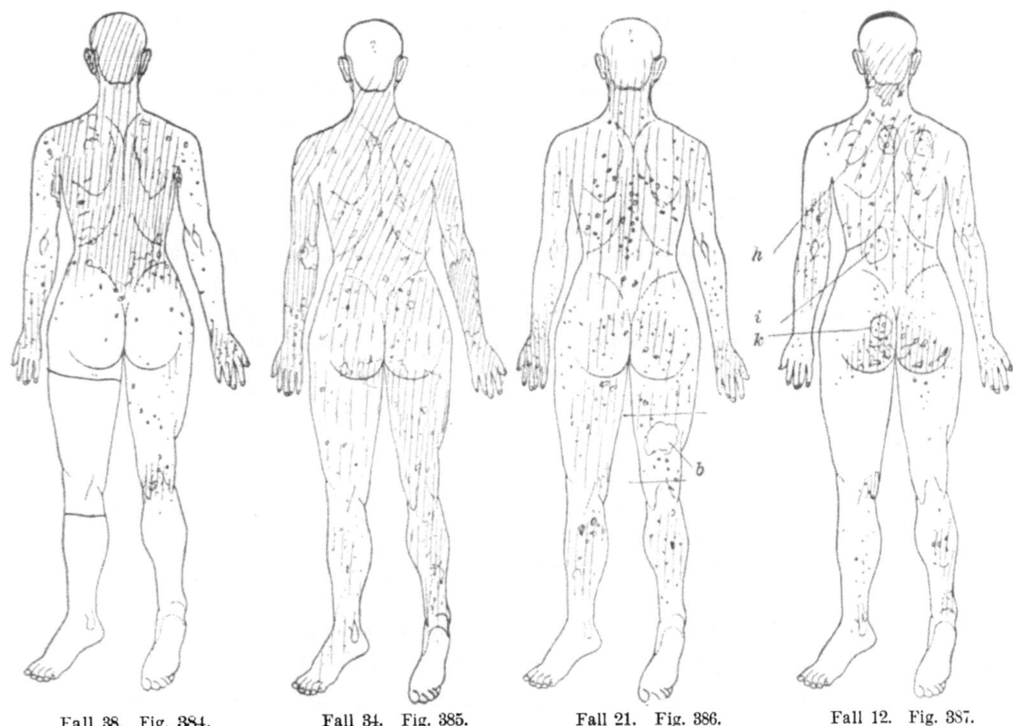

Fall 38. Fig. 384. Fall 34. Fig. 385. Fall 21. Fig. 386. Fall 12. Fig. 387.

Reichliche oder unregelmäßige Ausbreitung am Beginne des 2. Tages: Rückseite.

Anm. Fall 12 (*h i k*) Kollodiumstellen.

Fall 29 (Fig. 372, 377). H., Josefine, 17 Monate alt.

Die Grenzen sind hier noch schärfer markiert: Schultern, Rücken bis zur Ileallinie, geringes Übergreifen auf die Vorderseite der Oberarme und Oberschenkel. Daneben spärliche Aussaat auf der Innenseite der Unterarme, auf die Knie und Kniebeugen; einige Papeln an der Außenseite der Arme und Vorderseite der Beine.

Fall 13 (Fig. 373 378). M., Anton, 13 Monate alt.

Kopf, Rücken und Schultern sind sehr intensiv betroffen, der Ausschlag ist auf der ganzen Innenseite der Unterarme dicht; dafür ist der Bauch noch fast frei. Nur ein Ekzem der Inguinalgegend hat dort eine dichte Aussaat bewirkt. Hinten ist der Abschluß typisch. Daneben findet sich spärliche Aussaat auf Oberschenkeln und Kniekehlen, einige Papeln auf den Unterarmen und den Unterschenkeln.

Fall 51 (Fig. 374, 379). G., Simon, 12 Jahre alt.

Der Kopf ist sehr intensiv befallen, der Stamm weniger dicht. Das dichtstehende Exanthem betrifft Stamm, Schultern und die ganze Innenfläche der Arme. Die Hinterseite der Arme, die Oberschenkel und die Nates zeigen vereinzelte Efflorescenzen. Völlig frei sind nur Hände und Füße.

Fall 38 (Fig. 380, 384). D., Marie, 2 Jahre alt.

Ein sehr intensives, größtenteils konfluierendes Exanthem findet sich auf Kopf, Rücken und Bauch; die Schultern und die Innenfläche der Arme, wie auch Handflächen und Rücken, sowie die Vorderseite der Oberschenkel, die Kniekehlen sind reichlich ergriffen; sehr spärlich betroffen ist die Rückseite der Ober- und Unterarme, die Nates, die Rückseite der Oberschenkel. Völlig frei nur mehr die Hinterseite der Unterschenkel und der Füße.

3. Regelmäßige reichliche Ausbreitung.

Fall 34 (Fig. 381, 385). P., Roman, 5 Jahre alt.

Der ganze Körper zeigt ein großfleckiges, vielfach konfluierendes Exanthem, das nur noch die Ellenbogen frei läßt. Merkwürdigerweise ist auch der obere und mittlere Anteil des Gesichts exanthemfrei geblieben.

4. Regellose reichliche Ausbreitung.

Fall 21 (Fig. 382, 386). W., Adolf, $6^1/_2$ Jahre alt.

Neben dem konfluierenden Exanthem des Gesichtes findet sich eine großfleckige, aber ziemlich spärliche Ausbreitung auf Stamm, Nates und Beinen; die Rückseite der Hände ist dicht, kleinfleckig besät; frei sind noch die Füße, Knie und Ellenbogen.

Fall 12 (Fig. 383, 387). B., Johann.

Das Exanthem ist nicht nur im Gesichte konfluierend, sondern gleichzeitig auch sehr intensiv an den Nates, den Knien; kleine Scheiben finden sich an vielen anderen isolierten Körperstellen, doch ziemlich symmetrisch. Dabei sind Brust, Bauch, Schultern, Oberschenkel noch fast frei.

Um alle Hauterscheinungen des 2. Exanthemtages zusammenzufassen, beschränken wir uns nicht auf die bildliche Darstellung, sondern vergleichen das Exanthem der wichtigsten Körperflächen in Form einer Tabelle (S. 127). Die Intensität des Ausschlags ist in 4 Abstufungen verzeichnet. Wir analysieren zuerst die 9 Einzelfälle und ziehen dann die Summe: wieviele Fälle an jeder einzelnen Körperregion starkes, mittelstarkes, geringes oder fehlendes Exanthem aufwiesen.

Um zu Durchschnittszahlen zu gelangen, ist in der letzten Rubrik „Totale Wertung“ die Summe aus den einzelnen Intensitätsbezeichnungen berechnet.

Ausbreitung des Exanthems am Beginn des zweiten Tages, bei neun von Anfang an beobachteten Fällen:

Nummer	39	27	29	13	51	38	34	21	12	Summe der Exanthemstufen					Totale Wertung
Alter in Jahren	2	$3^1/_2$	$1^1/_2$	1	12	2	5	$6^1/_2$	4						
Jahresmonat	IV.	III.	III.	I.	XII.	IV.	IV.	II.	I.	4	3	2	1	0	
Kopf	4	3	3	4	4	4	3	4	4	6	3	—	—	—	33
Brust	2	3	3	3	3	3	3	2	2	—	6	3	—	—	24
Bauch	2	3	3	1	3	4	3	2	2	1	4	3	1	—	23
Schultern, vorne (volar)	1	3	3	4	3	3	3	2	1	1	5	1	2	—	23
Oberarm, vorne (volar)	1	3	2	3	3	3	3	2	1	—	4	3	2	—	20
Unterarm, vorne (volar)	0	1	1	1	2	3	3	2	2	—	2	3	3	1	15
Hände, vorne (volar)	0	0	0	0	0	3	3	1	2	—	2	1	1	5	9
Oberschenkel, vorne	1	2	2	2	2	3	3	2	1	—	2	5	2	—	18
Knie, vorne	0	1	1	0	1	0	3	0	3	—	2	—	3	4	9
Unterschenkel, vorne	1	0	1	1	1	2	4	2	2	—	1	3	4	1	13
Füße, vorne	0	0	1	0	0	1	2	0	2	—	—	2	2	5	6
Rücken (bis zur Crista ilei)	3	3	3	4	3	4	3	3	2	2	6	1	—	—	28
Schultern, hinten (dorsal)	2	3	3	4	2	2	4	2	1	1	3	4	1	—	22
Oberarme, hinten (dorsal)	0	1	1	1	2	1	3	2	2	—	1	3	4	1	13
Ellenbogen, hinten (dorsal)	0	0	1	0	0	0	0	0	1	—	—	—	2	7	2
Unterarme, hinten (dorsal)	0	1	1	1	1	2	4	2	2	1	—	3	4	1	14
Hände, hinten (dorsal)	0	0	0	0	0	2	3	3	2	—	2	2	—	5	10
Nates, hinten (plantar)	0	0	0	0	1	1	2	3	4	1	1	1	2	4	11
Oberschenkel, hinten (plantar)	1	1	0	1	1	1	3	3	1	—	2	—	6	1	12
Kniekehlen, hinten (plantar)	1	2	1	2	0	2	2	1	1	—	—	4	4	1	12
Unterschenkel, hinten (plantar)	0	0	1	1	1	0	2	2	2	—	—	3	3	3	9
Füße, hinten (plantar)	0	0	0	0	0	0	2	0	1	—	—	1	1	7	3

1. wenige Papeln, 2. spärliches Exanthem, 3. dichtes Exanthem, 4. sehr dichtes Exanthem.

Nach den Wertungszahlen stellen wir summarisch fest, in welcher Reihenfolge die Intensität des Exanthems eingetreten ist.

Reihenfolge der befallenen Körperflächen.

Nach dem Vorkommen von Exanthem überhaupt gewertet.

1. Kopf 33.
2. Rücken 28.
3. Brust 24.
4. Bauch 23.
5. Schultern v. 23.
6. Schultern h. 22.
7. Oberarme v. 20.
8. Oberschenkel v. 18.
9. Unterarme v. 15.
10. Unterarme h. 14.
11. Unterschenkel v. 13.
12. Oberarme h. 13.
13. Oberschenkel h. 12.
14. Kniekehlen 12.
15. Nates 11.
16. Hände h. 10.

17. Hände v. 9.
18. Knie v. 9.
19. Unterschenkel h. 9.
20. Füße v. 6.
21. Füße h. 3.
22. Ellenbogen 2.

Man kann aber auch in anderer Weise eine Reihenfolge aufstellen: nach der Häufigkeit des intensiven Exanthems, ohne auf die Wertung Rücksicht zu nehmen.

Ferner bestimmen wir, welche Körperteile spärliches oder gar kein Exanthem hatten.

Reihenfolge der befallenen Körperteile.

Nach der Häufigkeit der intensiven Exantheme (4 und 3).

Kopf (9 mal).
Rücken (8 mal).
Schultern v., Brust (6 mal).
Bauch (5 mal).
Schultern h., Oberarme v. (4 mal).
Nates, Unterarme v., Handflächen, Oberschenkel v. und h., Knie, Handrücken (2 mal).
Oberarme h., Unterarme h., Unterschenkel v. (1 mal).

Niemals zeigten intensives Exanthem:
Ellenbogen, Kniekehlen, Unterschenkel h., Füße v. und h.

Wenige Papeln oder gar kein Exanthem zeigten (0 oder 1):
Ellenbogen 9 mal.
Füße h. 8 mal.
Füße v. Knie v. Oberschenkel h. 7 mal.
Hände v., Nates, Unterschenkel h. 6 mal.
Unterschenkel v., Oberarme h., Unterarme h., Hände h. und Kniekehlen 5 mal.
Unterarme v. 4 mal.
Schultern v., Oberarme v., Oberschenkel v. 2 mal.
Bauch, Schultern h. 1 mal.

Vollkommen frei von Exanthem waren:
Ellenbogen, Füße h. 7 mal.
Füße v., Hände v., Hände h. 5 mal.
Knie v., Nates 4 mal.
Unterschenkel 3 mal.
Unterschenkel v., Unterarme v., Oberarme h., Unterarme h., Oberschenkel h., und Kniekehlen h. 1 mal.

Um das Fortschreiten des Exanthems richtig aufzufassen, müssen wir noch einmal auf die Initialerscheinungen zurückgehen und sie in derselben Weise registrieren, wie wir dies jetzt mit den Erscheinungen des zweiten Tages getan haben.

Initialerscheinungen des Exanthems.

		39	27	29	13	51	38	34	21	12	4	3	2	1	0	Wertung
Kopf		2	2	2	2	2	2	2	2	2	—	1	8	—	—	19
Brust		1	1	1	0	2	2	1	2	0	—	—	3	4	2	10
Bauch		1	2	0	0	0	2	1	1	0	—	—	2	3	4	7
Schultern	vorne (volar)	0	0	0	0	0	0	0	1	0	—	—	—	1	8	1
Oberarme		0	1	0	0	0	0	0	0	0	—	—	—	1	8	1
Unterarme		0	0	0	0	0	0	0	0	0	—	—	—	—	9	—
Hände		0	0	0	0	0	1	0	0	0	—	—	—	1	8	1
Oberschenkel	vorne	0	0	0	0	0	0	0	0	0	—	—	—	—	9	—
Knie		0	0	0	0	0	0	0	0	0	—	—	—	—	9	—
Unterschenkel		0	0	0	0	0	0	0	0	0	—	—	—	—	9	—
Füße		0	0	0	0	0	0	0	0	0	—	—	—	—	9	—
Rücken		2	2	1	1	2	2	2	2	0	—	—	6	2	1	14
Schultern	hinten (dorsal)	0	0	0	0	0	0	0	1	0	—	—	—	1	8	1
Oberarme		0	0	0	0	0	0	0	1	0	—	—	—	1	8	1
Ellenbogen		0	0	0	0	0	0	0	0	0	—	—	—	—	9	—
Unterarme		0	0	0	0	0	0	0	0	0	—	—	—	—	9	—
Hände		0	0	0	0	0	0	0	0	0	—	—	—	—	9	—
Nates		0	0	0	0	0	0	0	0	0	—	—	—	—	9	—
Oberschenkel	hinten (plantar)	0	0	0	0	0	0	0	0	0	—	—	—	—	9	—
Kniekehlen		0	0	0	0	0	0	0	0	0	—	—	—	—	9	—
Unterschenkel		0	0	0	0	0	0	0	0	0	—	—	—	—	9	—
Füße		0	0	0	0	0	0	0	0	0	—	—	—	—	9	—

In derselben Weise gewertet, geben die Initialerscheinungen diese Reihenfolge ab:

Kopf 19, Rücken 14, Brust 10, Bauch 7,

Schultern vorne, hinten, Oberarme vorne und hinten, Hände vorne je 1.

In Fig. 388 (S. 130) ist die Wertung des initialen und des 24stündigen Exanthems graphisch dargestellt.

Wir ersehen daraus, daß tatsächlich das Exanthem vom Kopf auf den Stamm und dann auf die Extremitäten absteigt.

Der Kopf erscheint sowohl beim initialen als beim 24stündigen Exanthem bei weitem am intensivsten ergriffen, wenn wir beim Initialexanthem die einzelnen Teile des Gesichtes und die Gegend hinter den Ohren zusammen in Rechnung bringen. Beim 24stündigen Exanthem ist fast durchweg der ganze Kopf in allen sichtbaren Teilen von Ausschlag bedeckt.

Die behaarte Kopfhaut ist, wo sie sichtbar war, als mitergriffen bezeichnet (29, 13, 38, auch 28; dieser letztere Fall wurde sonst hier nicht erwähnt, weil die Zeichnung des zweiten Tages unvollständig ausgeführt war). Ausnahmen bezüglich des Ergriffenseins des ganzen Kopfes bilden nur Fall 34 (wo der obere und mittlere Anteil des Gesichts frei blieb) und Fall 39 (wo die Wangen ausgespart erschienen).

Wertung des Exanthems
am ersten Tage (dichte Schraffierung) und
am zweiten Tage (helle Schraffierung).

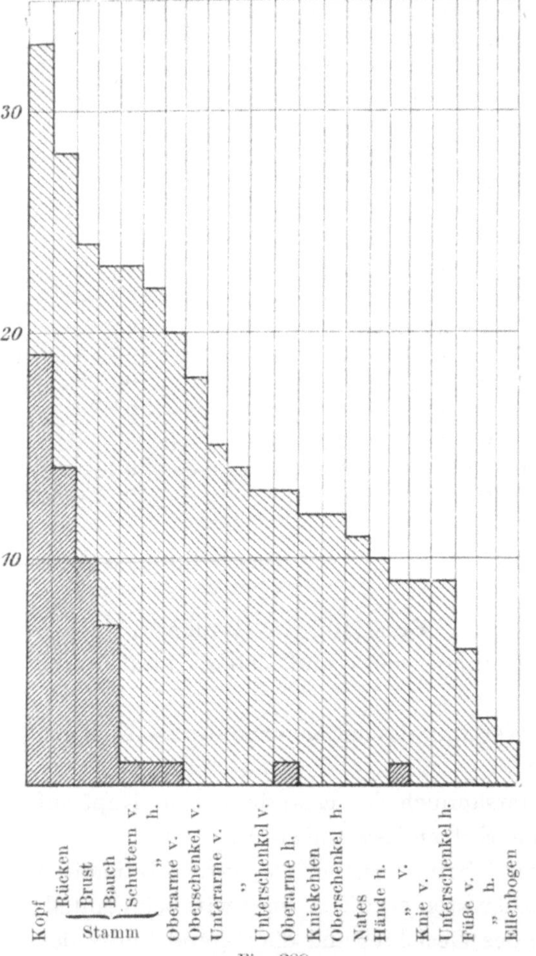

Fig. 388.

In Häufigkeit sowohl als Intensität folgt dem Kopfe der Stamm: der mittlere Teil des Rückens, der mittlere Teil der Brust und der Bauch.

Mit diesen Gegenden schließt das initiale Exanthem fast vollkommen ab: nur je ein Fall unter neun betrifft noch zwei andere Regionen.

Am zweiten Tage sehen wir noch regelmäßig und zwar in derselben Häufigkeit und Intensität wie Brust und Bauch den Schultergürtel zugezogen.

Nun sollte man als nächstes Glied der Kette — entsprechend dem äußeren Teile der Schultern — erwarten, daß die Nates betroffen werden: dies ist aber nicht der Fall, sondern wir finden nun in nächster Linie die Vorderseiten der Oberarme und Oberschenkel. Auch nun folgt wieder eine Überraschung: das Exanthem holt jetzt nicht die Hinterseite der oberen Anteile der Extremitäten nach, sondern läuft zunächst auf die Vorderseite der Unterarme herab.

Damit ist die durchschnittliche Entwicklung des zweiten Tages gegeben. Wenn wir auf Fig. 389 bei 4,5 den Durchschnitt ziehen, so sehen wir, daß folgende Exanthemstufen erreicht sind:

Kopf: Exanthemstufe 4 (doppelte Schraffierung),

Rücken, Brust, Bauch, Schultern vorne: Stufe 3 (dichte Schraffierung),

Schultern hinten, Oberarme und Oberschenkel vorne, Unterarme vorne: Stufe 2 (hellere Schraffierung).

Außerhalb dieser Grenzen finden sich nur spärliche Papeln; die Hände, die Füße und die Ellenbogen sind noch vollkommen frei.

Intensität des Exanthems am Beginn des 2. Tages an den verschiedenen Körperstellen.

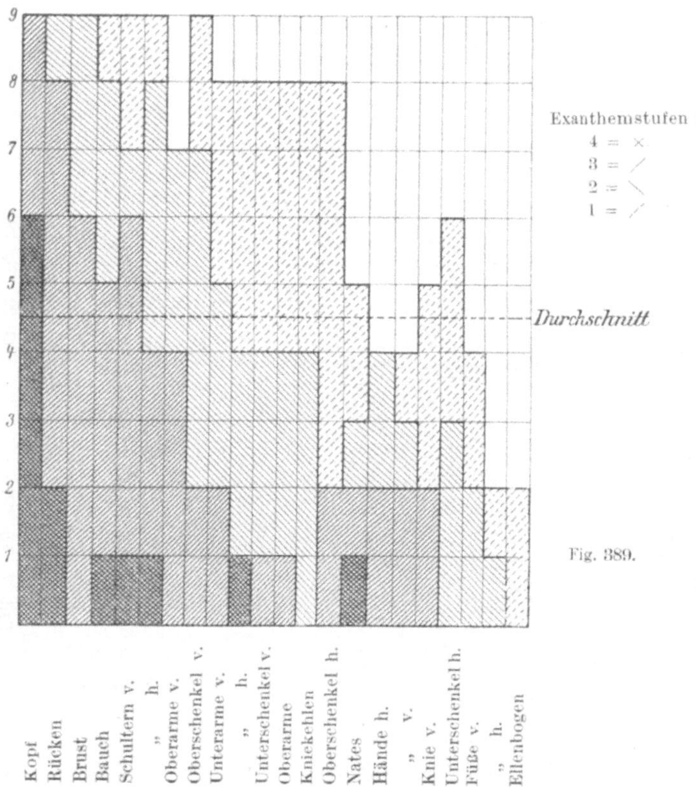

Fig. 389.

Das Exanthem am Beginne des 3. Tages.

Wir bleiben wieder bei der Betrachtung der von Anfang an beobachteten Fälle und nehmen sie in der Reihenfolge durch, die sich am 2. Tage nach der Entwicklung des Exanthems ergeben hat:

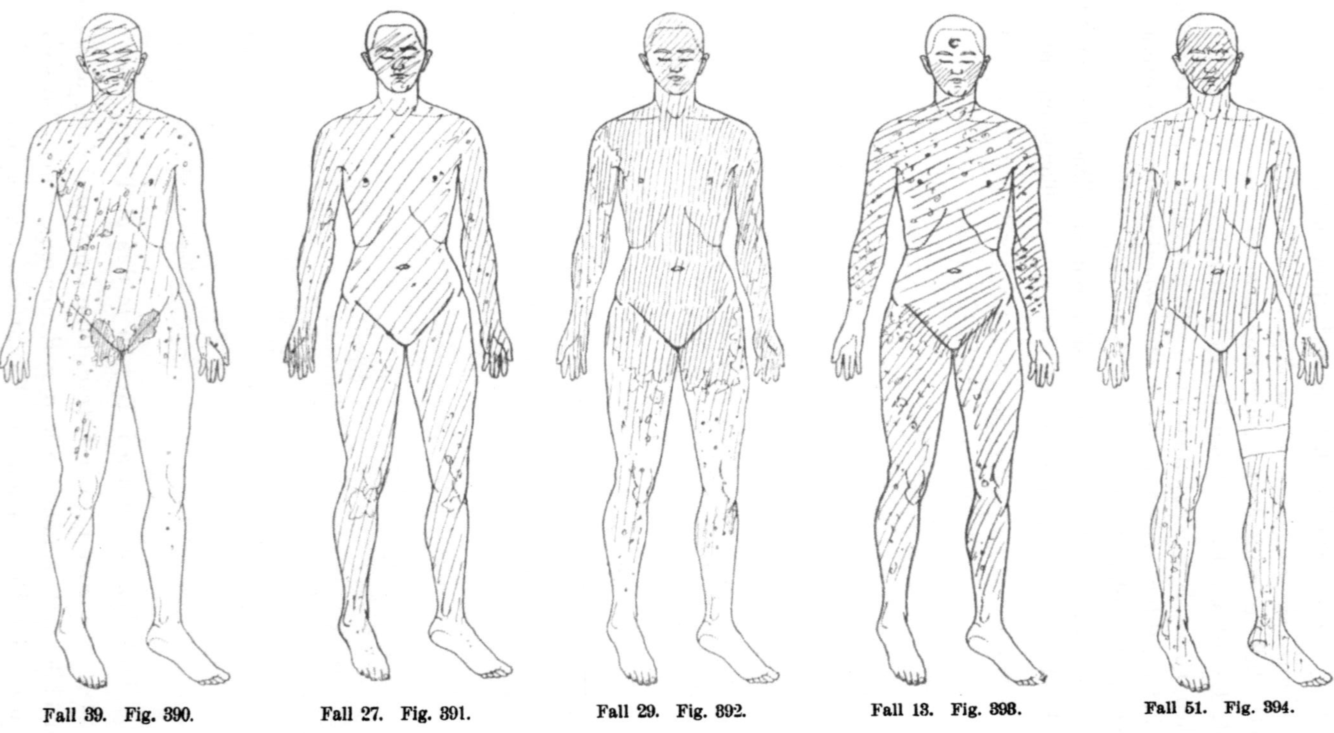

Fall 39. Fig. 390. **Fall 27. Fig. 391.** **Fall 29. Fig. 392.** **Fall 13. Fig. 393.** **Fall 51. Fig. 394.**

Beginn des 3. Tages: Vorderseite.

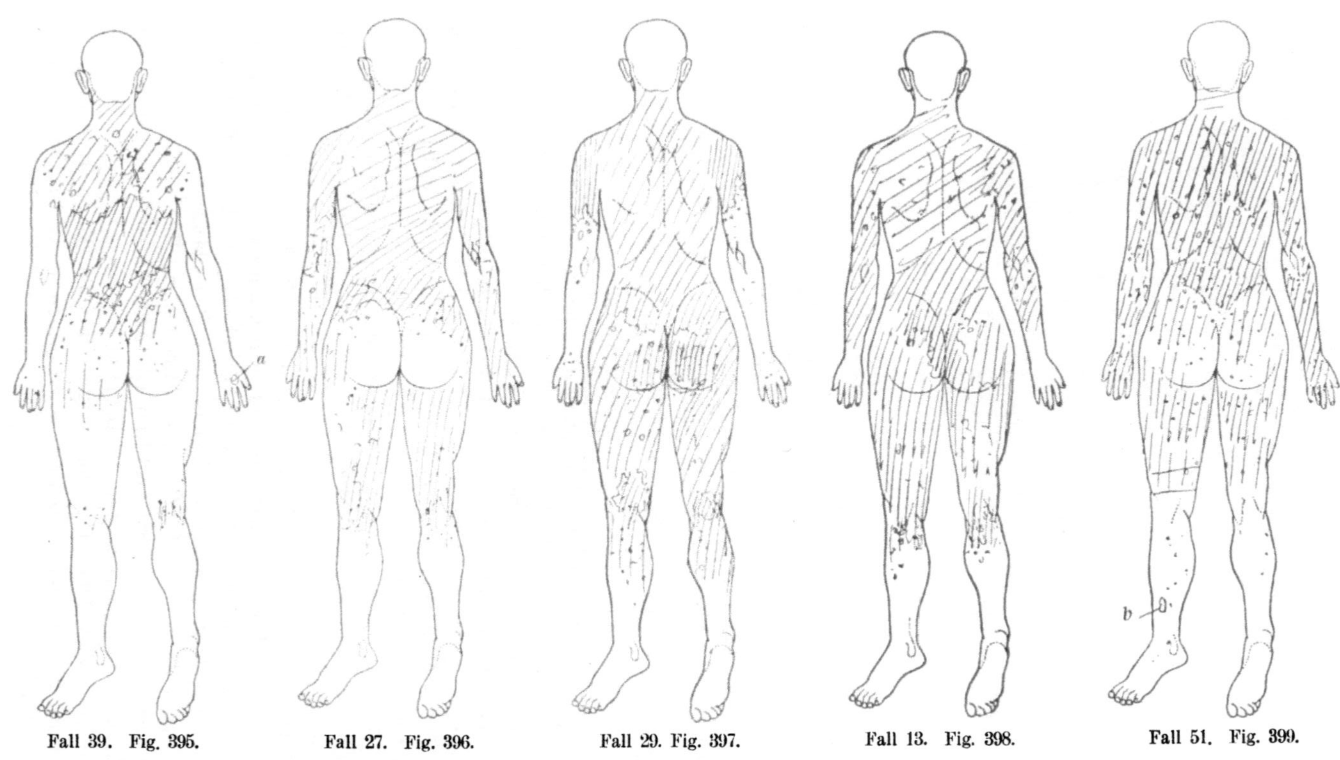

Fall 39. Fig. 395. Fall 27. Fig. 396. Fall 29. Fig. 397. Fall 13. Fig. 398. Fall 51. Fig. 399.

Beginn des 3. Tages: Rückseite.

Anm. Fall 39 (*a*) und Fall 51 (*b*) Narbe ohne Ausschlag.

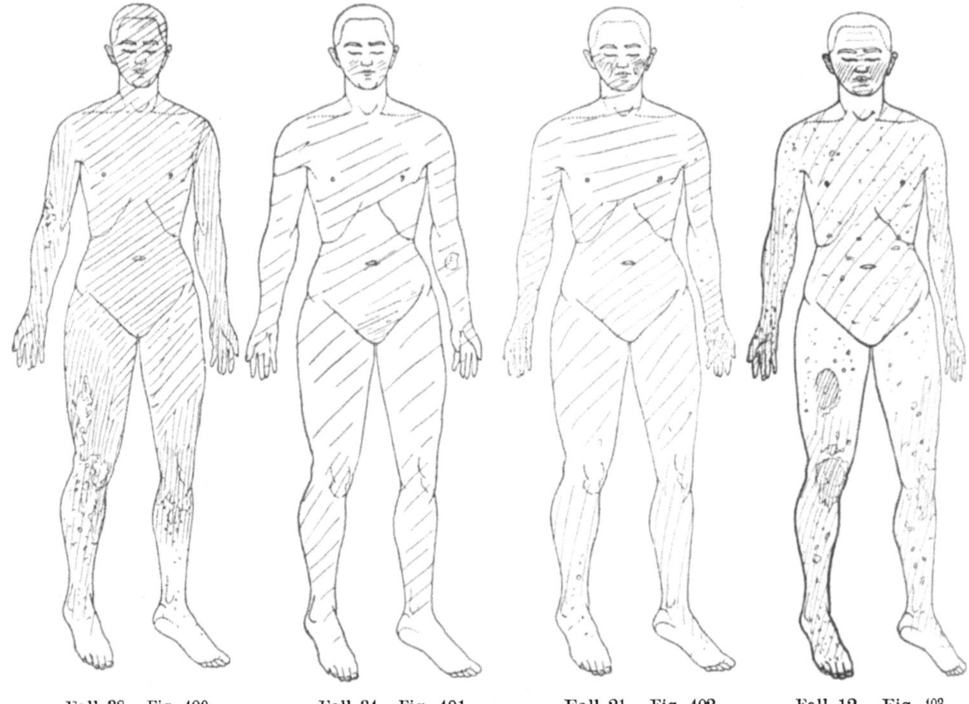

Fall 38. Fig. 400. Fall 34. Fig. 401. Fall 21. Fig. 402. Fall 12. Fig. 403.

Beginn des 3. Tages: Vorderseite.

Fall 39 (Fig. 390, 395). P., Mitzi, 2 Jahre alt. Der Kopf ist in toto ergriffen, der Ausschlag daselbst schon abgeblaßt. Am Stamme haben sich die spärlichen Papeln zu einer etwas dichteren Anordnung ergänzt, und der untere Teil des Rückens ist konfluierend überzogen, während die Extremitäten und die Nates jetzt an wenigen unregelmäßigen Stellen eine spärliche Aussaat aufweisen. Dazu tritt eine konfluierende Rötung der ekzematösen Stellen in der Inguinal- und in der Genito-Analfurche.

Fall 27 (Fig. 391, 396). Z., Marie, $3^1/_2$ Jahre alt. Kopf und Stamm sind abgeblaßt, Arme und Beine frisch ergriffen. Nates, Ellenbogen, Füße und der hintere Teil der Unterschenkel noch frei.

Fall 29 (Fig. 392, 397). H., Josefine, $1^1/_2$ Jahre alt. Hier zieht das Exanthem erysipelartig auf den vorderen Teil der Arme, auf die Schultern, auf den oberen Teil der Beine; auch die Nates werden gleichzeitig ergriffen. Die Hinterflächen der Arme und der unterste Abschnitt der Beine bleiben noch frei.

Fall 13 (Fig. 393, 398). M., Anton, 13 Monate alt. Hier steigt der Ausschlag gleichzeitig auf der Vorder- und Hinterseite der Extremitäten herab, läßt noch Hände und den untersten Teil der Beine frei.

Fall 51 (Fig. 394, 399). G., Simon, 12 Jahre alt. Vorne ist der ganze Körper gleichmäßig ergriffen, hinten ist das Exanthem unter den Knien und ad nates noch spärlich.

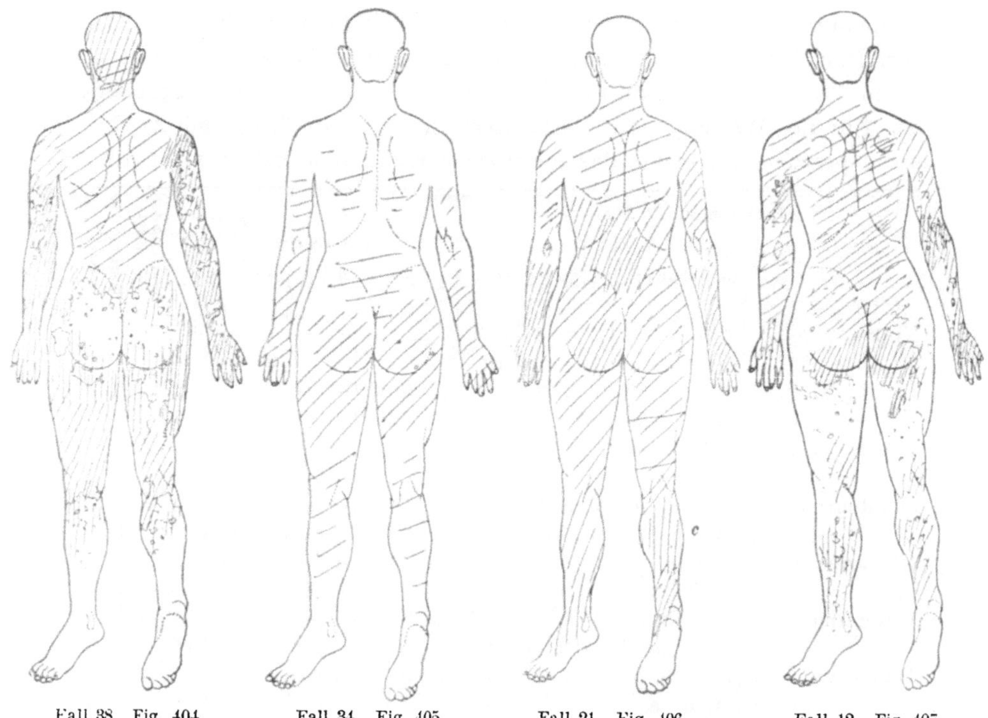

Fall 38. Fig. 404. Fall 34. Fig. 405. Fall 21. Fig. 406. Fall 12. Fig. 407.

Beginn des 3. Tages: Rückseite.

Anm. Fall 21 (c) Cyanose durch die Stauungsbinde.

Fall 38 (Fig. 400, 404). D., Marie, 2 Jahre alt. Wieder ein erysipelartiges Fortkriechen, das gestern um den Thorax begonnen hat und jetzt nur mehr wenige Stellen an der Außenseite der Arme, ad nates und an den Unterschenkeln verschont.

Fall 34 (Fig. 401, 405). P., Roman, 5 Jahre alt. Entsprechend dem raschen Erscheinen des universellen Ausschlags — schon am 2. Tage war der ganze Körper ergriffen — findet sich heute ein allgemeines, aber ganz verwischtes Exanthem.

Fall 21 (Fig. 402, 406). W., Adolf, $6^1/_2$ Jahre alt. Ähnlich liegen die Verhältnisse hier: am 2. Tage ein unregelmäßig, aber universell verteiltes Exanthem; heute überall Abblassen, nur auf den Unterschenkeln und Unterarmen frische Efflorescenzen.

Fall 12 (Fig. 403, 407). B., Johann, 4 Jahre alt. Das Gesicht ist blaß, der Rücken zeigt scarlatiniformes Exanthem, die Extremitäten sind frisch und unregelmäßig ergriffen; besonders stark Hände, Knie, Nates.

Fall 28 (nicht abgebildet). W., Franz, $5^1/_2$ Jahre alt. Ähnlich wie bei 34 ist das Exanthem universell und ganz verblaßt.

Die Zusammenfassung auf S. 136 über die Ergebnisse des 3. Tages bezieht sich nicht bloß auf die Ausbreitung des Exanthems, sondern auch auf seine Farbe. a bezeichnet das Exanthem vor dem Austritt von Blutpigment, b ein leicht, c ein stark abgeblaßtes Exanthem; d einen Ausschlag, von dem nur noch die Pigmentierung übrig geblieben ist. Für die „Wertung" des Verblassens ist „d" mit 3, „c" mit 2, „b" mit 1 gerechnet, a sowie das beginnende Exanthem zählen nicht mit.

Exanthem am 3. Tage										Intensität des Exanthems					Alter des Exanthems				Wertung der Intensität	Wertung des Alters
Fall	39	27	29	13	51	38	34	21	12	4	3	2	1	0	d	c	b	a		
Kopf	4	3	4	4	4	4	3	4	4	7	2	—	—	—	—	—	—	—	34	—
	c	c	b	d	b	c	d	d	c						3	4	2	—		19
Brust	2	3	4	4	3	3	3	3	2	2	5	2	—	—					27	
	b	b	a	c	a	c	c	d	b						1	3	3	2		12
Bauch	2	3	4	3	3	4	3	3	2	2	5	2	—	—					27	
	b	b	a	c	a	c	c	c	b						—	4	3	2		11
Schultern v. ...	2	3	4	4	3	3	3	3	2	2	5	2	—	—					27	
	b	b	a	c	a	b	c	d	b						1	2	4	2		11
Oberarme v. ...	1	3	4	4	3	3	3	3	2	2	5	1	1	—					26	
	a	a	a	c	a	a	c	d	a						1	2	—	6		7
Unterarme v. ..	1	3	3	4	3	3	3	2	3	1	6	1	1	—					25	
	a	a	a	b	a	a	c	d	a						1	1	1	6		6
Hände v.	1	4	3	0	3	4	3	3	3	2	5	—	1	1					24	
	a	a	a		a	a	c	b	a						—	1	1	6		3
Oberschenkel v.	2	3	4	3	3	3	3	3	2	1	6	2	—	—					28	
	a	a	a	b	a	b	c	c	a						—	2	2	5		6
Knie v.	0	3	1	3	3	4	3	3	4	2	5	—	1	1					24	
		a	a	b	a	a	c	c	a						—	2	1	5		5
Unterschenkel v.	1	3	2	3	3	3	3	3	3	—	7	1	1	—					24	
	a	a	a	b	a	a	c	b	a						—	1	2	6		4
Füße v.	0	1	0	0	3	2	3	2	3	—	3	2	1	3					14	
		a			a	a	c	a	a						—	1	—	5		2
Rücken	4	3	3	4	4	3	4	3	3	4	5	—	—	—					31	
	b	c	c	c	a	c	d	c	c						1	6	1	1		16
Schultern h. ...	3	3	4	4	3	3	3	3	3	2	7	—	—	—					29	
	b	c	a	b	a	b	d	b	b						1	1	5	2		10
Oberarme h. ...	0	3	2	3	3	3	3	3	3	—	7	1	—						23	
		b	a	b	a	a	d	c	b						1	1	3	3		8
Ellenbogen	0	3	1	3	0	3	3	1	3	—	5	—	2	2					17	
		a	a	b		a	c	a	b						—	1	2	4		4
Unterarme h. ..	0	3	1	3	3	4	4	3	3	2	5	—	1	1					24	
		a	a	b	a	a	c	a	b						—	1	2	5		4
Hände h.	1	3	2	0	3	4	3	3	4	2	4	1	1	1					23	
	a	a	a		a	a	c	a	a						—	1	—	7		2
Nates	1	0	4	4	2	2	3	3	4	3	2	2	1	1					23	
	a		a	a	a	a	c	b	a						—	1	1	6		3

Exanthem am 3. Tage										Intensität des Exanthems					Alter des Exanthems				Wertung der Intensität	Wertung des Alters
Fall	39	27	29	13	51	38	34	21	12	4	3	2	1	0	d	c	b	a		
Oberschenkel h.	1	3	3	3	3	4	3	3	2	1	6	1	1	—					25	
	a	a	a	a	a	b	c	c	a						—	2	1	6		5
Kniekehlen	2	3	4	4	1	4	3	3	2	3	3	2	1	—					26	
	a	a	a	a	a	a	c	c	b						—	2	1	6		5
Unterschenkelh.	0	0	2	0	1	2	3	3	3	—	3	2	1	3					11	
			a		a	a	c	b	a						—	1	1	4		3
Füße h.	0	0	0	0	0	1	3	2	2	—	1	2	1	5					8	
						a	c	a	a						—	1	—	3		2

4 = sehr intensiv.
3 = dicht.
2 = spärlich.
1 = einzelne Flecke.
0 = kein Exanthem.

a = frische Farbe.
b = leicht verblaßt.
c = stark verblaßt.
d = ganz verblaßt (nicht mehr hyperämisch, sondern pigmentiert).

Die Reihenfolge der Intensität zeigt sich nicht wesentlich verschieden von der des zweiten Tages: wieder geht der Kopf und Rücken voran; dann kommen allerdings Schultern und Oberschenkel vor Brust und Bauch, aber die Differenzen sind keine wesentlichen: einschließlich der Hände zeigt alles ziemlich gleiche Verlaufszahlen; außerhalb liegen nur noch Ellenbogen, Unterschenkel hinten und Füße, die noch nicht vom Exanthem erreicht worden sind.

Reihenfolge der Intensität am Beginne des 3. Tages (nach 48 Std.).

Kopf	34	Hände v.	24
Rücken	31	Knie v.	24
Schultern h.	29	Unterschenkel v.	24
Oberschenkel v.	28	Unterarme h.	24
Brust	27	Oberarme h.	23
Bauch	27	Nates	23
Schultern v.	27	Hände h.	23
Oberarme v.	26	Ellenbogen	17
Kniekehlen	26	Füße v.	14
Unterarme v.	25	Unterschenkel h.	11
Oberschenkel h.	25	Füße h.	8

Den größten Fortschritt in bezug auf die Intensität haben im Laufe des 2. Tages die Extremitäten zu verzeichnen. (Fig. 408 auf S. 139.)

Zum zahlenmäßigen Vergleiche über den Fortschritt an den einzelnen Tagen diene folgende Tabelle (Differenz der Wertungen):

	1. Tag Initiales Exanthem	2. Tag Fortschritt nach 24 Std.	3. Tag Fortschritt nach 48 Std.
Kopf	19	12	3
Rücken	14	14	3
Brust	10	14	3
Bauch	7	16	5
Schultern v.	1	23	5
Schultern h.	1	22	8
Oberarme v.	1	20	7
Oberschenkel v.	—	19	11
Unterarme v.	—	15	11
Unterarme h.	—	14	11
Unterschenkel v.	—	13	11
Oberarme h.	1	12	10
Kniekehlen	—	12	14
Oberschenkel h.	—	12	13
Nates	—	11	12
Hände h.	—	10	14
Hände v.	1	8	15
Knie v.	—	9	15
Unterschenkel h.	—	9	2
Füße v.	—	6	8
Füße h.	—	3	5
Ellenbogen	—	2	15

Das initiale Exanthem hat somit seine größte Wertung auf Kopf, Rücken, Brust und Bauch.

Der Fortschritt im Laufe des 1. Exanthemtages (Fig. 409) ist am intensivsten auf Schultern, Oberarmen und Oberschenkeln, minimal an Füßen und Ellenbogen.

Der Fortschritt im Laufe des 2. Exanthemtages (Fig. 410) betrifft vornehmlich die mittleren Teile der Extremitäten: Knie, Ellenbogen, Hände, Oberschenkel und Nates; während Unterschenkel (hinten) und Füße noch weiter zurückbleiben.

Das Verblassen des Exanthems.

Wir haben jetzt auf eine zweite Erscheinung einzugehen, die sich zu Beginn des dritten Tages sehr stark bemerkbar macht: das Verblassen

10
20
30
Kopf
Rücken
Brust
Bauch
Schultern v.
„ h.
Oberarme v.
Oberschenkel v.
Unterarme v.
„ h.
Unterschenkel v.
Oberarme h.
Kniekehlen
Oberschenkel h.
Nates
Hände h.
„ v.
Knie v.
Unterschenkel h.
Füße v.
„ h.
Ellenbogen
Ex. 1. Tag
Exanthem 2. Tag
Exanthem 3. Tag
Wertung des Exanthems an den drei ersten Tagen.
Abblassen des Exanthems am 2. Tage.
Abblassen des Exanthems am 3. Tage.
Fortschritte des Exanthems am 1. Tage.
Kopf
Rücken
Brust
Bauch
Schultern v.
„ h.
Oberarme v.
Oberschenkel v
Unterarme v.
„ h.
Unterschenkel v.
Oberarme h.
Kniekehlen
Oberschenkel h.
Nates
Hände h.
„ v.
Knie v.
Unterschenkel h.
Füße v.
„ h.
Ellenbogen.
Fortschritte des Exanthems am 2. Tage.
Kopf
Rücken
Brust
Bauch
Schultern v.
„ h.
Oberarme v.
Oberschenkel v.
Unterarme v.
„ h.
Unterschenkel v.
Oberarme h.
Kniekehlen
Oberschenkel h.
Nates
Hände h.
„ v.
Knie v.
Unterschenkel h.
Füße v.
„ h.
Ellenbogen

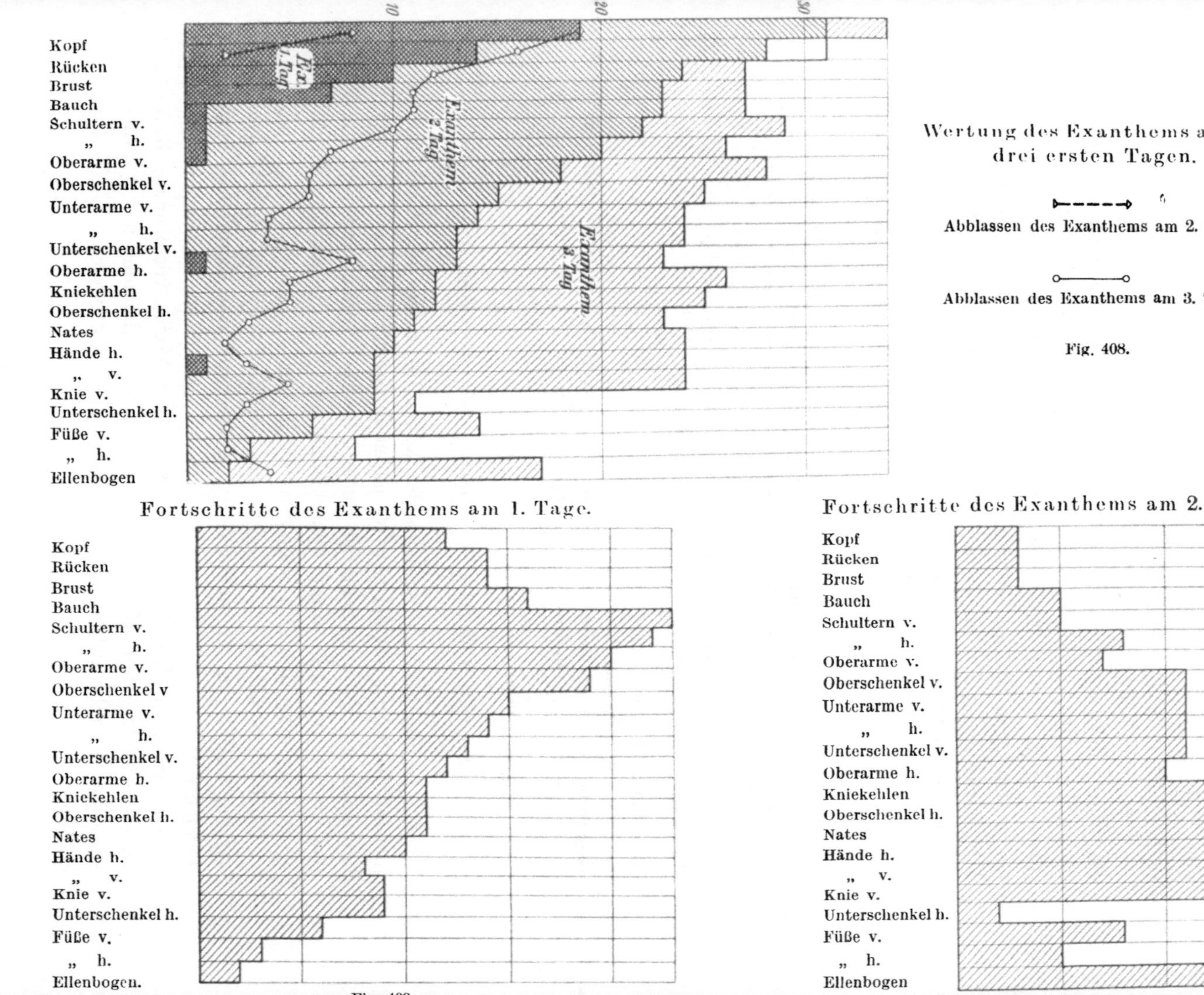

Fig. 408.

des Ausschlages. Das punktförmig aufschießende Exanthem des 1. Tages ist, besonders an den Extremitäten, frisch rot; in kurzer Zeit führt aber eine Pigmentbeimischung zur bräunlichen Farbe, die mit dem Verschwinden der Hyperämie immer mehr hervortritt.

Die ersten Zeichen der Verblassung finden sich regelmäßig an dem Exanthem der Stirne: hier ist schon auf der Zeichnung des zweiten Tages (Fig. 370—387 auf S. 122—125) unter 9 Fällen 7 mal ein Abblassen durch schräge Schraffierung gekennzeichnet, und bei Fall 34 (Fig. 381) findet sich „kein Exanthem“, das möglicherweise — bei dem schnellen Fortschritt dieses Falles — als ein total abgeblaßtes aufzufassen ist.

Mit der Stirne gemeinsam geht die Kopfhaut; im mittleren und seitlichen Teile des Gesichtes erhält sich die Hyperämie länger, die Gegenden hinter den Ohren und in der Mitte des Rückens zeigen kein rasches Verblassen, obwohl dort das Exanthem besonders früh auftritt.

Verblassung am Beginn des 2. Tages.

	39	27	29	13	51	38	34	21	12	Summe *b*	Summe *a*	?
Stirne (ob. Gesichtsteil) . . .	a	b	b	b	b	b	Kein Exth.?	b	b	7	1	1
Nase (mittl. Gesicht)	a	b	b	a	a	b	,,	a	a	3	5	1
Wangen (seitl. Gesicht) . . .	a	b	b	a	a	a	a	a	a	2	7	—
Kopfhaut	?	?	b	b	?	?	b	b	?	4	—	5
Gegend zwischen den Ohren .	a	b	b	b	a	a	b	a	b	5	4	—
Rücken, oberer Teil	a	a	a	a	a	a	b	a	b	2	7	—
,, unterer Teil	a	a	a	a	a	a	b	a	a	1	8	—

b = leicht verblasstes Exanthem a = frischer Ausschlag.

Am Beginn des 3. Tages ist der Kopf durchwegs abgeblaßt, am meisten die Stirne, auf der man oft nur noch Spuren des Exanthems erkennen kann. Entsprechend der Reihenfolge des Auftretens findet sich das frische hellrote, stark hyperämische und noch unpigmentierte Exanthem hauptsächlich an den Extremitäten.

Nach dem Grade des Verblassens stellt sich eine Reihenfolge heraus, welche der Reihenfolge des Auftretens des Exanthems fast gleich ist.

Die Wertung des Abblassens ist in der Weise verzeichnet, daß leichte Abnahme der Hyperämie mit 1, starke Abnahme mit 2, vollständiges Verschwinden der Hyperämie mit 3 gewertet ist. (Siehe S. 136).

Am Beginn des zweiten Tages ist nur Kopf und Rücken am Abblassen beteiligt, und zwar;

Wertung des Abblassens nach 24 Stunden
(Beginn des 2. Tages).

	abgeblaßt	frisch	ohne Exanthem	Grad des Abblassens $b = 1$
Kopf überhaupt	8	1	—	8
Rücken „	2	7	—	2

Am Beginn des 3. Tages scheiden sich die Körperflächen folgendermaßen:

	abgeblaßtes	frisches	ohne Exanthem	Grad des Abblassens $d = 3, c = 2, b = 1$
	Exanthem			
Kopf	9	—	—	19
Rücken	8	1	—	16
Brust	7	2	—	12
Bauch	7	2	—	11
Schultern v.	7	2	—	11
Schultern h.	7	2	—	10
Oberarme h.	5	3	1	8
Oberarme v.	3	6	—	7
Unterarme v.	3	6	—	6
Oberschenkel v. . . .	4	5	—	6
Oberschenkel h. . . .	3	6	—	5
Knie v.	3	5	1	5
Kniekehlen	3	6	—	5
Unterarme h.	3	5	1	4
Ellenbogen	3	4	2	4
Unterschenkel v. . . .	3	6	—	4
Unterschenkel h. . . .	2	4	3	3
Nates	2	6	1	3
Hände v.	2	6	1	3
Hände h.	1	7	1	2
Füße v.	1	5	3	2
Füße h.	1	3	5	2

Auf Figur 408 (S. 139) ist die Wertung des abgeblaßten Exanthems eingezeichnet. Es ist daraus ersichtlich, daß das Abblassen des 2. Tages den Linien des Exanthems des 1. Tages parallel geht, das am 3. Tage

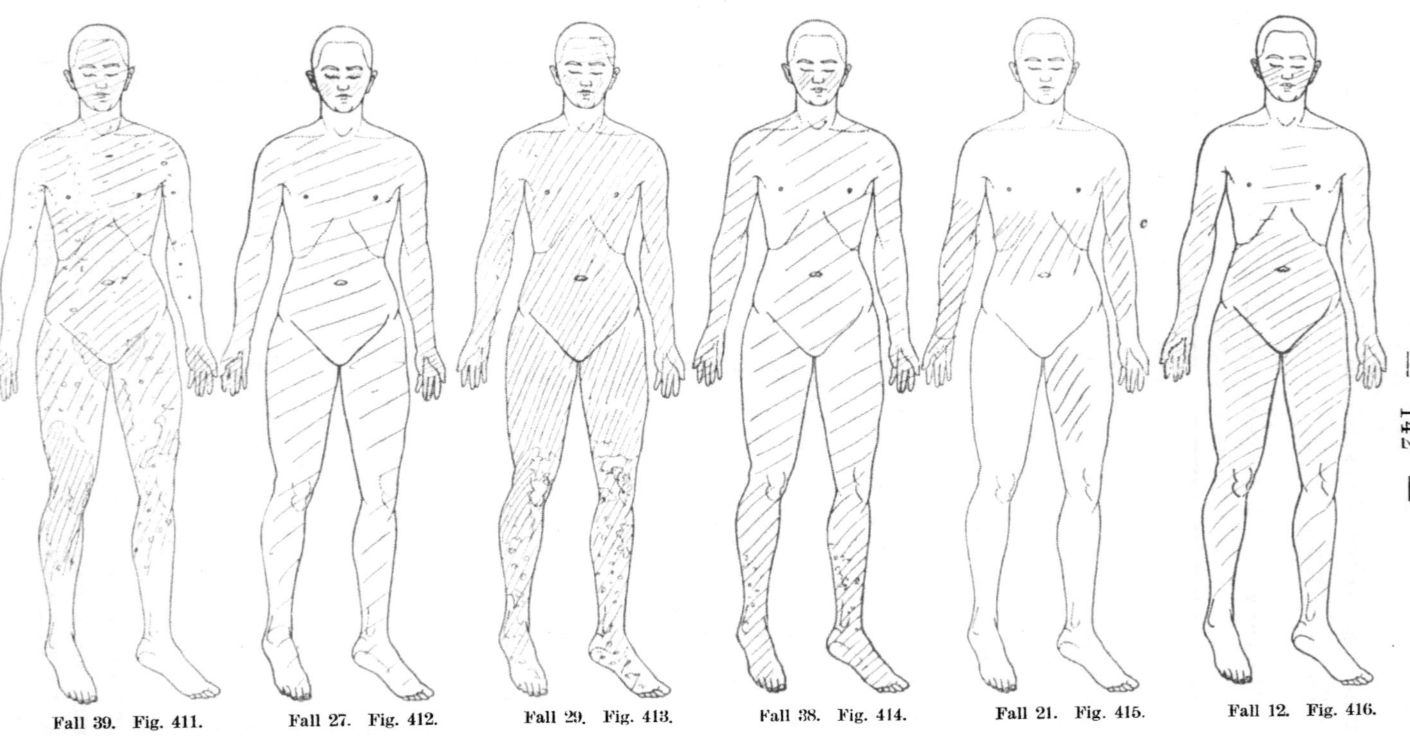

Fall 39. Fig. 411. Fall 27. Fig. 412. Fall 29. Fig. 413. Fall 38. Fig. 414. Fall 21. Fig. 415. Fall 12. Fig. 416.

Beginn des 4. Tages: Vorderseite.

Fall 21: Nur mehr violette Pigmentierung übrig.

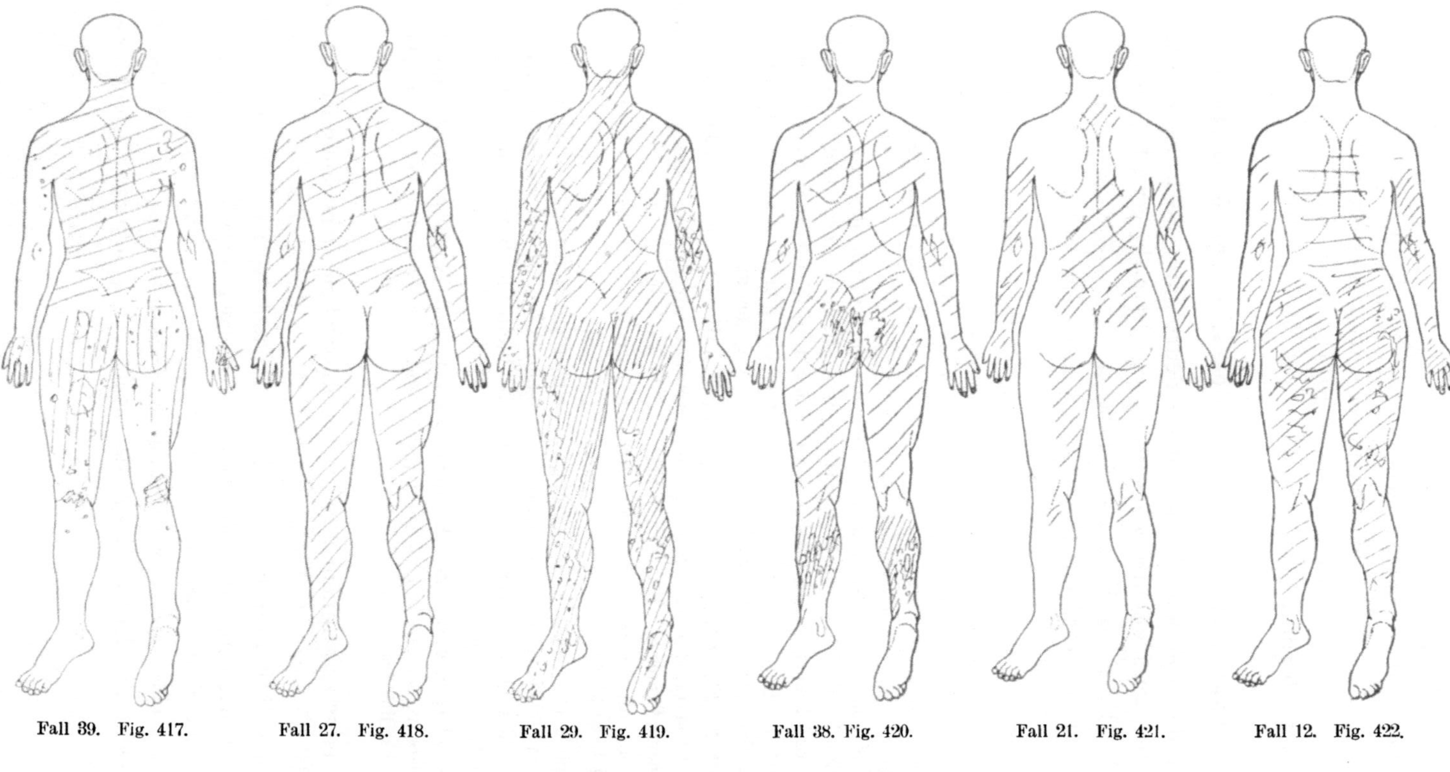

Fall 39. Fig. 417. Fall 27. Fig. 418. Fall 29. Fig. 419. Fall 38. Fig. 420. Fall 21. Fig. 421. Fall 12. Fig. 422.

Beginn des 4. Tages: Rückseite.

konstatierte Abblassen so ziemlich den Linien des Exanthems des 2. Tages. Das würde dem entsprechen, daß das Exanthem ungefähr einen Tag lang frischrot bleibt und daß dann die Abschwächung beginnt.

Das Exanthem am Beginne des 4. Tages (3mal 24 Std.)

Von den 9 Fällen, die wir für die Beurteilung des 2. und 3. Tages enutzten, scheiden hier 3 aus, weil sie nicht mehr gezeichnet wurden (13, 51, 34). Es bleiben also 6 Fälle:

Fall 21 (Fig. 415, 421) ist vollkommen abgeblaßt, undeutlich, und violett pigmentiert.

Fall 27 (Fig. 412, 418). Vollkommen abgeblaßt, es läßt sich aber erkennen, daß die Nates und die Füße .hinten freigeblieben sind.

Fall 39 (Fig. 411, 417). P., Mitzi, 2 Jahre alt. Das Kind, welches durchweg die langsamste Entwicklung zeigte, zeigt auch am 4. Tage noch einen Ausschlag, der ganz wesentlich rückständig ist.

Kopf und Stamm ist wohl abgeblaßt und undeutlich, dagegen befinden sich Nates und Extremitäten noch im Fortschreiten: auf Handrücken und Handflächen, in den Kniekehlen, auf Oberschenkeln, Knien und Nates ist frisches Exanthem aufgetreten. Ober- und Unterarme sowie Unterschenkel und Füße sind noch immer frei. Leider wurde keine weitere Zeichnung angefertigt.

Fall 29 (Fig. 413, 419). H., Josefine, 1 Jahr alt. Der Ausschlag des Gesichtes ist stark, der des Stammes einigermaßen abgeblaßt, ebenso Arme und Oberschenkel vorne. Dagegen finden wir heute eine frische Ergänzung des Exanthems an der Hinterseite der Arme und an den Beinen, die erst jetzt vollständig bedeckt werden.

Fall 38 (Fig. 414, 420). D., Marie, 2 Jahre alt. An den am Vortage noch ausgesparten Stellen, den Nates und den Unterschenkeln, ist ein frischer Fortschritt zu bemerken. Der hintere Anteil der Füße bleibt noch frei. Alles übrige ist abgeblaßt.

Fall 12 (Fig. 416, 422). B., Johann, 4 Jahe alt. Nates und der hintere Teil der Oberschenkel sind noch gerötet, während das Exanthem sonst abgeblaßt und undeutlich ist.

Zu einer zusammenfassenden, schematischen Darstellung ist dieses Material über den 4. Tag zu spärlich. Wir sehen aber soviel, daß einige Fälle um diese Zeit keinen weiteren Fortschritt mehr zeigen, gleichgültig ob der Ausschlag alle Teile des Körpers ergriffen (21), oder ob er einzelne Teile noch verschont hat (27). In anderen Fällen findet sich jetzt eine frische Ergänzung des Gesamtexanthems (29, 38, 39) es braucht die Entwicklung also noch nicht definitiv abgeschlossen zu sein.

Das Exanthem bis zum fünften Tage.

Verlauf des Exanthems in neun weiteren Fällen.

Die bisher vorgebrachten Fälle orientierten uns gut über den Beginn der Exanthems, lassen jedoch nur mangelhafte Schlüsse über den weiteren Verlauf zu, da die Zeichnungen nicht überall bis zum völligen Abklingen der Erscheinungen durchgeführt wurden.

Zu diesem Zwecke stellte ich in folgendem neun andere Fälle zusammen, die sämtlich am Beginne des 2. Exanthemtages zur ersten Registrierung gelangten und dann fortlaufend bis zum 5. Tage gezeichnet wurden, einer noch darüber hinaus.

Bei dieser Zusammenstellung wurden die Körperflächen in einer Reihenfolge angeordnet, die ungefähr dem sukzessiven Auftreten des Exanthems entspricht. Die Einzeichnung in die Tabelle erfolgte unter folgender Transskription:

Ohne Exanthem: —,
einige verstreute Efflorescenzen: 1,
spärliches, beginnendes Exanthem: 2,
dichtes, frisches Exanthem: a,
dichtes, leicht abgeblaßtes Exanthem: b,
dichtes, stark abgeblaßtes Exanthem: c,
dichtes, vollständig abgeblaßtes Exanthem (nur mehr Pigmentierung sichtbar): d,
das Exanthem völlig verschwunden: 0.

Dort wo das Exanthem (am 3., 4., 5. Tage) gegenüber dem Vortage in der Zeichnung fortgeschritten ist, ist das betreffende Zeichen fett gedruckt[1]).

Die Anordnung der 9 Fälle geschah nach der Ausbreitung des Exanthems zur Zeit der ersten Zeichnung. Die „Wertung" wurde so vorgenommen, daß 1 und 2 mit ihrem Zahlenwerte, das dichte Exanthem mit 3 gerechnet wurde. Der Kopf wurde nur in seinem Durchschnittswerte eingerechnet.

---

[1]) Ein Fortschritt der Intensität war in den Zeichnungen auch oft dort zu erkennen, wo kein Übergang zu einem anderen Buchstaben (2 oder a, b) erfolgte. Er entspricht öfters der Zunahme der Intensität, die in der früheren Zusammenstellung der Initialfälle als Stufe 4 bezeichnet wurde.

Fall 31. K., Josef, $2^1/_2$ Jahre. (Fig. 190—199 auf Seite 64, 65.)

		Exanthem-Tag	2.	3.	4.	5.
v.	behaarter Kopf	Kopf	—!	b	c	0
v.	Stirne	Kopf	b	c	c	0
v.	mittleres Gesicht	Kopf	b	c	c	0
v.	seitliches Gesicht	Kopf	—	—	c	c
h.	zwischen den Ohren	Kopf	a	b	c	d
		Durchschnitt	b	c	c	d
h.	oberer mittl. Teil	Rücken	a	a	c	d
h.	unterer Teil	Rücken	a	a	c	d
v.	Brust		2	a	b	d
v.	Bauch		1	a	b	d
v.	Schultern vorne		1	a	b	d
h.	Schultern hintrn		2	a	b	d
v.	Oberarme volar		—	2	a	c
v.	Oberschenkel vorne		—	2	a	c
h.	Oberarme dorsal		—	1	2	b
v.	Unterarme volar		—	1	a	b
h.	Unterarme dorsal		—	1	2	b
h.	Oberschenkel hintern		—	2	a	c
h.	Kniekehlen		1	2	c!	c
v.	Unterschenkel vorne		—	1	2	b
h.	Nates		—	1	2	c
v.	Hände volar		—	a!	a	b
h.	Hände dorsal		—	1	—!	b
v.	Knie		—	—	—	—
h.	Ellenbogen dorsal		—	—	—	—
h.	Unterschenkel plantar		—	1	2	b
v.	Füße vorne		—	—	—	b
h.	Füße plantar		—	—	—	b
		Wertung	16	39	51	57
		abgeblaßte Stellen	1	1	—10	alle

Anm.: —10 bedeutet: alle bis auf 10 Stellen sind abgeblaßt.

Bemerkenswert ist hier, daß die Mitte des behaarten Kopfes erst am 3. Tage, die Wangen erst am 4. Tage ergriffen werden, ferner daß die Handflächen vor den übrigen Teilen der Arme dichtes Exanthem zeigen. Knie und Ellenbogen bleiben ganz frei.

Noch am 5. Tage erscheint ein neues Exanthem am linken Arme, das seiner Farbe nach als b bezeichnet wurde, ebenso finden wir neue Felder an den Beinen und ad nates. Es ist zu vermuten, daß sich damit das Exanthem endgültig erschöpft hat, da keine Vorstadien eines weiteren Exanthems („1“ oder „2“) mehr vorhanden sind.

Fall 24. K., Saturninus, $4^1/_2$ Jahre. (Fig. 136—145 auf Seite 50, 51.)

		Exanthem-Tag	2.	3.	4.	5.
v.	behaarter Kopf	Kopf	a!	c	d	0
v.	Stirne	Kopf	b	c	0	0
v.	mittleres Gesicht	Kopf	a	b	c	d v*)
v.	seitliches Gesicht	Kopf	a	b	c	c v
h.	zwischen den Ohren	Kopf	2	c	d	0
			a	c	d	v
h.	oberer mittl. Teil	Rücken	2	b	c	d
h.	unterer Teil	Rücken	1	a	b	d
v.	Brust		1	b	c	0
v.	Bauch		1	a	b	0
v.	Schultern vorne		1	a	b	0
h.	Schultern hinten		1	a	c	0
v.	Oberarme volar		1	a	b	v
v.	Oberschenkel vorne		1	a	b	d
h.	Oberarme dorsal		1	a	b	v
v.	Unterarme volar		1	a	b	v
h.	Unterarme dorsal		—	a	b	v
h.	Oberschenkel hinten		—	2	a	d
h.	Kniekehlen		—	2	b!	d
v.	Unterschenkel vorne		1	2	a	d
h.	Nates		1	2	b	b
v.	Hände volar		1	2	a	0
h.	Hände dorsal		1	2	a	0
v.	Knie		—	—	b	d
h.	Ellenbogen dorsal		—	2	b	v
h.	Unterschenkel plantar		—	1	a	d
v.	Füße vorne		—	1	2	b
h.	Füße plantar		—	—	2	b
		Wertung	18	52		
		abgeblaßte Stellen	—	3	—9	alle

*) v = violett.

Am Beginne des 2. Tages ist das dichte Exanthem noch auf den Kopf beschränkt; aber an vielen anderen Stellen finden sich beginnende Efflorescenzen. Die Stirne zeigt schon ein leichtes Verblassen, der behaarte Kopf hingegen noch frische Rötung.

Am 5. Tage sind Wangen und Arme violett. Die Nates und Füße zeigen noch ein neues Exanthem, aber nicht mehr von frisch roter Farbe.

Fall 36. G., Kathi, $2^1/_2$ Jahre. (Fig. **226—233** Seite **74**, **75**.)

		Exanthem-Tag	2.	3.	4.	5.
v.	behaarter Kopf	Kopf	b	c	0	0
v.	Stirne	Kopf	b	c	0	0
v.	mittleres Gesicht	Kopf	b	c	d	0
v.	seitliches Gesicht	Kopf	—	c	0	0
h.	zwischen den Ohren	Kopf	a	c	0	0
		Durschschnitt	b	c	0	0
h.	oberer mittl. Teil	Rücken	a	b	c	d
h.	unterer Teil	Rücken	a	a	c	d
v.	Brust		2	b	c	d
v.	Bauch		2	b	c	d
v.	Schultern vorne		2	b	c	d
h.	Schultern hinten		2	b	c	d
v.	Oberarme volar		1	2	a	d
v.	Oberschenkel vorne		1	a	c	d
h.	Oberarme dorsal		—	1	b	d
v.	Unterarme volar		—	2	a	d
h.	Unterarme dorsal		—	2	a	d
h.	Oberschenkel hinten		1	a	b	c
h.	Kniekehlen		2	a	c	d
v.	Unterschenkel vorne		1	2	a	d
h.	Nates		1	2	a	d
v.	Hände volar		—	—	a	0
h.	Hände dorsal		1	2	a	0
v.	Knie		2	a	b	d
h.	Ellenbogen dorsal		—	—	—	—
h.	Unterschenkel plantar		—	1	a	d
v.	Füße vorne		—	—	a	d
h.	Füße plantar		—	1	a	0
		Wertung	27	48		
		abgeblaßte Stellen	1	6	—10	alle

Der Ausschlag verbreitet sich rasch und ist am 4. Tage abgeschlossen. Am 5. Tage ist er überall ganz abgeblaßt oder verschwunden.

Fall 22. W., Friedrich, 8 Jahre. (Fig. 119—126 Seite 46, 47.)

		Exanthem-Tag	2.	3.	4.	5.
v.	behaarter Kopf	Kopf	?	?	?	?
v.	Stirne	Kopf	b	c	0	0
v.	mittleres Gesicht	Kopf	b	b	b	d
v.	seitliches Gesicht	Kopf	1	b	b	d
h.	zwischen den Ohren	Kopf	a	c	0	0
		Durchschnitt	b	c	0	0
h.	oberer mittl. Teil	Rücken	a	b	d	d
h.	unterer Teil	Rücken	a	b	d	d
v.	Brust		a	b	d	0
v.	Bauch		2	b	0	d
v.	Schultern vorne		a	b	d	0
h.	Schultern hinten		a	b	d	d
v.	Oberarme volar		2	b	c	0
v.	Oberschenkel vorne		1	2	a	c
h.	Oberarme dorsal		2	b	d	d
v.	Unterarme volar		1	2	a	b
h.	Unterarme dorsal		2	b	d	d
h.	Oberschenkel hinten		1	2	a	b
h.	Kniekehlen		—	2	0!	0
v.	Unterschenkel vorne		1	1	a	c
h.	Nates		—	1	—!	—
v.	Hände volar		—	a	a	b
h.	Hände dorsal		—	1	b	c
v.	Knie		—	—	a	c
h.	Ellenbogen dorsal		—	—	—	—
h.	Unterschenkel plantar		—	1	2	c
v.	Füße vorne		—	—	2	0
h.	Füße plantar		—	—	—	—
		Wertung	30	45		
		abgeblaßte Stellen	1	10	—7	alle

Die Wangen werden erst am 3. Tage intensiv ergriffen; zum 4. Tage nimmt der Ausschlag noch an den Beinen bedeutend zu, während er in den Kniekehlen verschwindet. Der 5. Tag bringt nichts Neues.

Fall 40. K., Rudolf, $5^1/_2$ Jahre. (Fig. 261—268, Seite 84, 85.)

		Exanthem-Tag	2.	3.	4.	5.
v.	behaarter Kopf	Kopf	a	b	0	0
v.	Stirne	Kopf	a	b	0	0
v.	mittleres Gesicht	Kopf	a	b	0	0
v.	seitliches Gesicht	Kopf	a	b	c	0
h.	zwischen den Ohren	Kopf	a	b	0	0
		Durchschnitt	a	b	0	0
h.	oberer mittl. Teil	Rücken	2	b	c	d
h.	unterer Teil	Rücken	2	a	c	d
v.	Brust		2	b	c	d
v.	Bauch		2	b	c	d
v.	Schultern vorne		2	b	c	d
h.	Schultern hinten		2	b	c	d
v.	Oberarme volar		2	a	c	d
v.	Oberschenkel vorne		2	a	c	d
h.	Oberarme dorsal		2	a	c	d
v.	Unterarme volar		2	a	c	d
h.	Unterarme dorsal		2	a	c	d
h.	Oberschenkel hinten		2	a	c	d
h.	Kniekehlen		1	2	c	d
v.	Unterschenkel vorne		2	a	c	d
h.	Nates		—	2	a	a d
v.	Hände volar		1	a	c	d
h.	Hände dorsal		1	a	c	d
v.	Knie		—	1	c	d
h.	Ellenbogen dorsal		—	—	2	d
h.	Unterschenkel plantar		1	a	c	d
v.	Füße vorne		—	a	c	0
h.	Füße plantar		—	a	c	0
		Wertung	33	63	—	—
		abgeblaßte Stellen	—	6	—1	—1

Der Ausschlag breitet sich rasch aus, ist am 4. Tage — mit Ausnahme von Ellenbogen und Nates — schon verblaßt; am 5. Tage kommt noch ein frischer Nachschub an der Nates hinzu.

Fall 30. W., Alois, 11 Monate. (Fig. 182—189, Seite 62, 63.)

		Exanthem-Tag	2.	3.	4.	5.
v.	behaarter Kopf	Kopf	a	c	c	d
v.	Stirne		a	c	c	d
v.	mittleres Gesicht		a	b	c	b
v.	seitliches Gesicht		—	b	c	b
h.	zwischen den Ohren		a	b	c	0
		Durchschnitt	a	b	c	d
h.	oberer mittl. Teil	Rücken	a	b	c	d
h.	unterer Teil		a	b	c	d
v.	Brust		a	b	c	d
v.	Bauch		2	b	c	d
v.	Schultern vorne		a	a	c	d
h.	Schultern hinten		a	b	c	d
v.	Oberarme volar		a	a	c	d
v.	Oberschenkel vorne		2	a	c	d
h.	Oberarme dorsal		1	a	c	0
v.	Unterarme volar		2	a	c	d + 2!
h.	Unterarme dorsal		1	2	0	0
h.	Oberschenkel hinten		1	a	c	d
h.	Kniekehlen		2	a	c	0
v.	Unterschenkel vorne		1	a	c	0
h.	Nates		1	a	c	d
v.	Hände volar		—	—	c (?)	a!
h.	Hände dorsal		—	—	—	a!
v.	Knie		—	a	c	d
h.	Ellenbogen dorsal		—	1	c	0
h.	Unterschenkel plantar		—	a	c	0
v.	Füße vorne		—	—	—	—
h.	Füße plantar		—	—	—	a!
		Wertung	34	54	—	—
		abgeblaßte Stellen	0	6	alle	4 frische

Das Exanthem zieht allmählig, fast erysipelatös, über die Extremitäten hinunter; scheint am 4. Tage abgeschlossen. Da zeigt sich am 5. Tage ein ganz frischer Ausschlag auf Handrücken, Hand und Fußflächen. Der ganze Ausschlag des 3. Tages auf der Dorsalseite der Unterarme verschwindet wieder vollständig.

Fall 23. H., **Ludwig**, 9 Jahre. (Fig. 127—**135** Seite **48, 49.**)

		Exanthem-Tag	2.	3.	4.	5.
v.	behaarter Kopf	Kopf	b	?	0	0
v.	Stirne	Kopf	b	c	0	0
v.	mittleres Gesicht	Kopf	a	**b**	b	c
v.	seitliches Gesicht	Kopf	1!	**b**	b	c
h.	zwischen den Ohren	Kopf	b	b	d	0
		Durchschnitt	b	c	d	0
h.	oberer mittl. Teil	Rücken	a	b	d v	v
h.	unterer Teil	Rücken	a	b	d v	v
v.	Brust		a	**b**	d v	v
v.	Bauch		a	**b**	d	0
v.	Schultern vorne		a	b	d	0
h.	Schultern hinten		a	b	d v	v
v.	Oberarme volar		2	**b**	v	v
v.	Oberschenkel vorne		1	**a**	b	v
h.	Oberarme dorsal		2	**b**	d v	d v
v.	Unterarme volar		1	**2**	**a** v	v
h.	Unterarme dorsal		2	**a**	d v	v
h.	Oberschenkel hinten		1	**2**	**b**	d
h.	Kniekehlen		—	**2**	v	v
v.	Unterschenkel vorne		1	**2**	**a**	d
h.	Nates		1	**1**	**2**!	0
v.	Hände volar		—	—	**a**	0
h.	Hände dorsal		1	**2**	**b**	0
v.	Knie		1	**2**	**a**	d
h.	Ellenbogen dorsal		—	—	—	—
h.	Unterschenkel plantar		1	**2**	**b**	d
v.	Füße vorne		—	—	**a**	0
h.	Füße plantar		—	—	—	—
		Wertung	35	48		
		abgeblaßte Stellen	1	9	—6	alle

v bedeutet violett.

Das Exanthem ist am 4. Tage abgeschlossen. Es zeigt sich eine violette Verfärbung des Exanthems auf Stamm und Armen. Das geringe Exanthem des 4. Tages auf Händen, Füßen und Nates verschwindet sofort wieder.

Fall 18. W., Franz, 13 Monate. (Fig. 91—96 Seite 38, 39.)

		Exanthem-Tag	2.	3.	4.	5.	6.
v.	behaarter Kopf	Kopf	b	c	0	0	0
v.	Stirne	Kopf	b	d	0	Sch.	Sch.
v.	mittleres Gesicht	Kopf	b	d	Sch.	Sch.	
v.	seitliches Gesicht	Kopf	2	d	0	b	
h.	zwischen den Ohren	Kopf	b	c	0	Sch.	
			b	d	0	Sch.	Sch.
h.	oberer mittl. Teil	Rücken	a	b	c	d	
h.	unterer Teil	Rücken	a	b	c	d	Sch.
v.	Brust		a	b	d	d	Sch.
v.	Bauch		a	b	d	d, Sch.	Sch.
v.	Schultern vorne		a	b	d	d	Sch.
h.	Schultern hinten		a	b	d	d	Sch.
v.	Oberarme volar		2	b	c	d	
v.	Oberschenkel vorne		2	a	b	d	
h.	Oberarme dorsal		1	a	c	d	
v.	Unterarme volar		2	a	c	d	
h.	Unterarme dorsal		1	a	c	d	
h.	Oberschenkel hinten		1	a	c	Sch.	
h.	Kniekehlen		2	a	c	d	
v.	Unterschenkel vorne		1	2	c	d	
h.	Nates		1	—	—	d	
v.	Hände volar		1	a	c	d	
h.	Hände dorsal		—	2	c	d	
v.	Knie		—	a	c	d	
h.	Ellenbogen dorsal		—	—	c	d	
h.	Unterschenkel plantar		—	2	c	d	
v.	Füße vorne		—	—	b	d	
h.	Füße plantar		—	—	b	d	
		Wertung	35	54			
		abgeblaßte Stellen	1	8	alle	=	

Anm. Sch. bedeutet Schuppung. Hier ist auch noch ein 6. Tag eingetragen, an dem nur mehr Schuppung zu sehen ist. Die Reste des Exanthems sind alle verschwunden.

Der 4. Tag schließt das Exanthem ab.

Fall 44. H., Antonie, 4 Jahre. (Fig. 291—298, Seite 94, 94.)

		Exanthem-Tag	2.	3.	4.	5.
v.	behaarter Kopf	Kopf	?	?	?	?
v.	Stirne	Kopf	b	b	d	0
v.	mittleres Gesicht	Kopf	a	b	b	0
v.	seitliches Gesicht	Kopf	a	a	b	c
h.	zwischen den Ohren	Kopf	a	b	c	0
		Durchschnitt	a	b	c	0
h.	oberer mittl. Teil	Rücken	2	b	c	d
h.	unterer Teil	Rücken	2	b	c	d
v.	Brust		2	b	c	d
v.	Bauch		2	b	c	d
v.	Schultern vorne		2	b	c	d
h.	Schultern hinten		2	b	c	d
v.	Oberarme volar		2	b	b	d
v.	Oberschenkel vorne		2	a	c	d
h.	Oberarme dorsal		2	b	b	d
v.	Unterarme volar		1	b	c	d
h.	Unterarme dorsal		2	a	b	d
h.	Oberschenkel hinten		1	2	2	0
h.	Kniekehlen		2	2	2	0
v.	Unterschenkel vorne		2	a	b	d
h.	Nates		—	1	2	0
v.	Hände volar		a	a	a	d
h.	Hände dorsal		2	a	b	d
v.	Knie		1	a	c	d
h.	Ellenbogen dorsal		—	—	b	d
h.	Unterschenkel plantar		1	1	2	0
v.	Füße vorne		1	a	b	0
h.	Füße plantar		1	a	b	0
		Wertung	38	60		
		abgeblaßte Stellen	0	10	—5	alle

Auch hier verschwinden jene Partien von spärlichem Exanthem (2) die sich erst am 3. und 4. Tage entwickelt hatten, am 5. Tage, ohne zu einem dichten Ausschlag zu kommen.

Zusammfassung über diese neuen Fälle.

Das Exanthem am Beginne des 2. Tages.

Entsprechend den bei den früher besprochenen Fällen gemachten Erfahrungen finden wir stets Kopf und Stamm ergriffen, fast durchwegs Oberarme und Oberschenkel, während Ellenbogen und Füße ganz, Hände und Nates meist zurückgeblieben sind.

Ein dichtes Exanthem (a, b) ist nur erst auf Kopf und Stamm zu finden (Brust, Rücken, Schultern); außerhalb davon fand es sich nur je einmal auf der Volarseite der Oberarme und der Innenseite der Hände.

Das Exanthem am Beginn des 2. Tages.

			31	24	36	22	40	30	23	18	44	Wertung	—	1	2	a	b	c	d	0	?	Wertung
v.	behaarter Kopf	Kopf	—	a	b	?	a	a	b	b	?		1			3	3				2	22
v.	Stirne	Kopf	b	b	b	b	a	a	b	b	b	27				2	7					27
v.	mittleres Gesicht	Kopf	b	a	b	b	a	a	a	b	a	27				5	4					27
v.	seitliches Gesicht	Kopf	—	a	—	1	a	—	1	2	a	13	3	2	1	3						13
h.	zwischen den Ohren	Kopf	a	2	a	a	a	a	b	b	a	26			1	6	2					26
	Durchschnitt		b	a	b	b	a	a	b	b	a	27				4	5					
h.	oberer mittl. Teil	Rücken	a	2	a	a	2	a	a	a	2	24			3	6						24
h.	unterer Teil	Rücken	a	1	a	a	2	a	a	a	2	23		1	2	6						23
v.	Brust		2	1	2	a	2	a	a	a	2	21		1	4	4						21
v.	Bauch		1	1	2	2	2	2	a	a	2	18		2	5	2						18
v.	Schultern vorne		1	1	2	a	2	a	a	a	2	20		2	4	4						20
h.	Schultern hinten		2	1	2	a	2	a	a	a	2	21		2	4	4						21
v.	Oberarme volar		—	1	1	2	2	a	2	2	2	15	1	2	5	1						15
v.	Oberschenkel vorne		—	1	1	1	2	2	1	2	2	12	1	4	4							12
h.	Oberarme dorsal		—	1	—	2	2	1	2	1	2	11	2	3	4							11
v.	Unterarme volar		—	1	—	1	2	2	1	2	1	10	2	4	3							10
h.	Unterarme dorsal		—	—	—	2	2	1	2	1	2	10	3	2	4							10
h.	Oberschenkel hinten		—	—	1	1	2	1	1	1	1	8	2	6	1							8
h.	Kniekehlen		1	—	2	—	1	2	—	2	2	10	3	2	4							10
v.	Unterschenkel vorne		—	1	1	1	2	1	1	1	2	10	1	6	2							10
h.	Nates		—	1	1	—	—	1	1	1	—	5	4	5								5
v.	Hände volar		—	1	—	—	1	—	—	1	a	6	5	3		1						6
h.	Hände dorsal		—	1	1	—	1	—	1	—	2	6	4	4	1							6
v.	Knie		—	—	2	—	—	—	1	—	1	4	6	2	1							4
h.	Ellenbogen dorsal		—	—	—	—	—	—	—	—	—	—	9									—
h.	Unterschenkel plantar		—	—	—	—	1	—	1	—	1	3	6	3								3
v.	Füße vorne		—	—	—	—	—	—	—	—	1	1	8	1								1
h.	Füße plantar		—	—	—	—	—	—	—	—	1	1	8	1								1
	Wertung		16	18	27	30	33	34	35	35	38		65	55	50	32	5					
	abgeblasste Stellen		1	0	1	1	0	0	1	1	0											

— bedeutet noch kein Exanthem, 1 wenige Efflorescenzen, 2 beginnendes, verstreutes Exanthem; a dichtes frisches Exanthem, b beginnendes Abblassen des dichten Exanthems.

Auf der rechten Seite ist zunächst die Wertung addiert (1, 2 als solche, a b als 3), dann die einzelnen Bezeichnungen.

Unten ist unter den einzelnen Fällen die Wertung addiert; rechts die Anzahl der Körperstellen mit —, 1, 2, a, b, wobei der Kopf nur nach seinem Durchschnittswerte in Rechnung gezogen wurde.

Nur am Kopfe finden sich schon Anzeichen eines Abblassens des Ausschlages: 7 mal auf der Stirne, 2—4 mal am behaarten und Hinterkopfe und in der Mitte des Gesichtes. Die Wangengegend ist noch gar nicht verblaßt. Im Gegenteile, dreimal ist sie frei von Exanthem und dreimal zeigt sie Vorstadien des Exanthems. Sie steht damit etwa auf derselben Exanthemstufe wie die Oberschenkel.

Das Exanthem am Beginne des 3. Tages.

Nur mehr die unteren Teile der Extremitäten und die Nates sind noch nicht ergriffen, das dichte Exanthem ist vom Stamme auf den

Das Exanthem am Beginn des 3. Tages.

	31	22	36	23	24	18	30	44	40	—	1	2	a	b	c	d	0	?	Wertung
v. behaarter Kopf	b	c	c	?	c	c	c	?	b					2	5			2	27
v. Stirne	c	c	c	c	d	c	b	b	b					2	6	1			27
v. mittleres Gesicht } Kopf	c	b	c	b	b	d	b	b	b					5	2	1			27
v. seitliches Gesicht	—	b	c	b	b	d	b	a	b	1			1	5	1	1			24
h. zwischen den Ohren	b	c	c	b	c	c	b	b	b					5	4				27
Durchschnitt	c	c	c	c	c	d	b	b	b					3	5	1			27
h. oberer mittl. Teil } Rücken	a	b	b	b	b	b	b	b	b				1	8					27
h. unterer Teil	a	b	a	b	a	b	b	b	a				4	5					27
v. Brust	a	b	b	b	b	b	b	b	b				1	8					27
v. Bauch	a	b	b	b	a	b	b	b	b				2	7					27
v. Schultern vorne	a	b	b	b	a	b	a	b	b				3	6					27
h. Schultern hinten	a	b	b	b	a	b	b	b	b				2	7					27
v. Oberarme volar	2	b	2	b	a	b	a	b	a			2	3	4					25
v. Oberschenkel vorne . .	2	2	a	a	a	a	a	a	a			2	7						25
h. Oberarme dorsal	1	b	1	b	a	a	a	b	a		2		4	3					23
v. Unterarme volar	1	2	2	2	a	a	a	b	a		1	3	4	1					22
h. Unterarme dorsal . . .	1	b	2	a	a	a	2	a	a		1	2	5	1					23
h. Oberschenkel hinten . .	2	2	a	2	2	a	a	2	a			5	4						22
h. Kniekehlen	2	2	a	2	2	a	a	2	2			6	3						21
v. Unterschenkel vorne . .	1	1	2	2	2	2	a	a	a		2	4	3						19
h. Nates	1	1	2	1	2	—	a	1	2	1	4	3	1						13
v. Hände volar	a	a	—	—	2	a	—	a	a	3		1	5						17
h. Hände dorsal	1	1	2	2	2	2	—	a	a	1	2	4	2						16
v. Knie	—	—	a	2	—	a	a	a	1	3	1	1	4						15
h. Ellenbogen dorsal . . .	—	—	—	—	2	—	1	—	—	7	1	1							3
h. Unterschenkel plantar .	1	1	1	2	1	2	a	1	a		5	2	2						15
v. Füße vorne	—	—	—	—	1	—	—	a	a	6	1		2						7
h. Füße plantar	—	—	1	—	—	—	—	a	a	6	1		2						7
Wertung	39	45	48	48	52	54	54	60	63	27	21	35	64	53	5	1			
abgeblaßte Stellen	1	10	6	9	3	8	6	10	6										

oberen Teil der Extremitäten herabgerückt, findet sich vereinzelt auch schon auf den Füßen. Einzig die Ellenbogen sind noch verschont davon.

Eine Ausnahme im Gesichte bilden die Wangen, die in einem Falle noch gar nicht ergriffen sind, in einem andern noch frische Röte zeigen, während im übrigen das Gesicht meistens stark (c) oder völlig (d) abgeblaßt erscheint. Auch Brust und Rücken, Schultern und Oberarme haben meistens die frische Farbe des Exanthems verloren.

Das Exanthem am Beginne des 4. Tages.

Die Zusammenfassung über den 2. und 3. Tag konnte nur die Befunde bei der ersten Serie bestätigen; bezüglich des 4. Tages waren wir dort wegen der Spärlichkeit der Fälle zu keinem definitiven Resultate gekommen. Aus der zweiten Serie ersehen wir, daß um diese Zeit mit wenigen Ausnahmen der ganze Körper ergriffen ist. Fall 24, 44, 40 sind ganz komplett; bei 18 fehlen nur die Nates, bei 36 die Ellenbogen, bei 23 Ellenbogen und Füße (plantar), bei 22 Nates, Ellenbogen und Füße plantar, bei 30 Rücken der Hände und Füße beiderseits, bei 31 endlich außer Füßen und Ellenbogen auch Handrücken und Knie.

Nirgends zeigen sich mehr einzelne Papeln, die früher Vorläufer des Exanthems waren („1“); am Beginne des 2. Tages waren 55 Stellen mit dieser Vorstufe bedeckt, am Beginne des 3. Tages nur mehr 21 Stellen; jetzt hört diese Frühform ganz auf.

Auch das Stadium „2“ — sparsames beginnendes Exanthem — kommt nur mehr wenig vor: 15 Stellen gegen 36 am 3. und 50 am 1. Tage; wir finden es noch an Nates und Unterschenkeln (je 3 Stellen), an der Vorderseite der Füße (2 Stellen), je einmal an der Rückseite der Ober- und Unterarme, der Oberschenkel, an den Knien und Kniekehlen, den Ellenbogen, sowie an den Plantarseiten der Füße.

Frisches, dichtes Exanthem (a) ist nunmehr von Kopf und Stamm verschwunden, findet sich aber noch häufig an den Extremitäten, besonders an Unterarmen, Unterschenkeln und der Volarseite der Hände.

Auch das leicht abgeblaßte Exanthem (b) ist schon am Stamme überholt worden; nur Mundgegend (zweimal) und Wangen (dreimal) weisen es noch auf, sowie Bauch (zweimal), Brust und Rücken (je einmal). Somit ist der Stamm größtenteils auf Stufe c — das stark abgeblaßte

Exanthem — übergegangen, teilweise auch schon auf die einfach pigmentierte, völlig verblaßte Exanthemstufe d.

Am 3. Tage war die völlige Abblassung (d) nur in einem einzigen Falle (18) im Gesichte zur Beobachtung gekommen, am 4. Tage findet sie sich schon an 24 Körperstellen.

Neben diesem raschen Abblassen sehen wir auch das völlige Verschwinden des Exanthems („0"), das den Kopf betrifft, und ausnahmsweise auch die Extremitäten (Unterarme, Kniekehle).

Beginn des 4. Tages

			31	36	24	22	23	44	40	30	18	—	1	2	a	b	c	d	0
v.	behaarter Kopf	Kopf	c	0	d	0	0	c	0	c	0						3	1	5
v.	Stirne	Kopf	c	0	0	0	0	d	0	c	0						2	1	6
v.	mittleresGesicht	Kopf	c	0	c	b	b	c	0	c						2	4		3
v.	seitliches Gesicht	Kopf	c	0	c	b	b	b	0	c	0					3	3		3
h.	zwischen den Ohren	Kopf	c	0	d	0	d	c	0	c	0						3	2	4
			c	0	d	0	d	c	0	c	0						3	2	4
h.	oberer mittl. Teil	Rücken	c	c	c	d	d v	c	c	c	c						7	2	
h.	Unterer Teil	Rücken	c	c	b	d	d v	c	c	c	c					1	6	2	
v.	Brust		b	c	c	d	d v	c	c	c	d					1	5	3	
v.	Bauch		b	c	b	d	d	c	c	c	d					2	4	3	
v.	Schultern vorne		b	c	b	d	d	c	c	c	d					2	4	3	
h.	Schultern hinten		b	c	c	d	d v	c	c	c	d					1	5	3	
v.	Oberarme volar		a	a	b	c	v	b	c	c	d				2	2	4	1	
v.	Oberschenkel vorne . . .		a	c	b	a	b	c	c	c	b				2	3	4		
h.	Oberarme dorsal		2	b	b	d	d v	b	c	c	c			1		3	3	2	
v.	Unterarme volar		a	a	b	a	a v	c	c	c	c				4	1	4		
h.	Unterarme dorsal		2	a	b	d	d v	b	c	0	c			1	1	2	2	2	1
h.	Oberschenkel hinten . . .		a	b	a	a	b	2	c	c	c			1	3	2	3		
h.	Kniekehlen		c	c	b	0	v	2	c	c	c			1		1	5	1	1
v.	Unterschenkel vorne . . .		2	a	a	a	a	b	c	c	c			1	4	1	3		
h.	Nates		2	a	b	—	2	2	a	c	—	2		3	2	1	1		
v.	Hände volar		a	a	a	a	a	a	c	c	c				6		3		
h.	Hände dorsal		—	a	a	b	b	b	c	—	c	2			2	3	2		
v.	Knie		—	b	b	a	a	c	c	c	c	1			2	2	4		
h.	Ellenbogen dorsal		—	—	b	—	—	b	2	c	c	4		1		2	2		
h.	Unterschenkel plantar . .		2	a	a	2	b	2	c	c	c			3	2	1	3		
v.	Füße vorne		—	a	2	2	a	b	c	—	b	2		2	2	2	1		
h.	Füße plantar		—	a	2	—	—	b	c	—	b	4		1	1	2	1		
												15		15	33	35	79	24	6
	Noch nicht abgeblasste Stellen		10	10	9	7	6	5	1	0	0								

Anm.: v (violett) wurde als d (pigmentiert) mitgezählt.

Das Exanthem am Beginne des 5. Tages.

Zu den 3 Fällen 24, 44 und 40 ist nur noch der Fall 18 hinzugetreten, der durch Ergänzung des Exanthems der Nates vollkommen komplett wurde d. h., auf allen Körperstellen Ausschlagsbildung aufwies. Die übrigen 5 Fälle sind in ihrer Entwicklung stehen geblieben. Bei 36 fehlen noch die Ellenbogen, bei 30 die Vorderseiten der Füße, bei 31 Knie und Ellenbogen, 23 Ellenbogen und Rückseite der Füße, bei 22 endlich Nates, Ellenbogen und Plantarseite der Füße.

In Summe sind es viermal die Ellenbogen, zweimal die Plantarseite der Füße, je einmal Nates, Knie und Vorderseite der Füße, die zurückgeblieben sind. Dieses Zurückbleiben ist als ein definitives Verschontbleiben von Exanthem aufzufassen, da wir (mit Ausnahme der lokalen Nachschübe bei Fall 30 und 40) keine Anzeichen einer weiteren Entwicklung des Exanthems nachweisen können.

Die Vorstufe „1" ist, wie schon am 4. Tage, nirgends mehr zu konstatieren; die Stufe „2" nur bei Fall 30, wo auf der Volarseite der Unterarme neben den pigmentierten Resten des alten Exanthems einige neue Papeln aufgetreten sind.

Ein dichtes, frisches Exanthem „a" findet sich an den Händen und Füßen bei Fall 30, sowie auf den Nates bei Fall 40, hier neben altem Exanthem.

Leicht abgeblaßtes Exanthem „b" ist noch an 15 Stellen an den Extremitäten zu sehen, zweimal im Gesichte; auch das stark abgeblaßte Exanthem der Stufe „c" ist nur mehr spärlich zu finden: fünfmal im Gesicht (davon viermal an den Wangen), 11 mal an den Extremitäten.

Beherrscht wird das Bild von der Stufe „d", dem pigmentierten, völlig abgeblaßten Exanthem, das 127 Körperstellen einnimmt (gegen 24 am Vortage).

Ganz verschwunden ist das Exanthem an 40 Körperstellen (Stufe 0), und zwar sowohl im Gesicht als auch an den unteren Teilen der Extremitäten, während, wie wir später noch ausführen werden, der Stamm den Ausschlag länger festhält. In zwei Fällen sind violette Verfärbungen des alten Exanthems verzeichnet (Fall 23, 24), welche besonders die oberen Extremitäten betreffen; in einem Fall (18) ist Schuppung an Kopf und Bauch notiert.

Das Exanthem am Beginn des 5. Tages:

	31	36	24	22	23	44	40	30	18	—	1	2	a	b	c	d	0	Wertung
v. behaarter Kopf (Kopf)	0	0	0	0	0	0	0	d	0							1	8	
v. Stirne (Kopf)	0	0	0	0	0	0	0	d	Sch							1	8	
v. mittleres Gesicht (Kopf)	0	0	dv	d	c	0	0	b	Sch					1	1	2	5	
v. seitliches Gesicht (Kopf)	c	0	cv	d	c	c	0	b	0					1	4	1	3	
h. zwischen den Ohren (Kopf)	d	0	0	0	0	0	0	0	Sch							1	8	
Durchschnitt	d	0	v	0	0	0	0	d	Sch							3	6	v als d Sch als 0
h. oberer mittl. Teil (Rücken)	d	d	d	d	v	d	d	d	d							9		
h. unterer Teil (Rücken)	d	d	d	d	v	d	d	d	d							9		
v. Brust	d	d	0	0	v	d	d	d	d							7	2	
v. Bauch	d	d	0	d	0	d	d	d	Sch							7	2	
v. Schultern vorne	d	d	0	0	0	d	d	d	d							6	3	
h. Schultern hinten	d	d	0	d	v	d	d	d	d							8	1	v als d
v. Oberarme volar	c	d	v	0	v	d	d	d	d						1	7	1	
v. Oberschenkel vorne . . .	c	d	d	c	v	d	d	d	d						2	7		
h. Oberarme dorsal	b	d	v	d	dv	d	d	d	0					1		8		
v. Unterarme volar	b	d	v	b	v	d	d	d+2	d			1		2		6		
h. Unterarme dorsal	b	d	v	d	v	d	d	0	d					1		7	1	
h. Oberschenkel hinten . . .	c	c	d	b	d	0	d	d	d					1	2	5	1	
h. Kniekehlen	c	d	d	0	v	0	d	v	d						1	5	3	
v. Unterschenkel vorne . . .	b	d	d	c	d	d	d	0	d					1	1	6	1	
h. Nates	c	d	b	—	0	0	ad	d	Sch	1			1	1	1	2	3	ad als a
v. Hände volar	b	0	0	b	0	d	d	a!	d				1	2		3	3	
h. Hände dorsal	b	0	0	c	d	d	d	a!	d				1	1	1	3	3	
v. Knie	—	d	d	c	d	d	d	d	d	1					1	7		
h. Ellenbogen dorsal	—	—	v	—	—	d	d	0	d	4						4	1	
h. Unterschenkel plantar . .	b	d	d	c	d	0	d	0	d					1	1	5	2	
v. Füße plantar	b	d	b	0	0	0	0	—	d	1				2		2	4	
h. Füße plantar	b	0	b	—	—	0	0	a!	d	2			1	2		1	3	
										9	—	1	4	15	11	127	40	
Noch nicht abgeblaßt	o	—	—	—			1	4 neue	—									

Über die Verteilung der einzelnen Exanthemstadien orientiert die folgende Tabelle. Der Kopf ist bei Zusammenzählung der Körperstellen als Einheit nach seiner Durchschnittsentwicklung eingesetzt.

Anzahl der Körperstellen in den einzelnen Exanthemstufen:

	—	1	2	a	b	c	d	0
Beginn des 2. Exanthemtages	**65**	55	50	32	5	—	—	—
3. „	27	21	36	**64**	53	5	1	—
4. „	15	—	15	33	35	**79**	24	6
5. „	9	—	1	4	15	11	**127**	40

Der 2. Tag beginnt sonach mit ungefähr gleicher Ausdehnung von Stufe 1 und Stufe 2; das dicht entwickelte frische Exanthem a hat erst $^1/_5$ der Oberfläche erobert, während ca. $^2/_5$ noch ohne Exanthem sind (65 Stellen).

Der Beginn des 3. Tages steht unter dem Zeichen des dichten, frischen Exanthems a, das 64 Stellen einnimmt, während 59 Stellen schon zu weiteren Stadien (b, c, d) vorgerückt sind und 57 noch in Vorstufen verharren.

Bei Beginn des 4. Tages dominiert die Stufe c (79 Stellen); die Vorstufe „1" ist ganz verschwunden, Vorstufe „2" sehr reduziert; 68 Stellen befinden sich noch im Stadium a und b.

Bei Beginn des 5. Tages ist das Exanthem im Verschwinden begriffen: 127 Stellen befinden sich im Stadium d, bei 40 ist der Ausschlag ganz verschwunden, nur mehr 5 Stellen zeigen frische Exantheme von Typus 2 und a. — Einige Stellen sind und bleiben ohne jedes Exanthem.

In der Tafel (Fig. 423) sind die Verhältniszahlen der vorhergehenden Tabelle graphisch aufgetragen.

Wir können an ihr den Gang der Entwicklung in horizontalen Linien verfolgen.

Eine Körperstelle, die am Beginn des 2. Tages schon in voller Entwicklung ist (Mitte von a bei der Horizontalen 10) macht folgende Weiterentwicklung durch:

Beginn des	2.	3.	4.	5. Tages
	a	b	d	0

Sie ist also nach 24 Stunden leicht, nach 48 Stunden völlig abgeblaßt, nach 72 Stunden hat sie das Exanthem verloren. In der gleichen Weise können wir den Verlauf aller einzelnen Phasen berechnen:

% der Körperstellen
100, 90, 80, 70, 60, 50, 40, 30, 20, 10, 0

Das Exanthem am Beginne des 2. 3. 4. 5. Tages

⊖ ohne Exanthem.
1 vereinzelte Efflorescenzen.
2 spärliches Exanthem.
a dichtes, frisches Exanthem.
b leicht abgeblaßtes Exanthem.
c stark „ „
d völlig „ „
0 Exanthem verschwunden.

Fig. 423.

Entwicklungsstufe am Beginne des	2.	3.	4.	5. Tages
1. Horizontale bei b der 1. Kolonne	b	c	0	0
2. „ „ a „ 1. „	a	b	d	0
3. „ „ 2 „ 1. „	2	a	c	d
4. „ „ 3 „ 1. „	1	a	b	d
5. „ „ 1 „ 2. „	—	1	a	c
6. „ „ 2 „ 3. „	—	—	2	b

Wir können demnach sagen, daß der Ablauf des Exanthems bis zum Verschwinden der Hyperämie (Stadium d) durchschnittlich drei Tage in Anspruch nimmt. (Zweite bis vierte Horizontale.) Die erste Horizontale kommt in dieser Zeit sogar bis 0; es handelt sich hier speziell um die Stirne, die ein auffallend rasches Verschwinden des Exanthems zeigt. Anderseits finden wir auch einen rascheren Ablauf bei der letzten Horizontale angedeutet, worauf wir später noch zurückkommen.

Fortschreiten des Exanthems innerhalb von je 24 Stunden.

Wenn wir nun festgestellt haben, daß der Ablauf des Ausschlages vom ersten Entstehen bis zum Verschwinden der Hyperämie an derselben Körperstelle ungefähr dreimal 24 Stunden in Anspruch nimmt, so können wir noch untersuchen, wie sich der Fortschritt innerhalb der einzelnen Exanthemstufen sowie an den einzelnen Tagen des Exanthems verhält.

Für den Fortschritt am ersten Tage können wir einfach den Befund zu Beginn des 2. Tages hernehmen. Es handelt sich hierbei vielleicht um etwas mehr als 24 Stunden, weil wir ja hier den „Beginn des 2. Tages" gleichgesetzt haben mit dem Augenblick der zweiten Zeichnung. Aber wesentlich wird der Fehler nicht sein.

Am Beginn des 2. Tages nun finden wir, wenn wir diesmal auch die einzelnen Partien des Gesichtes in die Rechnung mit einbeziehen

57 Körperstellen mit spärlichen Efflorescenzen — Stufe 1.

52 Körperstellen mit verstreutem, beginnenden Exanthem — Stufe 2.

47 Körperstellen mit dichtem frischen Exanthem — Stufe a,

16 Körperstellen mit dichtem Exanthem in beginnendem Abblassen — Stufe b.

Um die Fortschritte im Laufe des 2. Exanthemtages zu bestimmen, vergleichen wir die Zeichnungen und Protokolle des 2. und 3. Tages. Notiert wurde das Auftreten von Exanthem an Körperstellen, die am Vortage noch frei waren, die Zunahme von wenigen Papeln zu einem spärlichen Exanthem (Stufe 1 auf 2) oder zu dichtem Exanthem (Stufe 1 auf a). Auch innerhalb der Bezeichnung „dichtes Exanthem“ ließ sich öfters auf der Zeichnung eine Zunahme der Intensität erkennen (Verstärkung der Stufe a), die oft schon mit einem leichten Abblassen verbunden war (Veränderung von a zu b).

Fortschritte im Laufe des 2. Tages.

			31	24	36	22	40	30	23	18	44	S.
v.	behaarter Kopf	Kopf . . .	0b									1
v.	Stirne	Kopf . . .										
v.	mittleres Gesicht	Kopf . . .							ab			1
v.	seitliches Gesicht	Kopf . . .			0c	1b	ab	0b	1b	2d		6
h.	zwischen den Ohren	Kopf . . .		2a								1
h.	oberer mittl. Teil	Rücken . .	aa	2b	ab		2b				2b	5
h.	unterer Teil	Rücken . .	aa	1a	aa		2a	ab			2b	6
v.	Brust		2a	2b	2b		2b		ab		2b	6
v.	Bauch		2a	1a	2b	2b	2b	2b	ab		2b	8
v.	Schultern vorne		1a	1a	2b		2b				2b	5
h.	Schultern hinten		2a	1a	2b		2b			ab	2b	6
v.	Oberarme volar		02	1a	12	2b	2a	aa	2b	2b	2b	9
v.	Oberschenkel vorne		02	1a	1a	12	2a	2a	1a	2a	2a	9
h.	Oberarme dorsal		01	1a	01	2b	2a	1a	2b	1a	2b	9
v.	Unterarme volar		01	1a	02	12	2a	2a	12	2a	1b	9
h.	Unterarme dorsal		01	0a	02	2b	2a	12	2a	1a	2a	9
h.	Oberschenkel hinten		02	02	1a	12	2a	1a	12	1a	12	9
h.	Kniekehlen		12	02	2a	02	12	2a	02	2a		8
v.	Unterschenkel vorne		01	12	12	11	2a	1a	12	12	2a	9
h.	Nates		01	12	12	01	02	1a	11		01	8
v.	Hände volar		0a	12		0a	1a			1a	aa	6
h.	Hände dorsal		01	12	12	01	1a		12	02	2a	8
v.	Knie				2a		01	0a	12	0a	1a	6
h.	Ellenbogen dorsal			02				01				2
h.	Unterschenkel plantar		01	01	01	01	1a	0a	12	02		8
v.	Füße plantar			01			0a				1a	3
h.	Füße plantar				01		0a				1a	3

0 noch kein Exanthem
1 einige Flecken
2 spärliches Exanthem

a frisches dichtes Exanthem
b leicht abgeblaßt
c stark abgeblaßt
d völlig abgeblaßt (nur pigmentiert).

Anm.: 0b bedeutet: Fortschritt von Stufe 0 auf Stufe b, 2a: Fortschritt von Stufe 2 auf Stufe a, aa Vermehrung der Intensität innerhalb der Stufe a (nach der Zeichnung bestimmt).

Die Stufe 1 erschien 18 mal, Stufe 2 13 mal, dichtes Exanthem (a) 5 mal auf vorher ausschlagsfreien Partien; 22 mal wandelte sich 1 in 2, 26 mal 1 in a, 25 mal 2 in a, 27 mal 2 direkt in b. Eine Verstärkung des ganz vereinzelten Exanthems kam 2 mal vor, 5 mal Verstärkung von a bei Erhaltung des frischen Kolorits, 7 mal bei gleichzeitigem Abblassen zu b. Ausnahmsweise sehen wir Umwandlung von 2 direkt zu d (1 mal) oder Entstehen von c auf neuem Boden; ich möchte vermuten, daß es sich hier um Fehler in der Zeichnung gehandelt hat. Es betraf beidemal die Wange (Fall 36 und Fall 18); diese kleine Körperpartie wurde nicht sehr genau behandelt, wenn sie nicht in deutlichem Gegensatz zu den anderen Partien des Gesichtes war, also durch Zurückbleiben oder durch intensive Färbung auffiel.

In bezug auf den Fortschritt an den einzelnen Körperflächen sehen wir, daß der Kopf schon innerhalb der ersten 24 Stunden fast durchwegs sein definitives Exanthem entwickelt, welches von da an nur mehr regressive Phasen mitmacht. (Das Abblassen von a zu b und c ist hier nicht angeführt, wenn es nicht mit einer Verstärkung verbunden ist.)

Ganz speziell ist es die Stirne, die ausnahmslos mit ihrer Entwicklung fertig ist, während beim behaarten Kopf, dem mittleren Gesicht, der Gegend zwischen den Ohren je eine Ausnahme vorkommt.

Vollkommen verschieden davon verhält sich aber die Wangengegend, die nur in 3 Fällen komplett ist, während in 6 Fällen frische Exantheme oder zum mindesten Verstärkungen des früheren Exanthems auftreten.

Der Stamm zeigt fast durchwegs eine Verstärkung des Exanthems, besonders in jenen Partien, die es am ersten Tage nicht zu dichtem Ausschlag gebracht hatten.

Das Hauptevolutionsgebiet des 2. Tages liegt in den Gegenden der Oberarme, Oberschenkel, Unterarme und Unterschenkel (hinten), welche ausnahmslos einen Fortschritt zeigen, während die distalen Partien der Extremitäten und die Nates 1—3 Ausnahmen aufweisen. Ganz zurückgeblieben sind noch Füße und Ellenbogen.

Die Evolution des Exanthems ist innerhalb der zweiten 24 Stunden insgesamt noch fast ebenso intensiv wie innerhalb der ersten: der Fortschritt zeigt sich an 160 Körperstellen gegenüber 172 am ersten Tage.

Fortschritte während des 3. Tages, sowie Verschwinden des Exanthems am Beginne des 4. Tages.

		31	24	36	22	40	30	23	18	44	Fortschritt	Verschwinden
v. behaarter Kopf	Kopf			c		B		B	c			4
v. Stirne	Kopf		c	c	c	B		c	D			6
v. mittleres Gesicht	Kopf					B			D			2
v. seitliches Gesicht	Kopf	0 c		c		b c	b c		D		3	2
h. zwischen den Ohren	Kopf			c	c	B			c			4
h. oberer mittl. Teil	Rücken		b c								1	
h. unterer Teil	Rücken		a b								1	
v. Brust			b c								1	
v. Bauch			a b		B						1	1
v. Schultern vorne			a b								1	
h. Schultern hinten			a c								1	
v. Oberarme volar		2 a	a b	2 a							3	
v. Oberschenkel vorne		2 a	a b		2 a						3	
h. Oberarme dorsal		12a	a b	1 b			ac		a c		5	
v. Unterarme volar		1 a	a b	2 a	2 a			2 a			5	
h. Unterarme dorsal		1 2	a b	2 a			**2**				3	1
h. Oberschenkel hinten		2 a	2 a	a b	2 a			2 b			5	
h. Kniekehlen		2 c	2 b		**2**	2 c					3	1
v. Unterschenkel vorne		1 2	2 a	2 a	1 a		a c	2 a	2 c		7	
h. Nates		1 2	2 b	2 a	**1**	2 a		1 2		1 2	6	1
v. Hände volar			2 a	0 a			0 c	0 a			4	
h. Hände dorsal		**1**	2 a	2 a	1 b			2 b	2 c		5	1
v. Knie			0 b	a b	0 a	1 c		2 a			5	
h. Ellenbogen dorsal			2 b			0 2	1 c		0 c		4	
h. Unterschenkel plantar		1 2	1 a	1 a	1 2			2 b	2 c	1 2	7	
v. Füße vorne			1 2	0 a	0 2			0 a	0 b		5	
h. Füße plantar			0 2	1 a					0 b		3	

0 noch kein Exanthem
1 einige Flecken
2 spärliches Exanthem

a frisches Exanthem
b leicht abgeblaßt
c stark abgeblaßt
d völlig abgeblaßt, nur Pigmentierung.

Anm.: Die großen Buchstaben sowie die fettgedruckten Ziffern bedeuten das Verschwinden des Exanthems; B heißt: am 3. Tage war ein leicht abgeblaßtes Exanthem, am 4. Tage nichts mehr zu sehen. Fetter Druck („**1**") bedeutet: am 3. Tage spärliche Aussaat, die am 4. Tage verschwunden war.

Ganz wesentlich schwächer wird der Fortschritt am 3. Tage (Tafel auf S. 165). Er umfaßt nur mehr 82 Körperstellen, also etwa $^1/_3$ aller 243 Körperstellen, während an den beiden Vortagen $^2/_3$ in Entwicklung standen.

Die Vorstufe „1" erscheint gar nicht mehr, auch „2" nur spärlich (10mal); a ist am häufigsten vertreten (30 mal), daneben b (21 mal) und c (18 mal).

Nur der eine Fall 24 hat an sämtlichen Körperstellen mit Ausnahme des Kopfes Verstärkung zu verzeichnen, bei den übrigen Fällen ist auch das Exanthem des Stammes schon nicht mehr in so lebhafter Entwickelung.

Die Wangen stellen sich wieder in Gegensatz zu der Umgebung: in Fall 31 erscheint erst an diesem Tage das Exanthem, in Fall 40 und 30 verstärkt sich b zu c.

Sonst herrscht jetzt keine solche Einheitlichkeit mehr wie am 1. Tag. Oberarme und Oberschenkel haben noch einiges nachzuholen, Unterschenkel und Nates sind am häufigsten beteiligt (6—7 mal). Füße und Ellenbogen bleiben noch immer zurück.

Ein Fortschritt im Laufe des 4. Tages kommt nur ausnahmsweise vor. Wenn wir hier unter 9 Fällen bei 4 noch Fortschritte vermerken, so ist dies viel häufiger als dem Durchschnitte entspricht. Die meisten Fälle, bei denen keine neue Veränderung mehr eintrat, wurden nämlich am 5. Tage überhaupt nicht mehr gezeichnet. Die Zeichnungen an diesem Tage wurden eben durch den konstatierten Fortschritt mit veranlaßt (Tafel auf S. 167).

Im Fall 31 haben wir einen regulären Fortschritt vor uns, die Vollendung des bisher zurückgebliebenen Exanthems. In Fall 24 ebenso. Dagegen ist bei 40 nur das Exanthem am Ellenbogen — vielleicht eine ungenaue Zeichnung? — als Vollendung des Exanthems, die frische Rötung ad nates jedoch als Nachschub aufzufassen. In dieselbe Gruppe gehört speziell der Fall 30. Schon ist der Ausschlag an vielen Stellen ganz verschwunden, da tritt ein neues, dichtes frischrotes Exanthem an Hand- und Fußflächen, an den Handrücken auf. Allerdings waren diese Stellen früher (mit Ausnahme der Handflächen, bei denen aber vielleicht die Zeichnung des 3. Tages ungenau ist) noch frei von Exanthem, aber der 4. Tag hatte keine wesentliche frische Vermehrung gegeben.

Fortschritte während des 4. Tages und Verschwinden des Exanthems am Beginne des 5. Tages.

			31	24	36	22	40	30	23	18	44	Fortschritte	Verschwinden
v.	behaarter Kopf .	Kopf	C	D									2
v.	Stirne	Kopf	C								D		2
v.	mittleres Gesicht	Kopf	C								B		2
v.	seitliches Gesicht	Kopf											
h.	zwischen den Ohren	Kopf		D				C	D		C		4
h.	oberer mittl. Teil	Rücken											
h.	unterer Teil	Rücken											
v.	Brust			C		D							2
v.	Bauch			B					D				2
v.	Schultern vorne			B		D			D				3
h.	Schultern hinten			C									1
v.	Oberarme volar					C							1
v.	Oberschenkel vorne . . .												
h.	Oberarme dorsal		2b					C				1	1
v.	Unterarme volar							c2!				1	
h.	Unterarme dorsal		2b									1	
h.	Oberschenkel hinten . .										ꝛ		2
h.	Kniekehlen							C			ꝛ		2
v.	Unterschenkel vorne. . .		2b					C				1	1
h.	Nates		2c	bb			aa		ꝛ		ꝛ	3	2
v.	Hände volar			A	A			ca	A			1	3
h.	Hände dorsal		0b	A	A			0a	B			2	3
v.	Knie												
h.	Ellenbogen dorsal						2d	C				1	1
h.	Unterschenkel plantar . .		2b					C			ꝛ	1	2
v.	Füße plantar		0b	2b		ꝛ	C		A		B	2	4
h.	Füße vorne.		0b	2b	A		C	0a			B	3	3

1 einige Flecken
2 spärliches Exanthem tritt auf, ꝛ dasselbe verschwindet
a frisches Exanthem „ A „ „
b leicht abgeblaßtes „ B „ „
c stark abgeblaßtes „ C „ „
d völlig abgeblaßtes „ D „ „

Die folgende Tabelle und die Zeichnung geben eine Zusammenstellung der Fortschritte an allen verschiedenen Tagen.

Auftreten und Fortschreiten des Exanthems an den einzelnen Tagen:

Fig. 424.

Fortschritte des Exanthems im Laufe des 1. 2. 3. 4. Tages

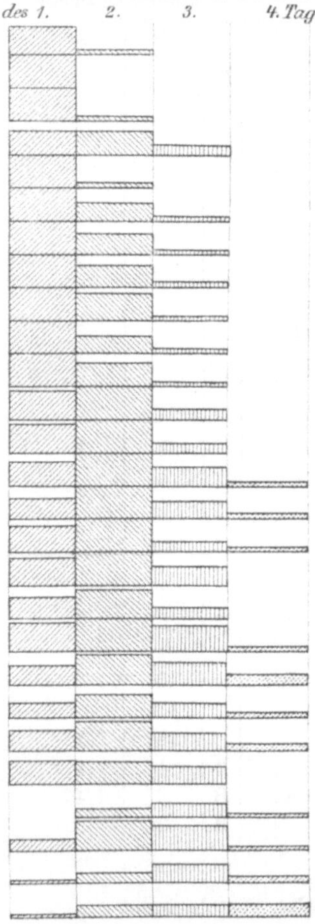

Von 9 Fällen zeigen Fortschritte innerhalb des		1. Tages	2. Tages	3. Tages	4. Tages
behaarter Kopf*)	Kopf	8	1		
Stirne	Kopf	9			
seitliches Gesicht	Kopf	9	1		
mittleres Gesicht	Kopf	6	6	3	
zwischen den Ohren	Kopf	9	1		
oberer mittl. Teil	Rücken	9	5	1	
unterer Teil	Rücken	9	6	1	
Brust		9	6	1	
Bauch		9	8	1	
Schultern vorne		9	5	1	
Schultern hinten		9	6	1	
Oberarme volar		8	9	3	
Oberschenkel vorne		8	9	3	
Oberarme dorsal		7	9	5	1
Unterarme volar		6	9	5	1
Unterarme dorsal		7	9	3	1
Oberschenkel hinten		7	9	5	
Kniekehlen		6	8	3	
Unterschenkel vorne		8	9	7	1
Nates		5	8	6	3
Hände volar		4	6	4	1
Hände dorsal		5	8	5	2
Knie		6	6	5	
Ellenbogen dorsal		—	2	4	1
Unterschenkel plantar		3	8	7	1
Füße vorne		1	3	5	2
Füße plantar		1	3	3	3

*) Fragliches Exanthem ist hier als Fortschritt mitgezählt.

Aus der Zeichnung ersehen wir, daß die Fortschritte des 1. Tages kompakt Kopf und Stamm betreffen — mit Ausnahme der Wangen — dann spärlicher werden. Der 2. Tag hat den Kopf nicht mehr und die Enden der Extremitäten noch nicht, betrifft hauptsächlich die proximalen Partien der Arme und Beine. Am 3. Tage wird überall noch nachgeholt, was vergessen war. Der 4. Tag bringt nur noch ausnahmsweise Schübe in den distalen Partien.

Ist das Fortschreiten in der Entwicklung bzw. im Verblassen ein ganz gleichmäßiges? Nimmt eine bestimmte Körperstelle von Tag zu Tag um zwei Entwickelungsstufen zu, da wir gesehen haben, daß unsere 6 Stufen in 3 Tagen durchlaufen werden? Die folgende Tabelle soll über diese Frage Auskunft geben. Alle Körperstellen, die an den einzelnen Tagen Fortschritte zeigten, sind hier zusammengezählt.

Fortschritt vom	1./2.	2./3.	3./4.	4./5. Tag		
von 0 auf 1	57	18	—	—	75	
1 „ 2		22	10		32	Fortschritt um 1 Stufe
2 „ a		25	20		45	**173** Stellen
a „ b		7	10		17	
b „ c			4		4	
von 0 auf 2	52	13	3	1	69	
1 „ a		26	5		31	Fortschritt um 2 Stufen
2 „ b		27	6	6	39	**143** Stellen
a „ c			4		4	
von 0 auf a	47	8	5	3	63	
1 „ b		3	2		5	Fortschritt um 3 Stufen
2 „ c			5	1	6	**74** Stellen
von 0 auf b	16	2	3	3	24	
1 „ c			2		2	Fortschritt um 4 Stufen
2 „ d		1		1	2	**28** Stellen
von 0 auf c		1	3		4	Fortschritt um 5 Stufen
Verstärkung derselb. Stufe						**4** Stellen
1		2			2	Verstärkung der Intensität
a		5		1	6	in derselben Stufe
b				1	1	**9** Stellen
Summe	172	160	82	17		431

Wir sehen, daß der Fortschritt in etwa $^2/_3$ der Fälle ein gleichmäßiger ist, 1—2 Stufen in 24 Stunden beträgt. Ein Siebentel aller Fälle ergibt den scheinbaren Fortschritt um 3 Stufen: das Entstehen eines dichten Exanthems a innerhalb von 24 Stunden; von 63 Fällen dieser Kategorie betreffen 47 den 1. Tag. Dies ist so zu erklären: Einerseits besteht am 1. Tage eine sehr bedeutende Evolutionsintensität, anderseits ist dieser Tag tatsächlich länger als 24 Stunden, da wir ihn ja mit der Zeichnung des 2. Tages abschließen, die in Wirklichkeit etwa 28 bis 32 Stunden nach dem ersten Beginn des Exanthemes gemacht wird.

So ist es auch zu erklären, daß am 1. Tage 16 Fortschritte von 0 auf b, also um 4 Stufen zu verzeichnen sind. Alle übrigen Fortschritte um 3 und mehr Stufen, an den andern Tagen, sind an Zahl ganz unbedeutend und eher durch eine ungenaue Zeichnung zu erklären.

Verschwinden des Exanthems.

Die Pigmentierungen nach Masern erhalten sich manchmal durch einige Wochen, in den meisten Fällen verschwinden sie aber ziemlich rasch. In der vorliegenden Serie wurden darüber folgende Beobachtungen gemacht:

Zum ersten Male wurde am Beginne des 4. Tages ein Verschwinden des Exanthems (0) bemerkt, und zwar fast ausschließlich an der Stirne und den übrigen Teilen des Kopfes: (Tafel auf S. 165).

Stirne 6mal,

behaarter Kopf und Gegend zwischen den Ohren 4mal,

mittlerem und seitlichem Gesicht je 2mal,

außerdem je einmal auf Bauch, Hinterseite der Unterarme, Kniekehlen, Nates und Rückenfläche der Hände.

Am Beginne des 5. Tages (Tafel auf S. 167) verschwand das Exanthem noch weiter zwischen den Ohren (4 mal), am behaarten Kopfe, der Mitte des Gesichtes und der Stirne, so daß von insgesamt 45 Stellen des Kopfes das Exanthem 32mal verschwunden war.

Stirne, behaarter Kopf, Gegend zwischen den Ohren wiesen nur noch in je einem Falle Exanthem auf, die Mitte des Gesichtes 3mal; nur die Wangen trugen noch in der Mehrzahl der Fälle (5) Reste von Exanthem.

Der Rücken verlor seine Pigmentierung, wie auch Brust und Bauch in je 2 Fällen. Von den übrigen Körperteilen ist hervorzuheben, daß die distalsten Stellen, Hände und Füße, am häufigsten das Exanthem einbüßten.

Hier findet sich eine merkliche Differenz zwischen Kopf, Stamm und Extremitäten: der Kopf — mit Ausnahme der Wangen — erhält sein Exanthem sehr früh und verliert es früh; der Stamm erhält das Exanthem sehr rasch nach dem Kopfe, verliert es aber nicht so bald; die Extremitäten hingegen, besonders ihre Enden, erhalten das Exanthem spät und unregelmäßig und verlieren es bald wieder.

Es sind also die spätgekommenen Efflorescenzen von geringerer Dauer, eine Beobachtung, die wir auch schon aus der Betrachtung der Stadien gewonnen hatten.

Wir finden an den Extremitäten noch eine zweite Erscheinung, die

Verschwinden des Exanthems:		Das Verschwinden erfolgt am 4. Tage aus dem Stadium:		am 5. Tage aus dem Stadium:		
v. behaarter Kopf	Kopf	C B B	C	C D		
v. Stirne		C C C	B C D	C D		
v. mittleres Gesicht		B D		C B		
v. seitliches Gesicht		C D				
h. zwischen den Ohren		C C B	C	D C D	C	
h. oberer mittl. Teil	Rücken . . .					D 11
h. unterer Teil						C 19
v. Brust				C D		B 9
v. Bauch		B		B D		A —
						2 —
v. Schultern vorne				B D D		1 —
h. Schultern hinten				C		39
v. Oberarme volar				C		
v. Oberschenkel vorne						
h. Oberarme dorsal				C		
v. Unterarme volar						
h. Unterarme dorsal		2				
h. Oberschenkel hinten				2		
h. Kniekehlen		2		C 2		
v. Unterschenkel vorne				C		D 0
h. Nates		1		2 2		C 6
v. Hände volar				A A A		B 3
h. Hände dorsal		1		A A B		A 7
v. Knie						2 8
h. Ellenbogen dorsal				C		1 2
h. Unterschenkel plantar				C 2		26
v. Füße vorne				C A B	2	
h. Füße plantar				A C B		

1 einige Flecken
2 spärliches Exanthem

A frisches Exanthem
B leicht abgeblaßt
C stark abgeblaßt
D völlig abgeblaßt.

auch auf derselben Ursache beruhen dürfte: das Verschwinden des Exanthems, bevor überhaupt noch eine reichliche Entwicklung eingetreten ist. So etwas kommt auf Kopf und Stamm nie vor.

Auf Kopf, Stamm und Schultern sehen wir das Verschwinden 11 mal nach Erreichung des Stadiums d, also nach völligem Abblassen des wirklichen Exanthems eintreten, 17 mal nach dem Stadium c, 9 mal unmittelbar nachdem Stadium b, niemals verschwindet Stadium 1, 2 oder a.

Die Extremitäten hingegen zeigen zweimal das Verschwinden

von verstreuten Papeln (Stadium 1), 8 mal das Verschwinden eines spärlichen Exanthems (Stadium 2). 7mal verliert sich innerhalb von 24 Stunden auch ein reichliches frisches Exanthem A, 3 mal B, 6 mal C.

Die dem Exanthem zugrunde liegende Entzündung ist eine relativ flüchtige, so daß kaum Pigmentierung verbleibt. Mit dem Aufhören der aktiven Hyperämie schwindet auf den Extremitäten auch die klinische Erscheinung, *während am Stamm die Hyperämie länger andauert und eine stärkere Pigmentierung zurückläßt.*

Als Ergänzung zu den Fortschritten des Exanthems und zu seinem Verschwinden können wir nun auch in Rücksicht ziehen, *wo der Ausschlag überhaupt nicht aufgetreten ist.*

Anzahl der Stellen am Beginn des		2. Tages		3. Tages		4. Tages		5. Tages	
		—	0	—	0	—	0	—	0
behaarter Kopf	Kopf	1					5		8
Stirne	Kopf						6		8
mittlerer Kopf	Kopf						3		5
seitliches Gesicht	Kopf	3		1			3		3
zwischen den Ohren	Kopf						4		8
oberer mittl. Teil	Rücken								
unterer Teil	Rücken								
Brust									2
Bauch						1			2
Schultern vorne									3
Schultern hinten									1
Oberarme volar		1							1
Oberschenkel vorne		1							
Oberarme dorsal		1							
Unterarme volar		2							
Unterarme dorsal		3					1		1
Oberschenkel hinten		2							1
Kniekehlen		3					1		3
Unterschenkel vorne		1							1
Nates		4		1		2		1	3
Hände volar		5		3					3
Hände dorsal		4		1		2			3
Knie		6		3		1		1	
Ellenbogen dorsal		9		7		4		4	1
Unterschenkel plantar		6							2
Füße plantar		8		6		2		1	4
Füße plantar		8		6		4		2	3

an denen das Exanthem noch fehlt —
an denen das Exanthem schon verschwunden ist 0.

Wir sehen aus der obigen Zusammenstellung, daß am Beginne des 3. Tages der Ausschlag noch an vielen Stellen (68) fehlt, daß aber 24 Stunden später nur mehr die unteren Partien exanthemfrei bleiben. Von diesen 27 Stellen bleiben am 4. Tage noch 15 übrig, am 5. Tage 9; unterdessen sind 66 Stellen dazu gekommen, von denen der Ausschlag schon wieder verschwunden ist.

Untersuchungen über spezielle Lokalisationen des Masernexanthems.

Die Einzel-Efflorescenzen des Masernexanthems.

Nach Besprechung der Lokalisation des Exanthems im großen kommen wir wieder auf die Einzelheiten der Efflorescenzen zurück.

Die meisten Autoren sprechen sich darüber nur sehr kurz aus:

Henoch (1883):

Die anfangs nur kleinen, deutlich um die Haarwurzeln aufsprossenden Papeln nehmen während dieser Zeit durch einen hyperämischen Hof (Roseola) an Röte zu und bilden nach vollendeter Eruption erbsen- bis bohnengroße, unregelmäßig geränderte, rundliche oder mehr halbmondförmige Flecken, welche beim Druck momentan verschwinden und deren papulöser Ursprung sich mehr durch das Gefühl als durch das Auge wahrnehmen läßt.

Baginsky (1905):

Die Farbe des Gesichtes ist rot, und bei aufmerksamer Betrachtung sieht man, daß die Röte sich zusammensetzt aus einer großen Summe mittelgroßer, zackiger, leicht über das Niveau der Haut sich erhebender Flecken ... bald dehnt sich die Röte über Brust, Bauch und Rücken, endlich über die Extremitäten aus.

Hutinel (1909):

Jede Einzelefflorescenz entwickelt sich in 36 Stunden; nach der 24. Stunde beginnt die Exsudation geringer zu werden, die Papel flacht sich ab, und es bleibt auf der Haut ein blaßroter oder bräunlicher Fleck, welcher in manchen Fällen eine Woche persistiert.

Ausführlicher ist Jürgensen:

Masern sind so gekennzeichnet: Umschriebene, die Umgebung leicht überragende, licht- bis dunkelrot gefärbte Flecken, zum Teil eine leichte Erhebung in ihrer Mitte darbietend, ein jeder für sich zur Entwicklung kommend, daher niemals die Haut an den von ihnen eingenommenen Stellen in ganzer Ausdehnung gleichmäßig ergreifend.

Die Form ist lange nicht immer eine runde, es kommen viele andere vor: mehr in die Länge gezogene, gezahnte, halbmondförmige Flecken usw. Eigenartig ist, daß im Anfang wenigstens ganz scharfe Abgrenzung gegen die gesund gebliebene Nachbarschaft vorhanden ist.

Die Größe der einzelnen Flecke wechselt von weniger als 1 mm bis nahezu 1 cm; am häufigsten findet man etwa 2—3 mm Durchmesser.

Daß die Masernflecke ihre Umgebung wirklich überragen, davon kann man sich durch Gesicht und Getast vergewissern. Bei dem Ausbruch tritt dies weniger hervor als zur Zeit der Blüte. Es ist aber auch schon anfangs vorhanden und dauert bis zur vollendeten Abkleiung.

Die Farbe kann eine sehr hellrote sein; wenn es sich um ein schwaches Exanthem handelt, ist dem anfangs oft so. Es finden sich nun alle Übergänge bis zum tiefen Purpur, in der Regel mit der Entwicklung des Einzelfleckes gleichen Schritt haltend. Nach einiger Zeit verschwindet die Rötung bei Druck oder besser bei Anspannung der Haut vollkommen, dann aber bleibt an der Stelle des Fleckes eine zunächst nur ganz unbedeutende gelbliche Verfärbung zurück, welche im Laufe der Tage zunimmt und schließlich mehr in das Braune überspielt. Echte Blutungen, die sich auf die Ausbreitung der Einzelflecken beschränken, geben ein anderes Aussehen; es ist ein deutlicher Stich ins Blaue vorhanden, Anspannung läßt hier selbstverständlich die Färbung nicht verschwinden.

Die zentrale Erhebung, wodurch der Einzelfleck noch besonders als solcher gekennzeichnet wird, ist nicht immer sichtbar. Je stärker das Exanthem, desto häufiger und desto ausgeprägter ist sie.

Von der größten Wichtigkeit ist, daß jeder Masernfleck für sich zur selbständigen Entwicklung kommt. Dadurch wird es bedingt, daß, wie viele Flecke auch ausbrechen, immer einzelne unversehrte Hautinseln zwischen den einzelnen Flecken übrig bleiben. Dies ist durchaus bezeichnend für die Masern und wird auch dadurch nicht verwischt, daß ursprünglich umschrieben entstandene Masernflecke mit den ihnen benachbarten zusammenfließen.

Die erste Manifestation des Ausschlages ist öfters eine unsichere. Wir hören in der Anamnese von vorübergehenden Rötungen, welche die genaue Zeitangabe des Beginnes unsicher machen.

So finden sich in Fall 12 zuerst Flecke auf den Wangen als Vorexanthem (Fig. 51 auf S. 24), die aber erst 24 Stunden später von deutlichen Efflorescenzen abgelöst werden (Fig. 52). Diese Vorexantheme sind erythematöser Art, während der Beginn des wirklichen Exanthems papulösen oder lichenoiden Charakter zeigt. Im Gesichte sind schon die ersten Erscheinungen meistens großfleckig, während auf den Extremitäten, besonders auf den Beinen, ein follikulärer Beginn die Regel ist.

Die Moulagen zeigen ein getreues Abbild solcher erster Erscheinungen, die dem oberflächlichen Beobachter gar nicht als Masernexanthem imponieren (siehe Tafel V/VI).

In der Umgebung der geröteten und prominenten Follikel ist die Haut oft in einem kleinen Umkreise anämisch, eine Erscheinung, die wir auch z. B. bei Varicellen oft beobachten und die auf der Photographie von Fall 6 (Tafel III) deutlich hervortritt.

Die follikuläre Rötung nimmt dann nach allen Seiten zu; bei benach-

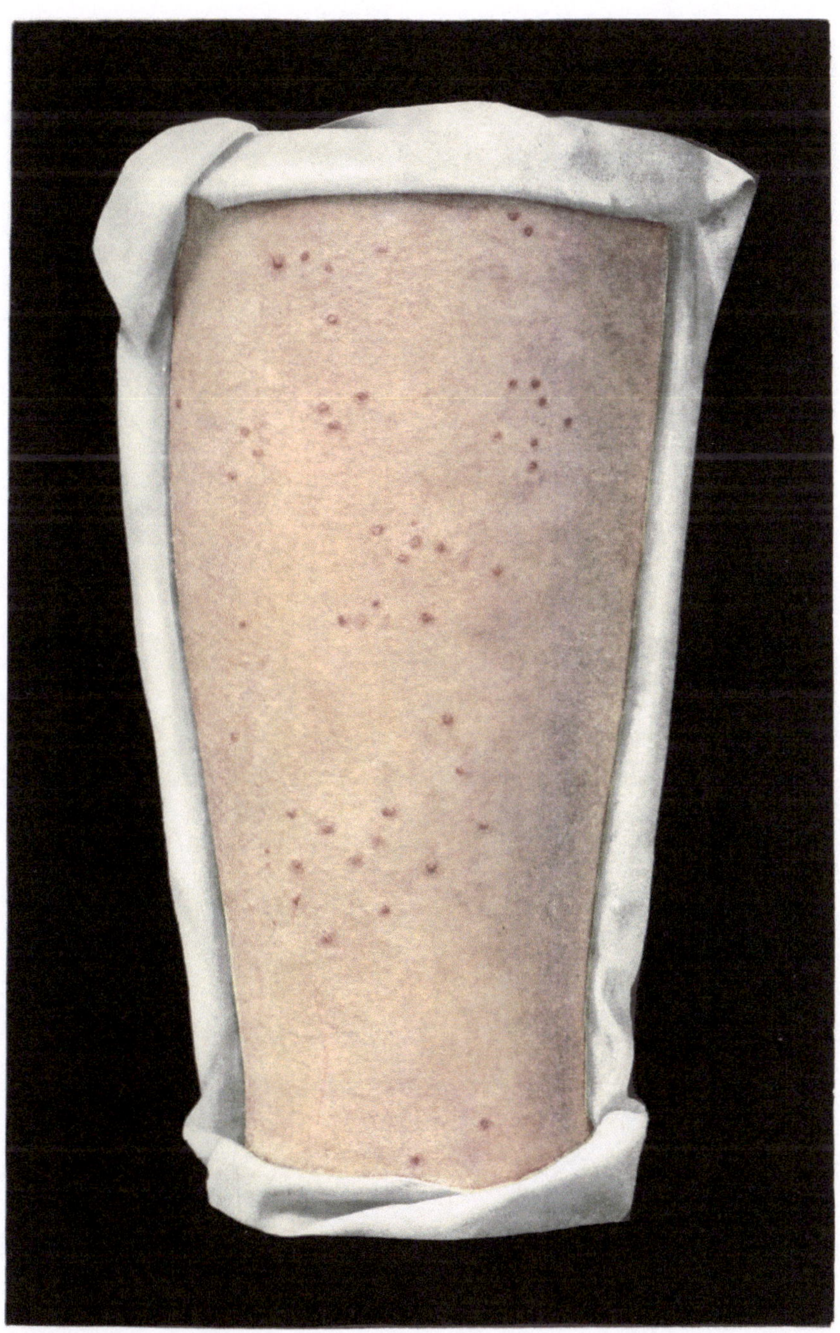

Follikulärer Beginn des Masernexanthems auf dem Unterarme.
(Siehe Seite 174.)

 Verlag von Julius Springer in Berlin.

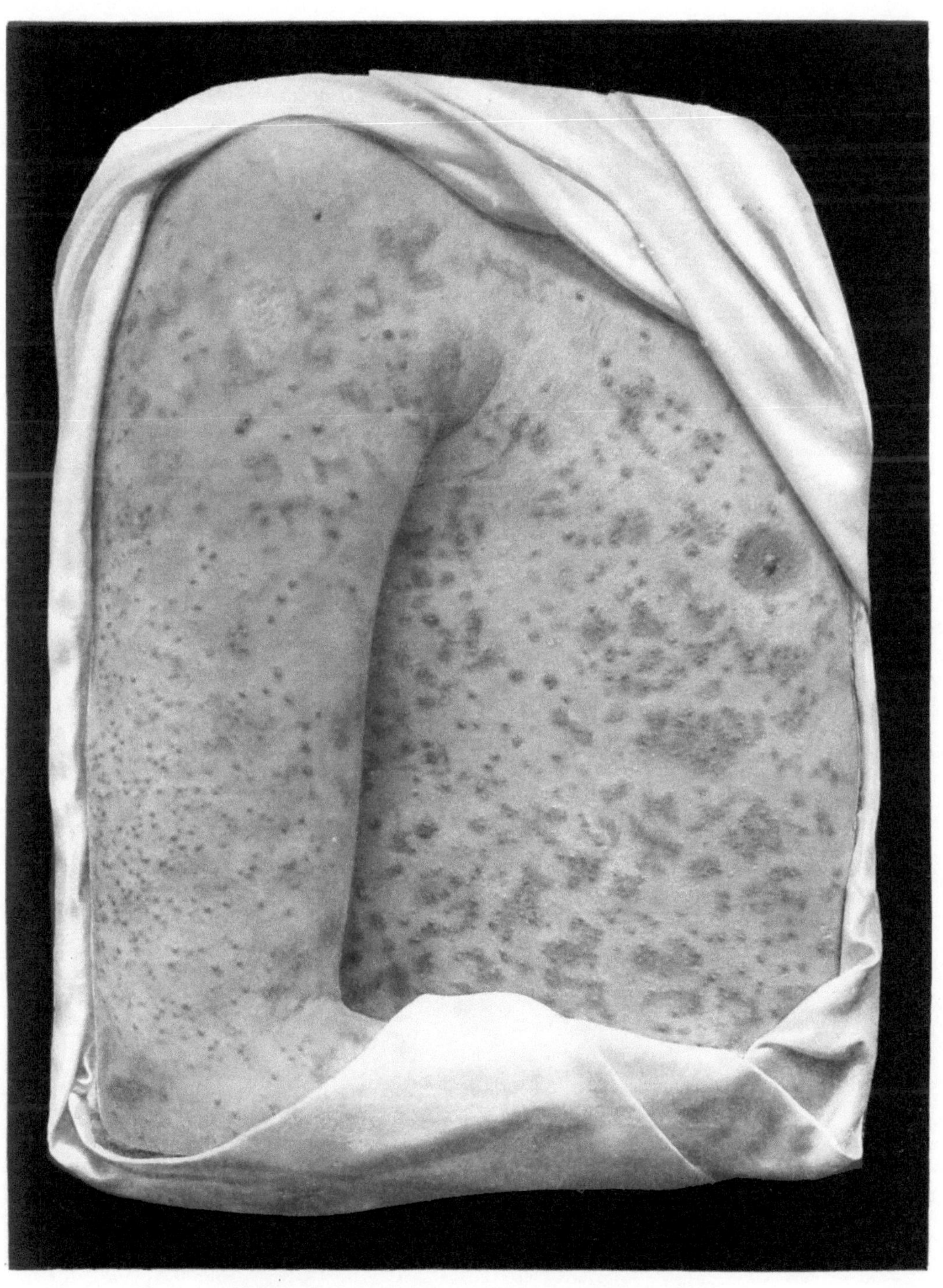

Masernexanthem auf Brust und Arm.
Follikulärer Beginn an der Außenseite des Oberarmes. (Siehe Seite 174.)

barten Follikeln erfolgt eine Konfluenz einzelner Rötungen. Daneben entstehen neue Efflorescenzen.

Typisch dafür ist das Wachstum bei Fall 36 (Fig. 425) und bei Fall 39 (Fig. 426).

Durch weiteres Ausfließen des Hyperämie entsteht eine Konfluenz aller Efflorescenzen, so daß die dazwischen liegenden exanthemfreien Inseln den Eindruck von abnormen, anämischen Hautpartien machen. (Fig. 428).

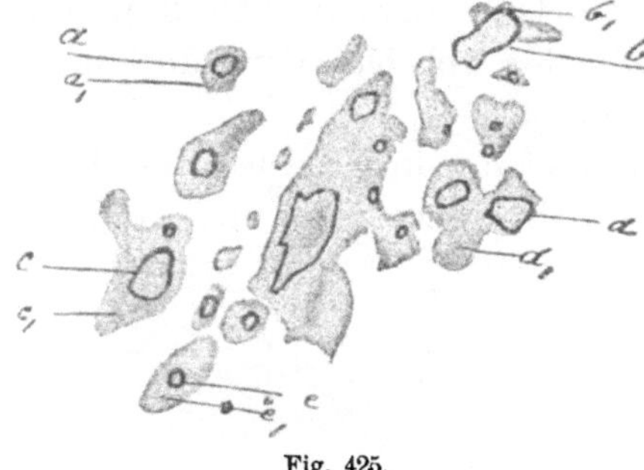

Exanthempartie von Fall 36 ($^3/_4$ der natürl. Größe).
a b c d Flecke am 19. IV. (1. Tag).
a, b, c, d, Ausbreitung am 20. IV. (2. Tag).

Fig. 425.

Eine Gesetzmäßigkeit in bezug auf die Schnelligkeit der peripheren Ausbreitung der Papeln besteht kaum: bei Fall 24 z. B. ist in den ersten

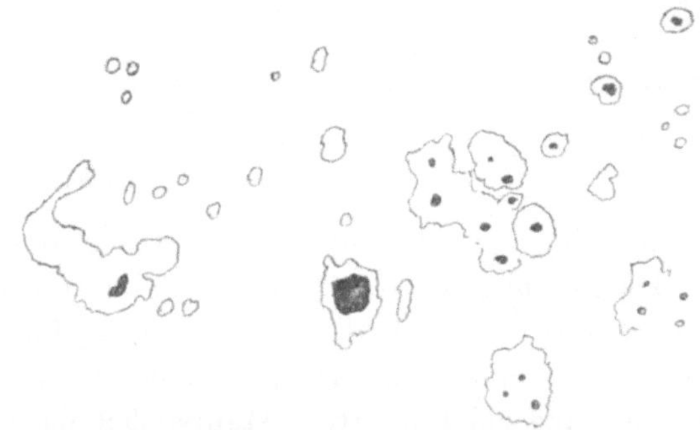

Fig. 426. Exanthempartie von Fall 39 ($^3/_4$ der natürl. Größe).
Schwarzes Zentrum: Rötung bei Beginn des Exanthems (28. IV. Nachmittag); die feinen Konturen bezeichnen die Ausdehnung der Herde am 29. IV. vormittag.

24 Stunden eine Ausbreitung um 2—4 mm wahrzunehmen, in den zweiten 24 Stunden eine viel schnellere (Fig. 427). Manche Fälle (19, 36) zeigen schon nach kurzer Zeit auf den Extremitäten große, konfluierende Plaques, während bei anderen so gut wie gar keine periphere Ausbreitung der ursprünglichen Papeln erfolgt.

Wo die entzündliche Hyperämie längere Zeit gestanden hat, bleibt Pigmentierung zurück, die sich auf die Stellen der Masernpapeln beschränkt, und meistens — wie wir im früheren Kapitel sahen — rasch wieder verschwindet. Wenn das Exanthem fast die gesamte Hautfläche überzogen hat, bleiben die exanthemfreien Partien wie helle Inseln auf der pigmentierten Haut (Fig. 428). Von der Entzündung her stammt auch eine Vulnerabilität der Hautgefäße, die sich spontan und artifiziell äußert.

Spontane Hämorrhagien, auf die Orte des Exanthems beschränkt, sehen wir nicht selten nach dem Abblassen der Hyperämie deutlich werden, und zwar hauptsächlich an den Oberarmen (Fall 15, 35). Hämorrhagien in einem frühen Stadium oder Abhebung der Haut durch hämorrhagische Blasen habe ich nie gesehen.

Artifiziell lassen sich die Hämorrhagien durch Pressen der Haut zwischen Daumen und Zeigefinger beider Hände leicht erzeugen, be-

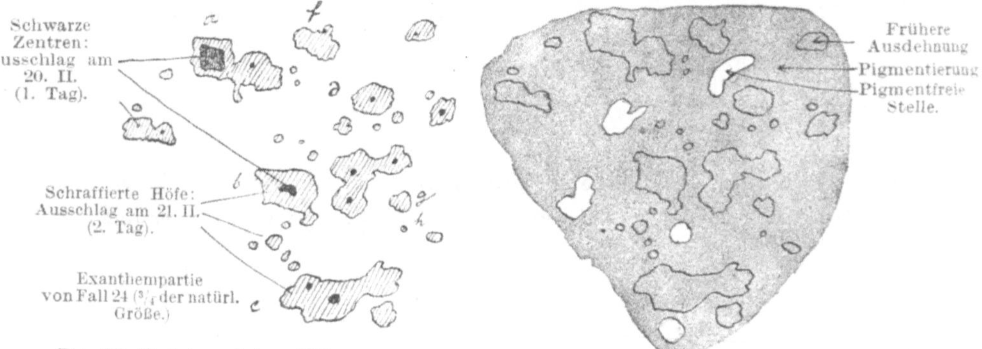

Fig. 427. Wachstum einiger Efflorescenzen.

Fig. 428. Pigmentierung am 22. II. (5. Tag).

sonders an den Gegenden, wo die Haut leicht abhebbar ist (Infraclaviculargegend). Die Blutung tritt nur in den von Exanthem befallenen Stellen ein (wenn der Druck nicht allzu intensiv ausgeübt wird), während bei Scharlach die Tendenz zur Hämorrhagie eine allgemeine ist.

Die entzündeten und pigmentierten Hautstellen machen nachher eine ebenso scharf lokalisierte Schuppung mit. Allerdings ist nach konfluierendem Exanthem eine Abgrenzung der schuppenden Stellen nicht anzuführen, aber diffuse Abschilferungen und Abhäutungen wie bei Scharlach gibt es nicht.

Die Schuppung kann nach intensivem Exanthem schon sehr bald in Erscheinung treten. wie bei dem daraufhin genau beobachteten Fall 18.

Schon am 4. Exanthemtage nach einem sehr intensiven Ausschlage finden wir Schuppung um Augen, Mund und Nase; am nächsten Tage auch auf Stirn, Hals und Nates. Am 6. Exanthemtage schuppen auch noch Schulter, Brust, Bauch und Rücken. 4 Tage später, am 10. Exanthemtage, ist das Gesicht schon fertig mit der Schuppung, ebenso der obere Teil der Brust, während der behaarte Kopf, sowie Rücken und Bauch noch daran teilnehmen (Abb. 87, 91—96 auf Seite 36—39).

Zur Differentialdiagnose.

Rasche Evolution bei Erythemen und Rubeola.

Wir haben oben gesehen, daß das Masern-Exanthem durchschnittlich drei Tage zu seiner Entwicklung braucht; daß es manchmal schon in zwei, anderseits aber auch öfters erst in vier Tagen seinen Abschluß erreicht.

Eine volle Entwicklung innerhalb eines einzigen Tages spricht gegen Masern.

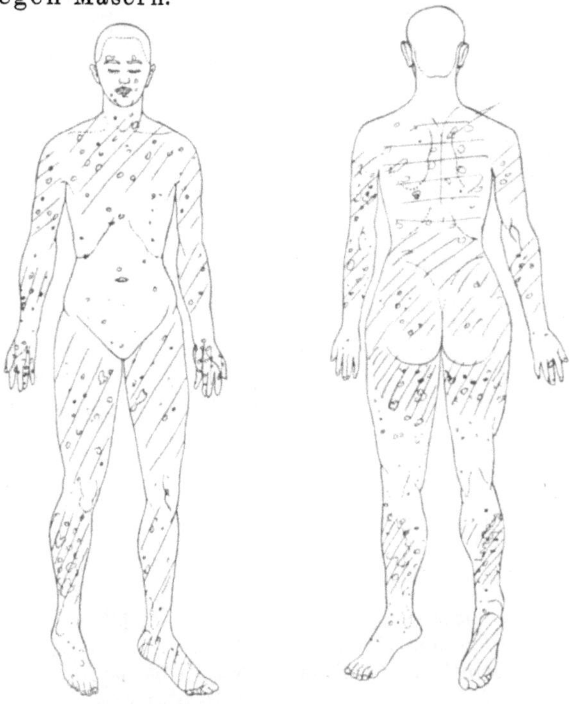

Fig. 429. Fig. 430.
Monatstag: 14. IV.
Exanthemzeit: Ende des 1. Tages.
Fall 53. Masernartiges Erythema multiforme.

Fall 53. J., Anna, 5 Jahre alt. Am 14. IV. mit einem am Vortage entstandenen Exanthem und Enanthem aufgenommen (Fig. 429, 430).

Das Exanthem war sehr großfleckig, braun, mit dunklerem Zentrum, besonders deutlich auf den Handflächen. Die Mundhöhle war stark gerötet, zeigte „Reste von Koplik".

Die Zeichnung (Fig. 429, 430) ergibt, daß die Gegend hinter den Ohren noch frei ist, während andererseits die Fußflächen schon ergriffen sind. Am nächsten Tage war das Exanthem unverändert: weder neue Flecken in den alten Partien, noch Weitergreifen auf die früher wenig beteiligten Stellen wie Kniekehlen, Bauch, Ellenbogen war zu konstatieren. Die Tuberkulinreaktion war positiv. Es wurde die Diagnose Erythema multiforme gestellt.

18 Tage nach der Aufnahme auf die Masernstation erfolgte der Aus-

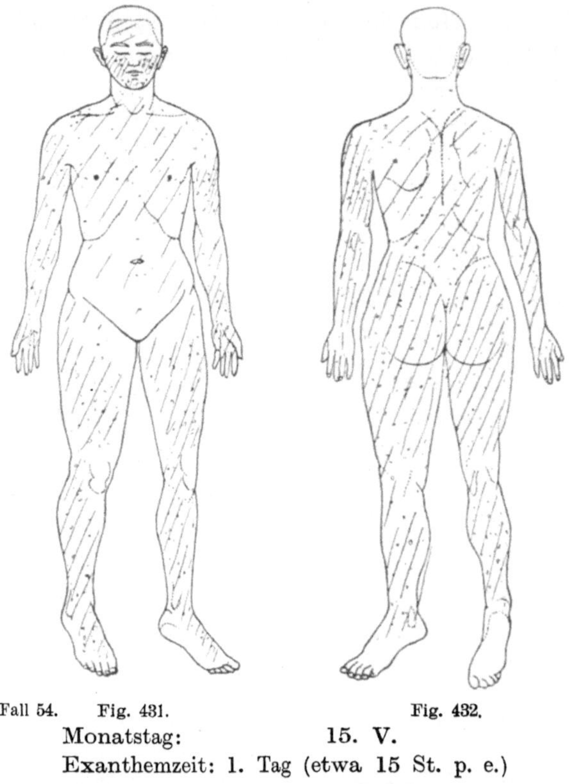

Fall 54. Fig. 431. Fig. 432.

Monatstag: 15. V.

Exanthemzeit: 1. Tag (etwa 15 St. p. e.)

Rasche Ausbreitung bei Rubeola.

bruch des wirklichen Masernexanthems. Die Zeichnung, welche am 2. V., 18 Stunden nach dem ersten Beginn des echten Masernausschlages ausgeführt wurde (Fig. 468, 469 auf S. 198), ergibt bereits eine Verbreitung fast auf den ganzen Körper, überall dorthin, wo das Erythema multiforme den Weg geebnet hatte. Daneben fanden sich noch gelbe Pigmentierungen des alten Exanthems. Aber diesmal bemerken wir trotz des raschen Eintrittes doch noch ein Zeichen des allmählichen Absteigens: die Handrücken, nach 18 Stunden noch fast frei, werden am folgenden Tage ergänzt; ebenso verhält sich der rechte Unterschenkel und das Knie (Fig. 470, 471).

Am linken Beine wurde wieder ein Umschnürungsexperiment angestellt: seit dem 30. IV. wurde der l. Oberschenkel durch Binden leicht gestaut. Das Exanthem ist am 2. V. viel spärlicher auf dieser Seite, holt aber sein Versäumnis in den nächsten 24 Stunden um so intensiver nach.

Der folgende Fall war unzweifelhaft Röteln.

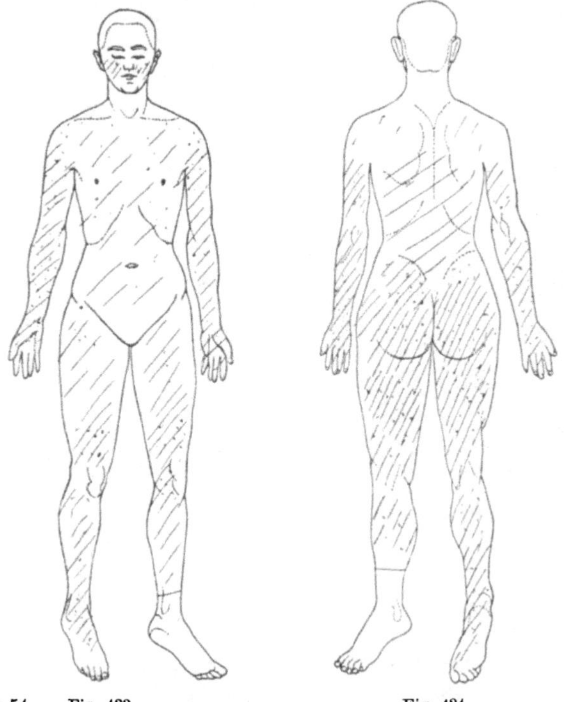

Fall 54. Fig. 433. Fig. 434.

Rubeola. Monatstag: 16. V.
Exanthemzeit: 2. Tag.

Anm.: Der linke Fuß wurde nicht gezeichnet.

Fall 54. (Fig. 431—434.) E., Paula, 7 Jahre alt. Mittelkräftig, blond, grüne Augen. Wurde am 15. V. und 16. V. im Ambulatorium gezeichnet. Am 14. abends waren einige Flecke im Gesichte bemerkt worden. 15. V. am ganzen Körper ein sparsames, helles, kleinfleckiges Exanthem. Keine Conjunctivitis, keine Koplik, Tonsillen gerötet; Drüsen im Nacken vergrößert.

Einige Flecke finden sich hinter den Ohren, aber der Nacken ist frei. Die Wangen sind etwas stärker beteiligt, sonst besteht nirgends ein wesentlicher Unterschied in der Exanthemstärke; höchstens Knie und Ellenbogen können als ausgespart bezeichnet werden.

Am 16. V. (Abb. 433, 434) hat sich das Bild gar nicht verändert. Knie und Ellenbogen sind nicht ergriffen worden. Der Stamm ist blasser als die Extremitäten, die Nates sind vielleicht ein bißchen reichlicher besät.

Fall 55 verläuft in der Ausbreitung nicht so rasch; er zeigt auf dem zweiten Bilde noch deutliche Zeichen eines Fortschrittes.

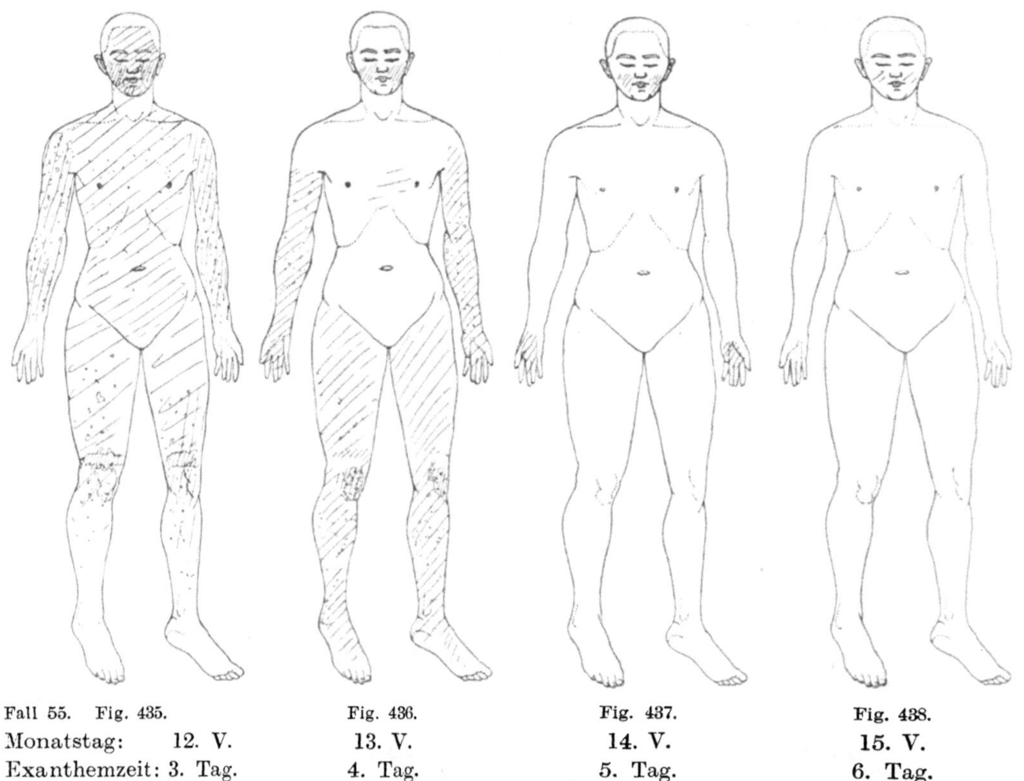

Fall 55. Fig. 435.	Fig. 436.	Fig. 437.	Fig. 438.
Monatstag: 12. V.	13. V.	14. V.	15. V.
Exanthemzeit: 3. Tag.	4. Tag.	5. Tag.	6. Tag.

Erythema infectiosum (?). Vorwiegende Beteiligung der Wangen und Extremitäten. Rasches Verschwinden des Ausschlages.

Fall 55. Henriette K., 9 Jahre alt. Mittelkräftig, blond, blaue Augen (Fig. 435—442).

Am 12. V. aufgenommen. Schon am 10. soll ein Ausschlag bestanden haben, der sich auf den 11. noch vermehrte. — Soll vor 2 Jahren Masern gehabt haben.

Am 12. V. keine Conjunctivitis, kein Koplik. Temperatur 37,2; vom nächsten Tage ab fieberfrei.

Hochrote Wangen; der Stamm zeigt ein undeutliches, abgeblaßtes, kleinfleckiges Exanthem, die Arme ein intensiveres; ebenso die Nates. Unterschenkel und Füße sind noch frei.

Prof. Escherich ließ die Diagnose zwischen Rubeola und Erythema infectiosum schwanken. Jedenfalls handelte es sich nicht um Masern (Temperatur, Mangel der Schleimhauterscheinungen).

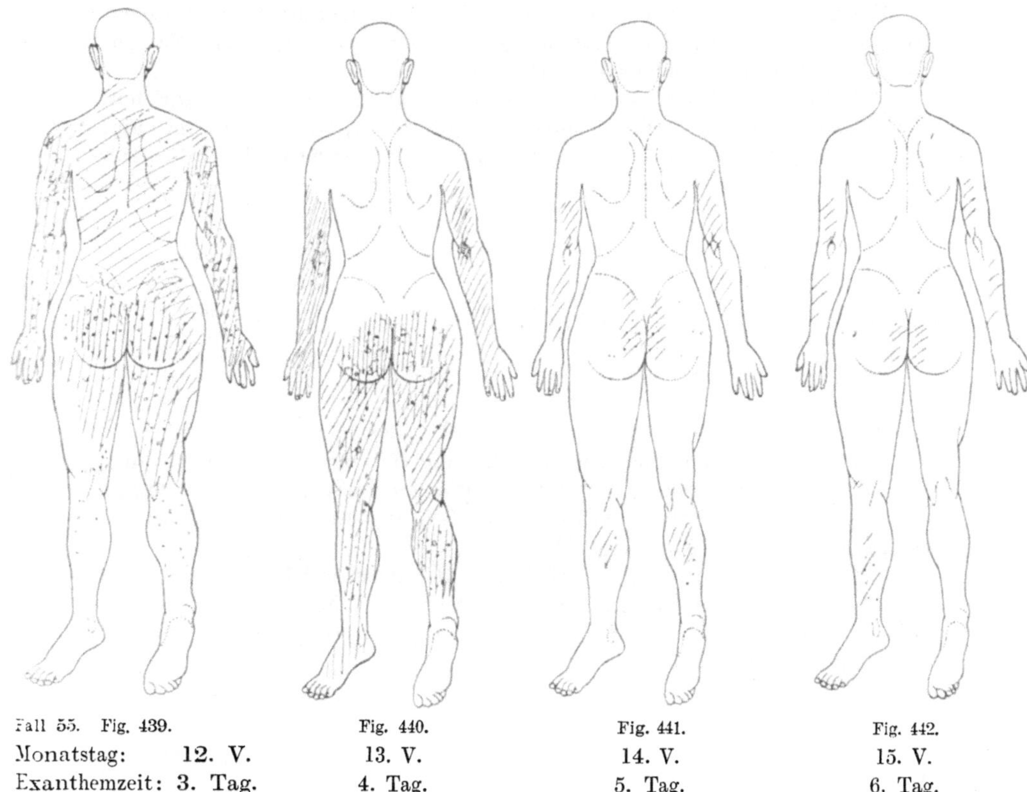

Fall 55. Fig. 439.	Fig. 440.	Fig. 441.	Fig. 442.
Monatstag: 12. V.	13. V.	14. V.	15. V.
Exanthemzeit: 3. Tag.	4. Tag.	5. Tag.	6. Tag.

Erythema infectiosum (?). Frühzeitiges Verschwinden des Ausschlages vom Rücken.

Am 13. V. ist der Stamm ganz abgeblaßt, aber Wangen, Arme und Beine zeigen noch ein rosafarbenes, unpigmentiertes, kleinfleckiges Exanthem, das seit gestern auf Handflächen, Unterschenkel und Füße fortgeschritten ist. Knie und Nates sind intensiver ergriffen.

Am 14. V. zeigen nur noch Wangen, Handflächen, die Hinterseite der Arme und Unterschenkel, sowie die mittlere Partie der Nates Reste von Exanthem, die am 15. noch weiter zurückgebildet, aber nicht ganz geschwunden sind.

Am ersten Tage fanden sich oberhalb der Knie konfluierende Exanthemstreifen, die mit Sicherheit auf den Druck der Strumpfbänder zurückzuführen sind (Fig. 435).

Einzelheiten des Exanthems in bezug auf die Körperteile.

Die Eigentümlichkeiten im Befallensein des Gesichtes haben wir schon gelegentlich der Ausbreitung der ersten Erscheinungen (S. 119) und des Abblassens (S. 138) besprochen, und konstatiert, daß sich die Wangengegend sehr oft von ihrer Umgebung verschieden verhält. Besonders zu bemerken sind:

Fall 22. 2. Tag: Stirne und Mitte des Gesichtes konfluierend ergriffen, Wangen ganz frei. — 3. Tag: Stirne abgeblaßt; Wangen intensiv ergriffen. — 4. Tag: Wangen noch allein erysipelatös gerötet (Fig. 119—122, S. 46).

Fall 23. 2. Tag: Stirne, Augen, Nasen- und Mundgegend großfleckig ergriffen, große Plaques hinter den Ohren, längs dem Unterkiefer, Wangen fast frei (Fig. 443). — 3. Tag: Das ganze Gesicht ergriffen, und etwas abgeblaßt (Fig. 128, S. 48).

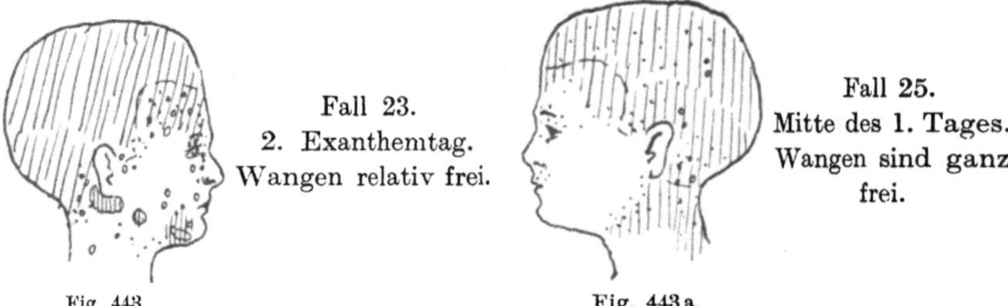

Fall 23. 2. Exanthemtag. Wangen relativ frei.

Fall 25. Mitte des 1. Tages. Wangen sind ganz frei.

Fig. 443. Fig. 443a.

Fall 25. 2. Tag: Behaarte Kopfhaut, Stirn und Hals dicht kleinfleckig; wenige Flecken um die Augen und auf der Oberlippe. Wangen vollständig frei (Fig. 443a). — 3. Tag: Kein Fortschritt. — 4. Tag: Undeutlich abgeblaßte Reste auch in der Wangengegend (Fig. 146—148, S. 52).

Fall 30. 2. Tag: Stirne, behaarte Kopfhaut, Augen und Kinn konfluierend ergriffen; einige Flecken vor den Ohren, um Mund und Nase; Wangen frei. — 3. Tag: Noch die Mitte der Wange ausgespart. — 4. Tag: Kein Unterschied mehr (Fig. 182—185, S. 62).

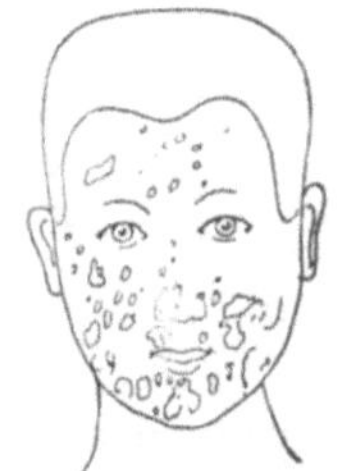

Fig. 444.

Fall 21. 2. Exanthemtag. Wangen in gleicher Weise ergriffen wie die Umgebung des Mundes.

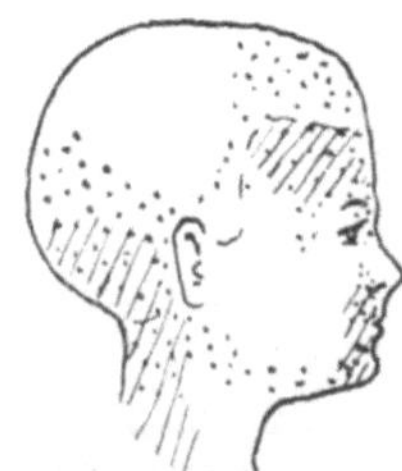

Fig. 445.

Fall 31. Beginn des 2. Tages. Wangen und Scheitel frei.

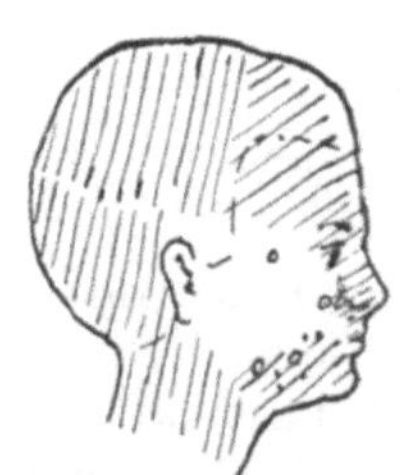

Fig. 446.

Fall 31. Beginn des 3. Tages. Wangen noch immer frei.

Fall 31. Beginn des 2. Tages: Stirne und Mitte des Gesichtes intensiv ergriffen, Scheitel und Wangen frei (Fig. 445). — 3. Tag: Nur noch die Wangen ausgespart (Fig. 446). — 4. Tag: Kaum noch ein Unterschied von Wangen und übrigem Gesicht zu bemerken. — 5. Tag: Die Wangen allein behalten noch Rötung, während das übrige Gesicht abgeblaßt ist (Fig. 190—193, S. 64).

Fall 33. 2. Tag: Nacken, behaarter Kopf bis zum Stirnrande dicht mittelfleckig; außerdem Hals und Stamm ergriffen. Gesicht mit Ausnahme weniger Fleckchen um Augen und Kinn noch frei. — 3. Tag: Nur noch der obere Teil der Wangen frei (Fig. 206—208, S. 68).

Fall 36. 2. Tag: Behaarter Kopf, Stirne und das ganze mittlere Gesicht dicht bedeckt; die Wangen frei. (Fig. 226, S. 74). — Am 3. Tage alles gleichmäßig abgeblaßt.

Ein konträres Verhalten zeigen die Fälle 41 und 45:

Fall 41. 12 Stunden nach Beginn: Große Flecken auf Wangen und Stirne, kleinere um den Mund. Verstreutes Exanthem am übrigen Körper. — $1^1/_2$ Tage nach Beginn: Wangen noch stark gerötet, sonst das Exanthem des Kopfes verschwunden (Fig. 269—272, S. 86).

Fall 45. 1. Tag: Kopfhaut und Kinn dicht besät, Wangen weniger dicht; Stirne, Augen und Nase noch fast frei. — 2. Tag: Alles gleichmäßig betroffen (Fig. 299—302, S. 96).

Meistens behalten die Wangen, entsprechend dem späteren Auftreten des Exanthems, auch die Rötung länger als die übrigen Teile des Gesichtes.

Brust, Bauch und Rücken bieten die wenigsten Verteilungsanomalien. Je nach dem allgemeinen Charakter des Exanthems werden sie kleinfleckig, großfleckig oder konfluierend gerötet, ohne daß bestimmte Stellen bevorzugt oder vernachlässigt erscheinen.

Der Rücken kommt sehr früh daran; manchmal läßt sich ein Absteigen von dem oberen Teil nach unten erkennen, so daß zuerst die Partien zwischen den Schulterblättern, dann erst die Lumbalregionen ergriffen werden (Fig. 447). Eine Abgrenzung macht sich seitlich gegen die Schultern und eine zweite, besonders scharfe nach unten erkennbar, ungefähr längs der Crista ilei (Fig. 448, 451).

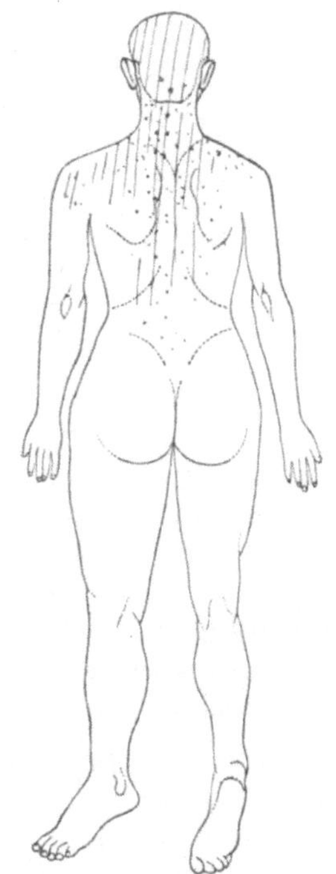

Fig. 447.
Fall 26. 1. Tag. Obere und mittlere Partie des Rückens ist ergriffen, die untere noch nicht.

Etwas nach dem Exanthem des Rückens setzt das der Brust ein, das sehr bald auf den Bauch herabsteigt. Hier ist die Trennung gegen die Oberschenkel nicht so scharf.

Unterbauch, Inguinal- und Genitalregion

heben sich nur dann von der Umgebung ab, wenn sie Sitz eines Ekzemes sind (siehe S. 196).

Die Schultergegend erhält ihren Ausschlag etwas später als der Stamm, grenzt sich aber weniger scharf gegen den Stamm als gegen die Arme ab.

Fall 18. 2. Tag: Konfluierende Rötung über dem ganzen Schultergürtel, die vorne entsprechend der Achselfalte und den Deltoidei abschneidet, hinten aber auch noch den äußeren Teil des Schulterblattes frei läßt (Fig. 448).

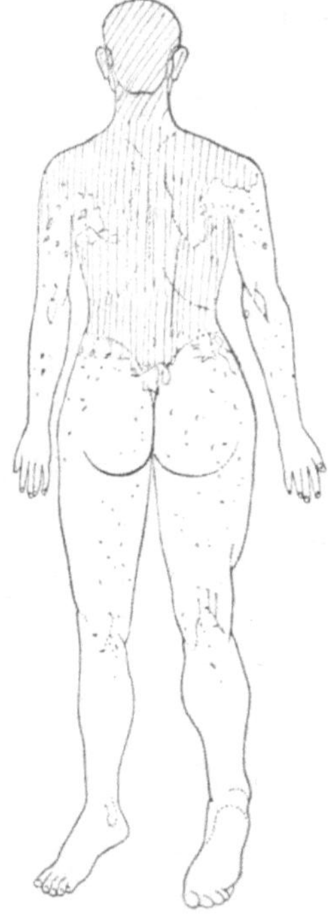

Fig. 448.
Fall 18. 2. Tag. Scharfe Abgrenzung des Rückens an den Schulterblättern und an den Darmbeinschaufeln.

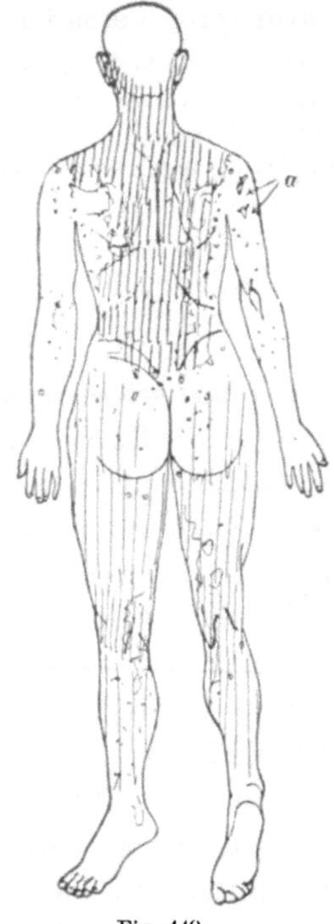

Fig. 449.
Fall 32. 3. Tag. Abgrenzung an den Schulterblättern. Anm.: a Zwei Impfnarben am r. Oberarm.

Fall 30. 2. Tag: Die konfluierende Rötung fließt vorne auf die Oberarme herab, begrenzt sich aber hinten scharf am oberen Drittel des Oberarmes (Fig. 182, 186, S. 62, 63).

Fall 32. 3. Tag: Konfluierendes Exanthem auf Rücken und oberstem Teile der Brust, während die Schultergegend und mit ihr die Schulterblätter nur spärlich betroffen sind (Fig. 449).

Arme. Die Volarseite der Oberarme folgt dem Exanthem der Schultern, während die Dorsalseite erst nach den Unterarmen ihren

Ausschlag erhält; später kommen die Hände daran, und ganz zum Schlusse als allerletztes die Ellenbogen. Bemerkenswert sind:

Fall 14. 2. Tag: Mit scharfer Grenze zieht das konfluierende Exanthem auf der radialen Seite der Vorderarme fast bis zur Hand herab, während die ulnare Seite vom Ellenbogen an noch unbedeckt ist (Fig. 69, 70, S. 30).

Fall 25. 2. Tag: Das Exanthem schneidet hinten mit dem Ärmel ab, vorne stehen schon einige Efflorescenzen auf Ober- und Unterarm. — 3. Tag: Die ganze Volarseite von den Armen bis zur Hand ist ergriffen, die Rückseite des Armes bleibt frei (Fig. 147—151, S. 52, 53).

Die Handflächen erhalten ihr Exanthem früher als die Handrücken; nicht selten aber bleiben beide davon verschont. Der Ausschlag ist auf den Handrücken diskret, papulös, und viel besser zu konstatieren als auf den Flächen, die gewöhnlich diffus gerötet erscheinen.

Ausnahmsweise tritt diese Rötung frühzeitig ein, bevor noch die Arme ganz ergriffen sind.

Fall 22. 3. Tag: Handflächen gerötet, während die Arme sonst noch wenig betroffen, die Handrücken ganz frei sind (Fig. 120, S. 46).

Fall 31. 3. Tag: Handflächen gerötet; auf den Handrücken spärliches Exanthem; sonst die Arme fast frei (Fig. 450, 451).

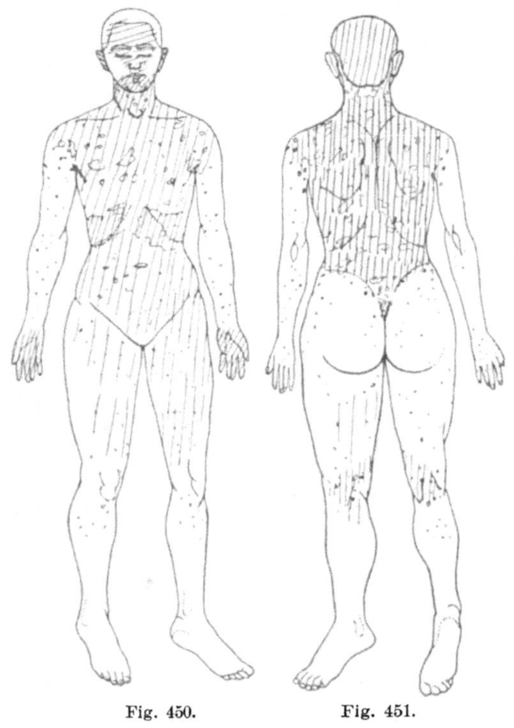

Fig. 450. Fig. 451.

Fall 31. 3. Tag.
Handflächen frühzeitig ergriffen. Typische Abgrenzung des Rückens.

Fall 44. Handflächen am 2. Tage gerötet, sonst nur sehr spärliches Exanthem (Fig. 291, S. 94).

Fall 47. Ebenfalls Rötung der Flächen am 2. Tage (Fig. 313, S. 100).

Fall 42. B., Rudolf. Schon 18 Stunden p. e. Handflächen gerötet, sonst am ganzen Körper nur verstreute Papeln; $1^1/_2$ Tage p. e. auch die Handrücken — auf den Armen spärliches Exanthem (Fig. 277, S. 88).

Ganz analog verhält sich die Schwester dieses Falles, B. Hermine. Fall 41. 12 Stunden p. E. sind schon die Handflächen gerötet, zu einer Zeit, wo nur im Gesicht größere Flecken, am übrigen Körper nur vereinzelte kleine Efflorescenzen wahrzunehmen sind (Fig. 269, S. 86).

Die 3 letztgenannten Fälle, die 12—24 Stunden p. e. schon die Rötung der Handflächen zeigten, wurden im Sommer beobachtet. Vielleicht hat die Transpiration eine Bedeutung.

Die Ellenbogen nehmen eine gesonderte Stellung ein: sie erhalten ihr Exanthem niemals früher als die Umgebung, häufig später, und sehr oft bleiben sie überhaupt vom Ausschlag verschont.

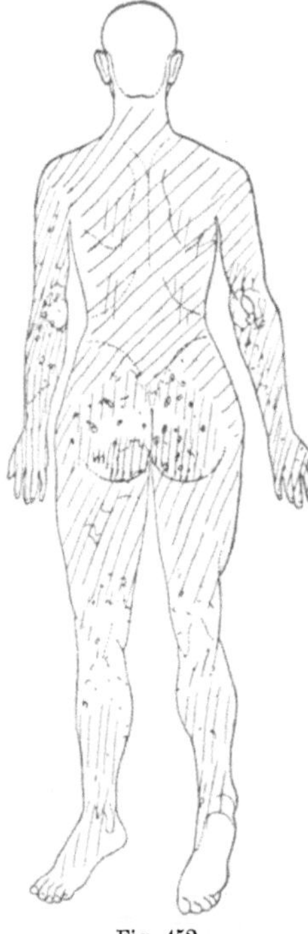

Fig. 452.
Fall 35. 3. Tag.
Ellenbogen ausgespart.
Nachschub auf den Nates.

Als Beispiele für ein von der Umgebung verschiedenes Verhalten verweise ich auf die Fälle: 8, 14, 18, 22, 23, 31, 35, 40, 41, 42, 43, 44, 46, 48, 52. Fig. 452 zeigt das Fehlen des Exanthems auf den Ellenbogen, während der ganze übrige Körper schon ergriffen ist.

Beine. An den Beinen grenzen sich folgende Regionen durch das Verhalten des Exanthems ab: Vorder- und Hinterseite der Oberschenkel, Vorderseite der Knie, Kniekehlen, Vorder- und Hinterseite der Unterschenkel, Vorder- und Hinterseite der Füße.

Die Vorderseite der Oberschenkel erhält ihr Exanthem im Anschlusse an die Bauch- und Inguinalregion, zeitlich gewöhnlich erst nach Ausbildung des Exanthems auf den Oberarmen.

Dann kommt die Vorderseite der Unterschenkel an die Reihe, dann die Kniekehle, erst später die Hinterseite der Oberschenkel und die Vorderfläche der Knie. Hierauf auch die Hinterseite der Unterschenkel; viel später und unsicherer die Füße. Auf ihnen bleibt das Exanthem häufig ganz aus. Hinter den Füßen rangieren in bezug auf Verspätung nur noch die Ellenbogen. Das Exanthem betrifft gewöhnlich nur die dünne Haut der Füße; die fettreiche Planta pedis läßt nur ausnahmsweise eine Rötung erkennen, die dann diffus ist, wie das Exanthem der Vola manus.

Fall 7. 3. Tag: Spärliches Exanthem am Fußrücken. — 4. Tag: Kleinfleckiges, fast diffuses, „scarlatiniformes" Exanthem auf den ganzen Füßen, die Fußflächen diffus gerötet (Fig. 24, S. 13).

Fall 30. 4. Tag: Füße noch frei. Kein frisches Exanthem mehr. — 5. Tag: Nachschub: Fußsohlen, Handflächen diffus gerötet, gleichzeitig ein frisches Exanthem an den Handrücken (Fig. 185, 189, S. 62, 63).

Die Kniekehlen sind oft vom Ausschlag bevorzugt.

Fall 15. 4. Tag: Nur die Kniekehlen zeigen spärlichen Ausschlag, sonst sind die Beine fast frei (Fig. 79, S. 33).

Fall 19. 2. Tag: Kniekehlen zeigen gleichartig mit dem Rücken am 3. Tage ein diffuses, abgeblaßtes Exanthem, die Umgebung ist frischrot (Fig. 101, S. 41).

Fall 30, 36, 37. Analog mit Fall 19 (Fig. 453, 454).

Fall 24. Auch hier ein großfleckiges, abgeblaßtes Exanthem in der Kniekehle am 4. Tage, innerhalb von frischer Umgebung (Fig. 142, S. 51).

Anders verhält sich Fall 22: Das spärliche, frühzeitige Exanthem des 2. Tages ist am nächsten Tage verschwunden (Fig. 124, 125, S. 47).

Die Vorderseiten der Knie sind meistens rückständig, dagegen setzt das Exanthem in der Subpatellarregion, an dem obersten Teile der Schienbeine oft frühzeitig ein.

Fall 37. 2. Tag: Fig. nebenan.

Fall 10. 3. Tag: Umgebung der Knie ausgespart; ähnlich Fall 31. 4. und 5. Tag. Bei Fall 35 sind die Knie am 2. Tage verschont, dafür am 3. Tage gleichzeitig mit Füßen und Nates intensiver ergriffen (Fig. 455, S. 188).

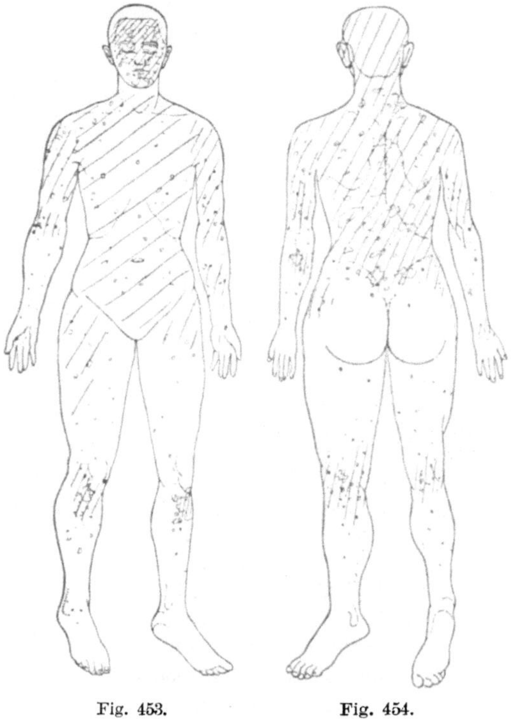

Fig. 453. Fig. 454.

Fall 37. 2. Tag.
Frühzeitiger Ausschlag in den Kniekehlen und unterhalb der Kniescheiben.

Fall 40, 41. 3. Tag: Knie verschont (Fig. 456, S. 188).

Fall 42. 3. Tag: Die vordere Spitze der Knie bleibt verschont; ihre intensiv ergriffene Umgebung kontrastiert mit den abgeblaßten Kniekehlen (Fig. 279, 283, S. 88).

Fall 46. Knie und obere Umgebung sind am 3. Tage noch verschont, am 4. Tage ist nur die Spitze der Kniescheibe noch ausgespart, von intensiv rotem Exanthem umgeben (Fig. 308, 309, S. 98).

Ähnlich wie die Knie scheinen sich auch die Fußknöchel verhalten zu können; dies ist allerdings nur in Fall 35 (3. Tag) vermerkt (Fig. 455).

Nates. Fast das auffälligste Phänomen in der Entwicklung des Masernexanthems ist der scharfe Unterschied, der sich zwischen dem unteren Teile des Rückens und den angrenzenden Nates kundgibt.

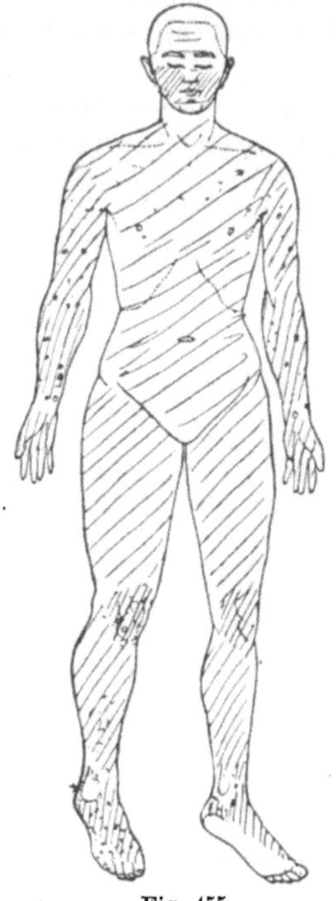

Fig. 455.

Fall 35. 3. Tag. Fußknöchel und Fußsohlen noch ausgespart; Knie und Füße von frischem Exanthem erreicht.

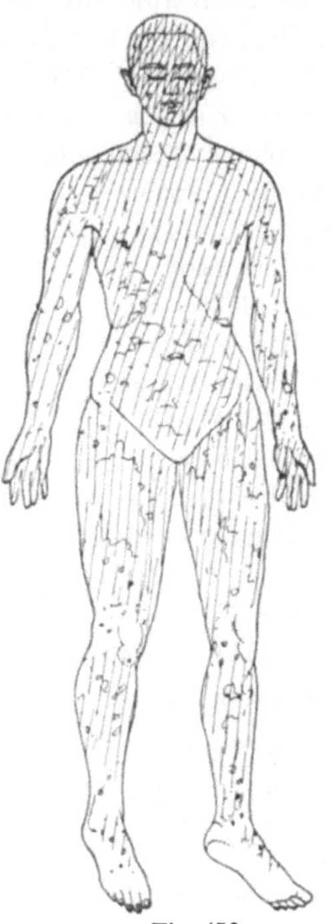

Fig. 456.

Fall 40. 3. Tag. Knie und Fußsohlen noch ausgespart.

In sehr vielen Fällen zeigt sich, besonders am Beginne des 3. Tages, eine scharfe Abgrenzung des Rückenexanthems in der Höhe des Kreuzbeines.

Typisch dafür ist Fall 7. 2. Tag: Grenze entlang der Crista eili; darunter gar kein Exanthem. — 3. Tag: Grenze etwas tiefer; oberhalb konfluierendes Exanthem, unterhalb spärlicher; Mitte der Nates ganz frei. — 4. Tag: Neues, frisches Exanthem in der Mitte der Nates, konfluierend, hochrot (Fig. 22—24, S. 13).

Scharfe Grenzen an der Crista ilei finden wir ferner:

am 2. Tage bei Fall 11 (Fig. 47), 22 (Fig. 123), 25 (Fig. 150) und 52 (Fig. 346),

am 3. Tage bei Fall 31 (Fig. 195).

Etwas unterhalb der Crista ilei steht die Grenze
am 2. Tage bei Fall 18 (Fig. 88), 30 (Fig. 186),
am 3. Tage bei Fall 22 (Fig. 124), 23 (Fig. 132), 35 (Fig. 222). 36 (Fig. 231), 45 (Fig. 305).

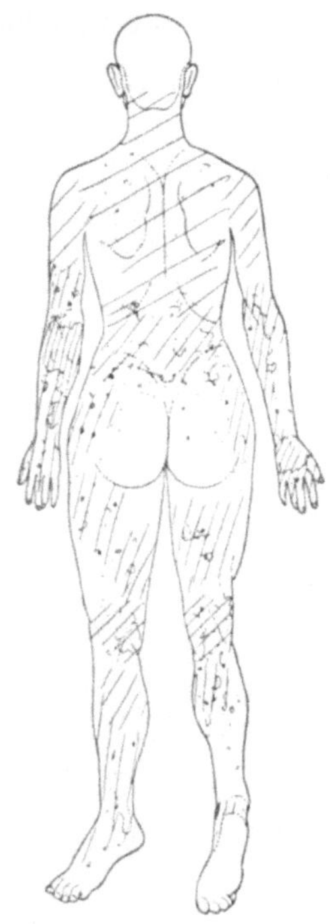

Fig. 457.
Fall 37. 3. Tag.
Nates noch ausgespart.

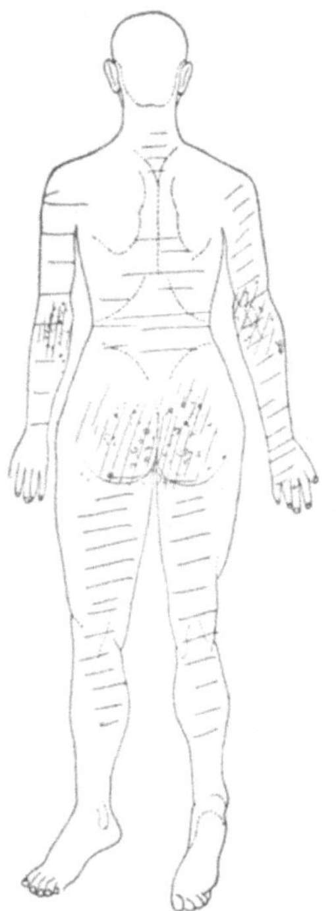

Fig. 458.
Fall 19. 3. Tag.
Nates und Ellenbogen vom Exanthem erreicht.

Die Nates bleiben überhaupt von Exanthem frei bei Fall 15 (beobachtet bis zum 5. Tage), 22 (5. Tag), 45 (4. Tag), 52 (4. Tag).

Späte kleinere lokale Ausschläge auf den Nates erscheinen:
am 3. Tag bei Fall 35 (Fig. 223), 40 (Fig. 266),
am 4. Tag bei Fall 10 (Fig. 44), 19 (Fig. 102), 35 (Fig. 224), 37 (Fig. 246), 40 (Fig. 267), 41 (Fig. 276),
am 5. Tag bei Fall 40 (Fig. 268).

Bandartige intensive oder breite Plaques erscheinen verspätet auf den Nates bei Fall 7 (4. Tag) bei Fall 8 am 3. Tage (Fig. 31), bei Fall 14 am 2. Tage (Fig. 70) und bei Fall 42 am 3. Tage (Fig. 283).

Beeinflussung des Exanthems durch allgemeine Ursachen.

Die Jahreszeit scheint eine gewisse Einwirkung zu haben: In den Wintermonaten notierte ich mehrere langsam ablaufende Exantheme, in den Sommermonaten kam ein rascherer Ausbruch des Ausschlages an vielen Körperstellen gleichzeitig etwas öfter vor — aber die Variationen

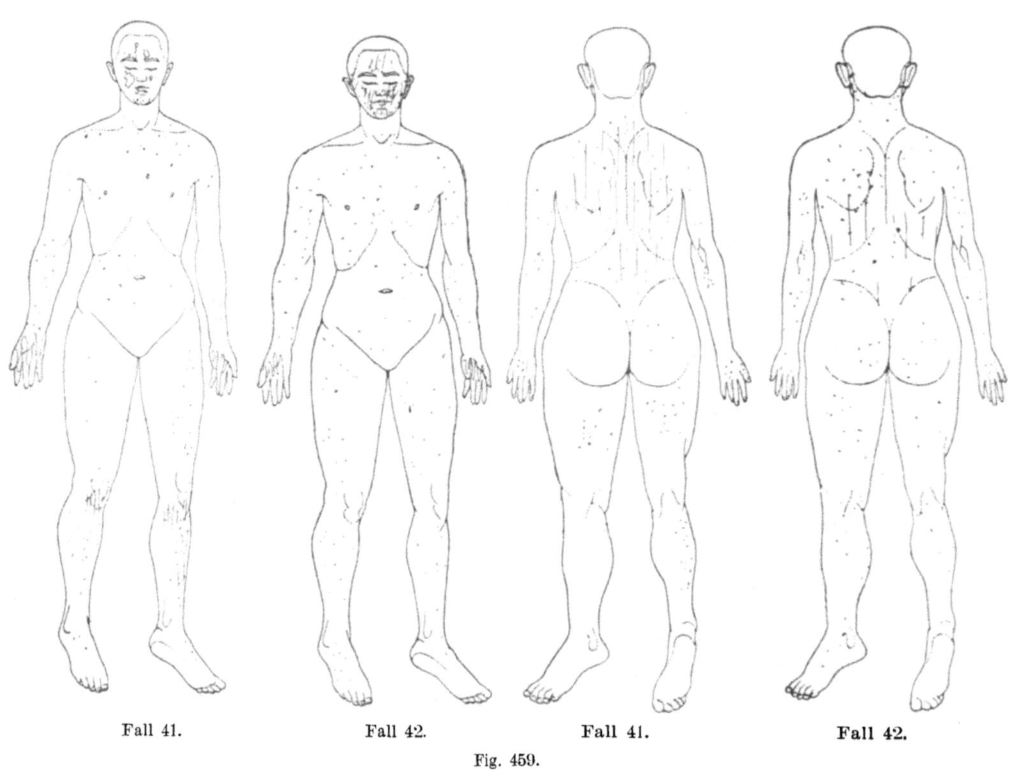

Fig. 459.

Ausschlag bei Geschwistern.
1. Exanthemtag bei Hermine (Fall 41) und Rudolf B. (Fall 42).

sind im Verhältnis zu den individuellen Verschiedenheiten, die zu allen Jahreszeiten vorkommen, so geringfügig, daß sie nur aus einem ganz großen Materiale oder bei sehr verschiedenen Wochentemperaturen derselben Epidemie erhärtet werden könnten.

Ähnlich geht es uns mit dem Einflusse des Lebensalters. Bei kleinen Kindern scheint der Ausschlag öfter unvollständig zu bleiben als bei großen. Bei meinen jüngsten Fällen (9, 10, 11, 12, 12, 12, 17, 17, 20, 21, 24, 24, 24, 30, 30 Monate alt) fehlte am 3. Tage das Exanthem auf den Nates 7 mal, auf den Unterschenkeln 6 mal, den Füßen 5 mal; bei 7 unter diesen (11, 12, 17, 21, 24, 24, 24 Monate alt, wo der 4. Tag noch verzeichnet wurde), fehlte das Exanthem an den Nates 4 mal, an den Füßen 5 mal. Ganz komplett war es nur einmal. Bei den 9 ältesten Kindern hingegen (9, 8, 6, 6, 6, 6, $5^1/_2$, $5^1/_2$, 5 Jahre) war

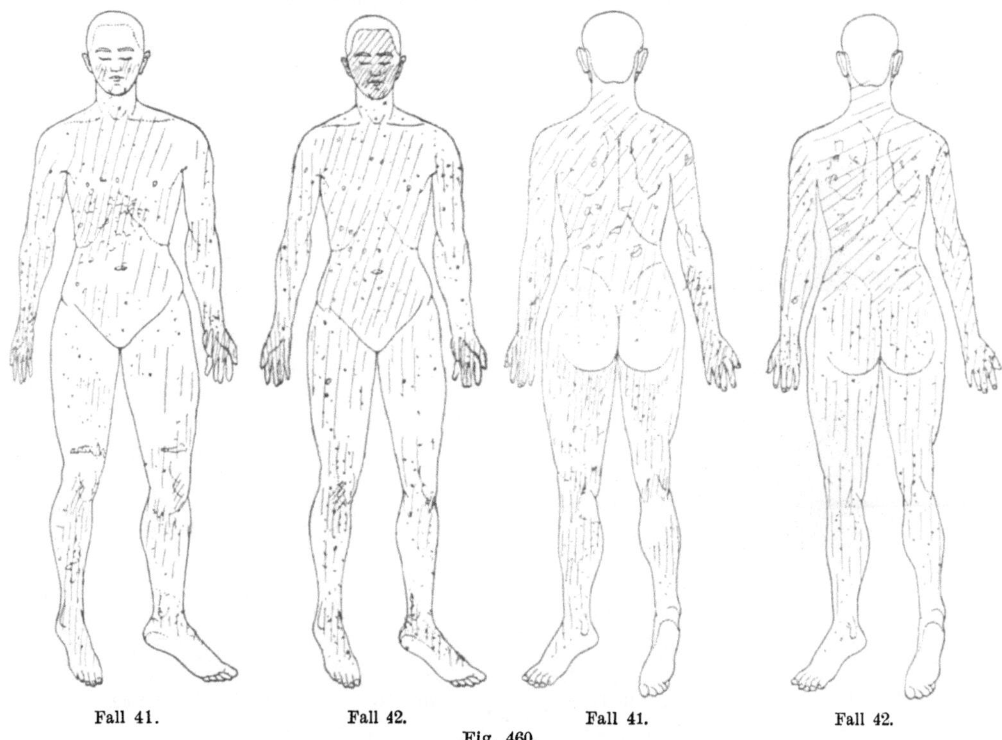

Fig. 460.

2. Exanthemtag bei den Geschwistern B.
Geringe Unterschiede: Gesicht, Nates, Strumpfbänder.

das Exanthem am 4. Tage in 5 Fällen komplett. Die Immunität des ersten Lebenshalbjahres — die wohl von der Mutter passiv übertragen ist — dürfte sich in dieser Weise äußern. Nach Analogie der Blattern ist zu vermuten, daß eine Infektion zur Zeit der intensivsten Immunität überhaupt nicht gelingt, daß bei geringem Immunzustande jedoch ein abgeschwächter und rasch verlaufender Ausschlag zutage tritt, welcher der Variolois entspricht. Diese Vermutung ist jedoch durch meine Beobachtungen noch nicht genügend gestützt, um sie mit Sicherheit vertreten zu können.

Die Konstitution hat gewiß einen starken Einfluß auf das Masernexanthem. Wir wissen, daß schwer anämische oder kachektische Kinder blasse, undeutliche, rasch verschwindende Masernausschläge zu haben pflegen. Mein Material gibt auch diesbezüglich wenig Aufschluß, weil vorzugsweise die intensiven, gut sichtbaren Ausschläge der Beob-

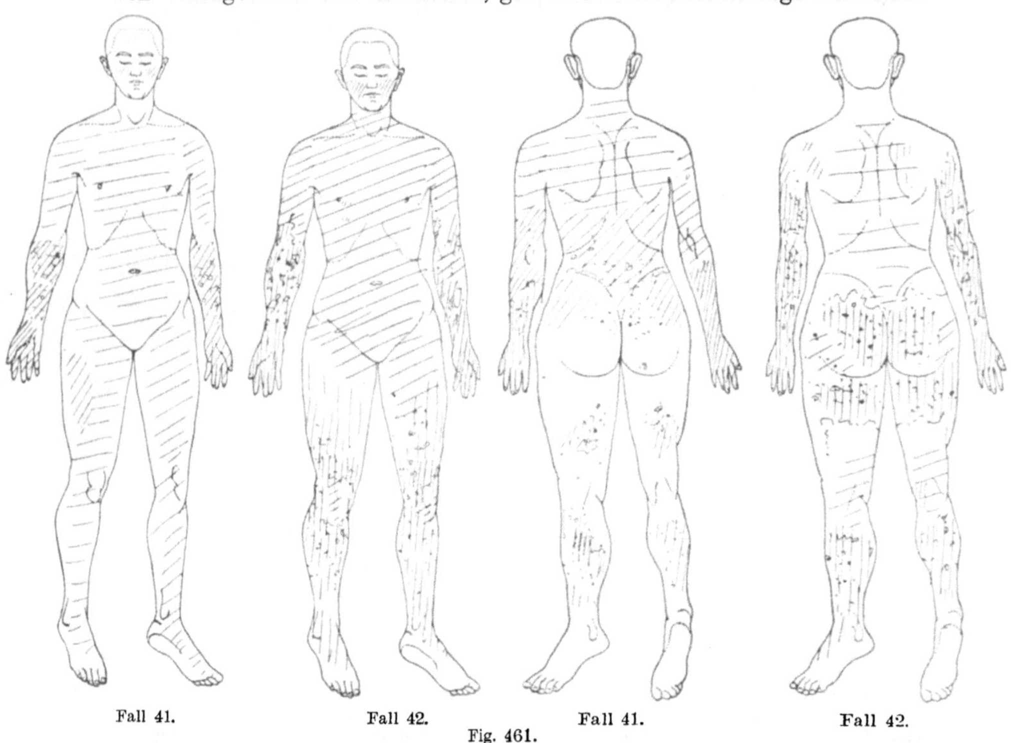

Fall 41. Fall 42. Fall 41. Fall 42.

Fig. 461.

3. Exanthemtag bei den Geschwistern B.
Ähnlichkeit: Allgemeine Ausbreitung, Ansatz des Exanthems der Arme.
Unterschied: Nates.

achtung unterzogen wurden. Bei einem tuberkulösen Kinde habe ich sichere Masern ohne Exanthem gesehen. Eine Hausinfektion war vorausgegangen. Die genau darauf aufmerksame tägliche Untersuchung ergab das Fieber nach typischer Zeit, Koplikscher Flecke, Abnahme der Tuberkulinreaktion ohne allgemeinen Ausschlag. Auch hier muß es Übergänge geben, und es wäre interessant, zu wissen, ob sich das rudimentäre Exanthem durch eine bestimmte Lokalisation kennzeichnet.

Bemerkenswert ist der Einfluß der Familiendisposition. Unter meinen Fällen befinden sich zwei Geschwisterpaare (Fälle 37 und 39, 41 und 42). Die ersteren, ein $3^1/_2$jähriger Knabe und ein 2jähriges Mädchen, geben nur eine gewisse Ähnlichkeit, die zweiten jedoch, Fall 41 und 42 (6 jähriges Mädchen und 5 jähriger Knabe) zeigen eine ganz auffallende Übereinstimmung. Der großfleckige Beginn im Gesichte bei spärlichen, am ganzen Körper verteilten Anfangspapeln, die rasche,

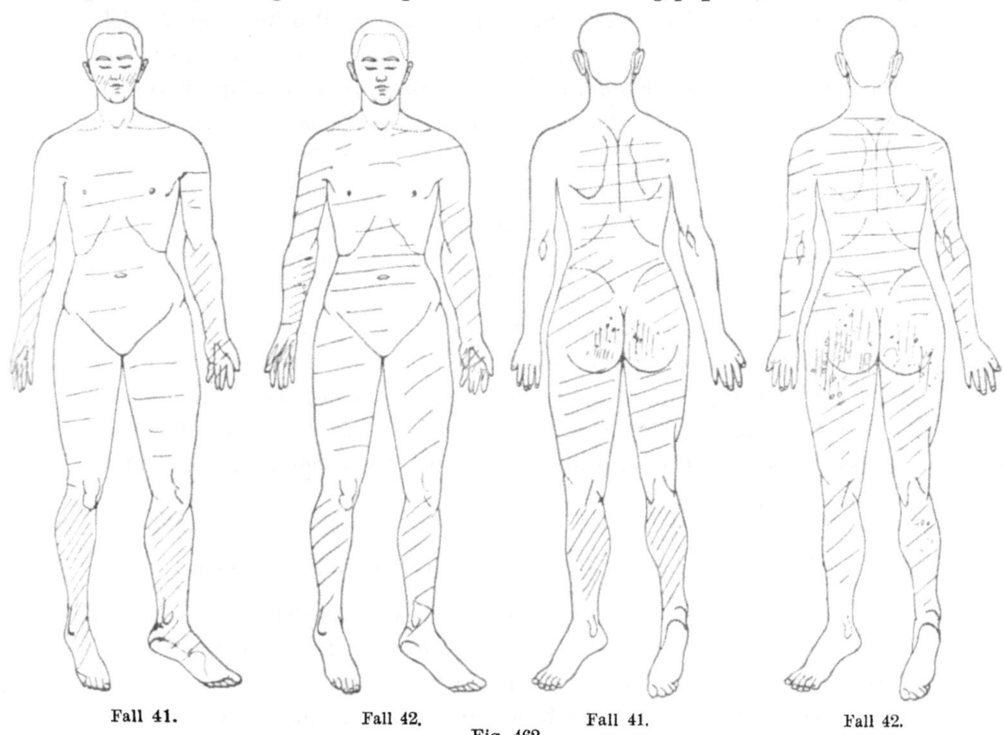

Fig. 462.

Vierter Exanthemtag der Geschwister B.
Das ältere Exanthem ist verblaßt. Bei beiden Kindern haben sich Nachschübe auf den Nates gebildet.

zarte Ausbreitung, das Verhalten der Arme am 3. Tage, der Nachschub auf den Nates machen sie fast identisch. (Fig. 459—462 auf S. 190—193.)

Ganz besonders klar wird die Familiendisposition aber durch die ausnahmsweisen Lokalisationen, die hier bei beiden Geschwistern vorkommen: die vorwiegende Beteiligung der Wangen und das frühe Ergriffensein der Handflächen, die schon 12 bzw. 18 St. p. e. gerötet sind, während wir sie gewöhnlich erst am 3. Tage ergriffen sehen.

Die Infektion aus derselben Quelle hat bei Fall 22 und 23 ebenfalls ein sehr ähnliches Bild erzeugt. Beides waren größere Knaben desselben Institutes, am selben Tage erkrankt. (Seite 46—49, Fig. 119 bis 134). Die ersten Zeichnungen sind fast identisch; auch im weiteren Verlaufe stimmt die schwache Beteiligung der unteren Extremitäten, das rasche Abblassen des Exanthems überein. Dagegen hat der Knabe W. Adolf (Fall 21), von dem beide ihre Infektion übermittelt erhielten, eine ganz andere Form des Ausschlages, so daß also hier gewiß nicht das gleiche Virus bei Übertragung dieselbe Form wiedererzeugte, sondern wir eher bei den Kindern 22 und 23 eine ähnliche Disposition annehmen müssen, um die Ähnlichkeit des Exanthems zu erklären.

Dasselbe gilt für die gleichaltrigen Fälle 51 und 52. Beides 12jährige Knaben aus einem Taubstummeninstitut. Im Abstand von einem Tage erkrankt, sind sie am 2. Tage sehr ähnlich; weiterhin zeigt aber Fall 51 eine viel intensivere Ausbildung, besonders an den unteren Extremitäten (Abb. 335—348 S. 108—111).

Wenn gleichzeitige Infektion auch bei Kindern, die keine Geschwister sind, Ähnlichkeit des Exanthems hervorbringen kann, so müssen wir mit der Annahme einer Familiendisposition vorsichtig sein. Eine solche wäre erst dadurch zu erweisen, daß Geschwister, die in verschiedenen Epidemien an Masern erkrankten, gleiche Exantheme zeigen. Dafür habe ich keinen Beleg.

Beeinflussung des Exanthems durch lokale Ursachen.

Die Gesetzmäßigkeit des Exanthems ist nicht selten durch das Auftreten oder das Fehlen von Ausschlag an einer oder der anderen Körperstelle zerstört. Bei genauer Betrachtung stellt sich eine lokale Ursache heraus, welche dort die Exanthembildung beschleunigt oder verzögert hat. Ich habe unter den Zeichnungen Beispiele dafür gesammelt, daß folgende lokale Erscheinungen Einfluß üben können:

1. Narben verschiedener Natur, alte Vaccinestellen, Reste von cutanen Tuberkulin- und Diphtheriereaktionen.
2. Druck der Schuhe oder der Strumpfbänder.
3. Intertrigo, Prurigo, Erythema multiforme, Urticaria.

Narben:

Fall 16. Oberhalb des linken Knies einige Efflorescenzen im Narbenrande, während die Umgebung noch frei ist (Fig. 84, S. 34).

Fall 36. An der rechten Ulnaspitze Narbe von Exanthem umgeben (Fig. 230, S. 75).

Besonders charakteristisch ist die anämische Brandnarbe des Falles 38, in deren Rändern sich das Exanthem festsetzt (Fig. 463).

Ähnlich verhalten sich Fall 39: Narbe an der rechten Hand (Fig. 256, 257, S. 81) und Fall 51 (Fig. 464).

Ganz analog zu anderweitigen Narben verhalten sich alte Impfstellen.

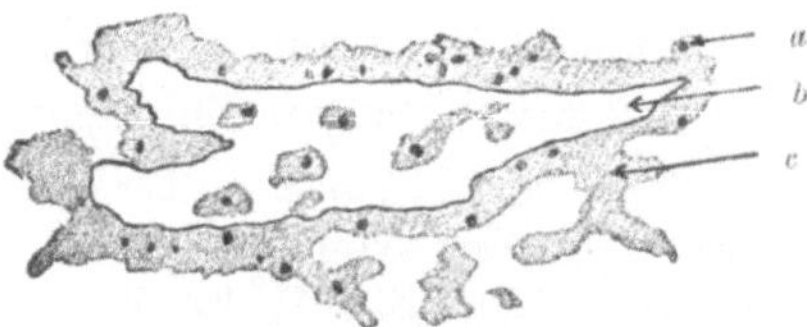

Fall 38. Fig. 463 (3/4 der natürl. Größe).
a beginnendes Exanthem (Stippchen) am 1. Tag.
b alte blasse Brandnarbe.
c Ausbreitung des Exanthems am 2. Tag.

Exanthem im Narbenrand.

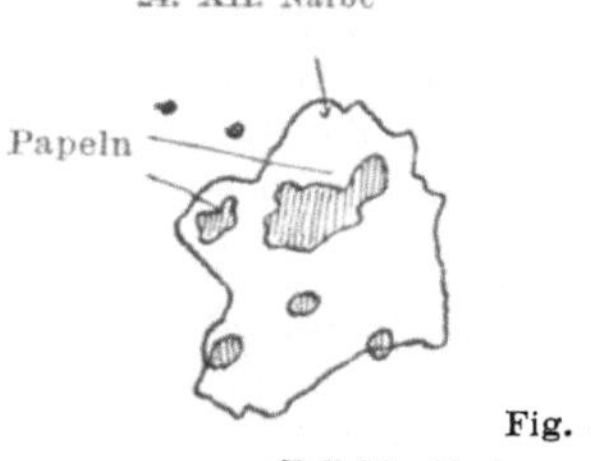

Narbe
Papeln
Papeln

Fig. 464.
Fall 51. Narbe am rechten Unterschenkel.
(2. Exanthemtag) (3. Exanthemtag)

Exanthem in der Narbe.

Fall 32. Zwei Impfnarben an der rechten Schulter zeigen in ihren Konturen eine frühzeitige Lokalisation von Exanthem: dort sind schon große Flecke entstanden, während in der Umgebung erst kleinste Stippchen aufschießen. (Ähnlich auf Photogr. 9 auf Tafel II.)

Konturen der Impfnarbe
große Masernflecke
kleine Masernflecke

Fig. 465.
Masernflecke im Narbenrand: Haftung in der Umgebung von Impfnarben. (Fall 32; 3. Tag.)

Positive Tuberkulinreaktionen bewirken eine starke Anziehung auf das Exanthem. Solche Efflorescenzen am Unterarme in der Gegend einer älteren Tuberkulinreaktion sind auf Tafel III zu sehen. (Fig. 11 von Fall 6.)

Ähnlich ist Fall 34: Konfluierendes Exanthem an Stelle einer alten Tuberkulinreaktion, sowie auch einer Hautreaktion nach Diphtherietoxin (Fig. 213 *g*, *h* auf S. 70).

Von oberflächlicheren Excoriationen vorübergehender Natur (Kratzeffekten) sah ich keine Exantheme herangezogen, aber von chronischen

Schädigungen der Haut, wie Schuhdruck, (Tafel III Fig. 11, reihenweise Efflorescenzen am Fußrücken) und Druck der Strumpfbänder.

Fall 41. 36 Stunden p. e. über beiden Knien auf der Vorderseite eine streifenförmige Anhäufung von Efflorescenzen, die dem Sitze des Strumpfbandes entspricht (Fig. 460 auf S. 191). Exanthem durch Druck des Strumpfbandes findet sich auch bei Fall 54, einem Erythema infectiosum (Fig. 435 auf S. 180).

Wenn schon so unscheinbare Veränderungen der Haut das Exanthem anziehen, werden wir uns nicht wundern, daß intensive Dermatitis einen sehr starken Einfluß üben kann. Am häufigsten konnten wir das von einem Ekzema intertrigo sehen.

Fall 25. Während auf Gesicht und Stamm erst spärliches Exanthem sich zeigt, ist die linke Achselhöhle des 10 Monate alten Mädchens konfluierend ergriffen, ebenso die Inguinalgegend (Fig. 146, S. 52). Am nächsten Tage sind neben der Inguinalfalte auch die queren Fettfalten, die Säuglinge in der Adductorengegend haben, ergriffen, und ebenso erstreckt sich die Rötung auf die Hinterseite (Fig. 147, 150).

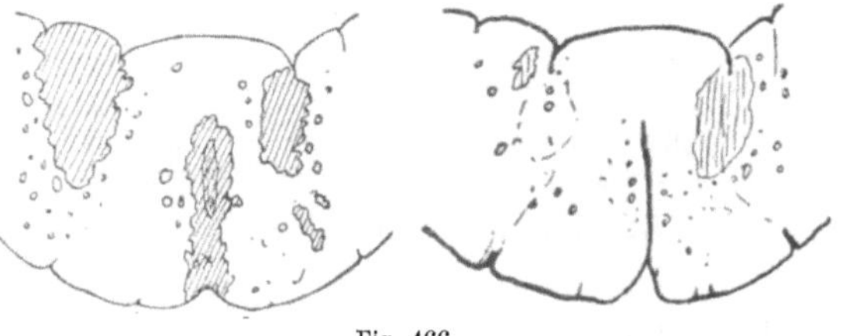

Fig. 466.

Fall 25; 1. Tag. Fall 39; 3. Tag.
Frühzeitige Lokalisation des Masernexanthems im Intertrigo der Genital- und Inguinalfalten.

Fall 39. Die Inguinalfalten zeigen sich am 3. und 4. Tage bevorzugt, (Fig. 252 u. 253 auf S. 80, sowie Fig. 466.)

Fall 32. 3. Tag: Ganz ähnliche Bevorzugung der Inguinalfalte und Querfalte des Oberschenkels (Fig. 201, 202, S. 66). Auch das konfluierende Exanthem in der Claviculargegend ist so ungewöhnlich, daß es auf äußere Reizung zurückzuführen sein dürfte.

Die Rötung am 2. Tage bei Fall 48 (rechter Oberschenkel und Nates) nach Benässung ist nicht hierher zu zählen, sie dürfte eine einfache Hyperämie ohne Exanthem gewesen sein, denn sie war am nächsten Tage verschwunden (Fig. 319, 322 auf S. 102—103).

Eine vorausgegangene allgemeine Hauterkrankung kann die Lokalisation des Masernexanthems ganz und gar verändern.

Der Prurigo (Lichen urticatus) bei Fall 43 hatte eine wesentliche Beeinflussung zur Folge: frisches und starkes Ergriffensein von Wange, Arme und Unterschenkeln, die alle viel stärkeren Ausschlag zeigen als der übrige Kopf und Stamm (Fig. 285, 288 auf S. 92—93).

Noch eingreifender war die Urticaria in Fall 50. Im Prodromalstadium — einen halben Tag vor dem Auftreten der Masern — entstand eine Urticaria der Extremitäten. Das nachfolgende Masernexanthem zeigt, 12 Stunden nach seiner ersten Entstehung, eine Imitation der Urticaria. Die Schultern sind confluierend ergriffen, die Arme auch an der Streckseite reichlich, ebenso die Beine bis hinunter. Dabei ist der Stamm noch kaum beteiligt und erhält sein Exanthem erst im Laufe der nächsten Tage, während die Extremitäten verblassen. (Fig. 467.)

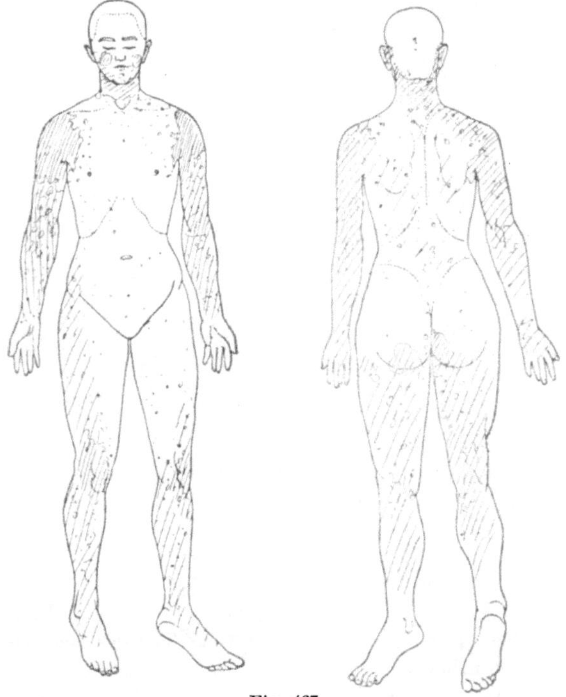

Fig. 467.
Umkehrung der Masernlokalisation durch eine vorausgegangene Urticaria.
(1. Tag des Masernexanthems bei Fall 50.)

Auch durch das Erythema multiforme in Fall 53 ist eine Veränderung und Beschleunigung der 18 Tage später eintretenden Masern bewirkt worden (Fig. 468–471 auf der nächsten Seite). Schon 18 St. p. e. finden wir die Handflächen und Nates ergriffen, nur die Hinterseite der Füße, Knie und Ellenbogen sind noch frei. (Das linke Bein ist experimentell beeinflußt.) Am nächsten Tage fällt die Beteiligung der Fußfläche auf, die wir bei Masern nur ausnahmsweise sehen und die hier wahrscheinlich der vorhergegangenen Reizung durch das Erythem zuzuschreiben ist.

Künstliche Beeinflussung des Exanthems.

Wenn wir sehen, daß Dermatitis verschiedener Provenienz das Exanthem anzieht, so ist es naheliegend zu versuchen, eine solche Lokalisation experimentell herbeizuführen.

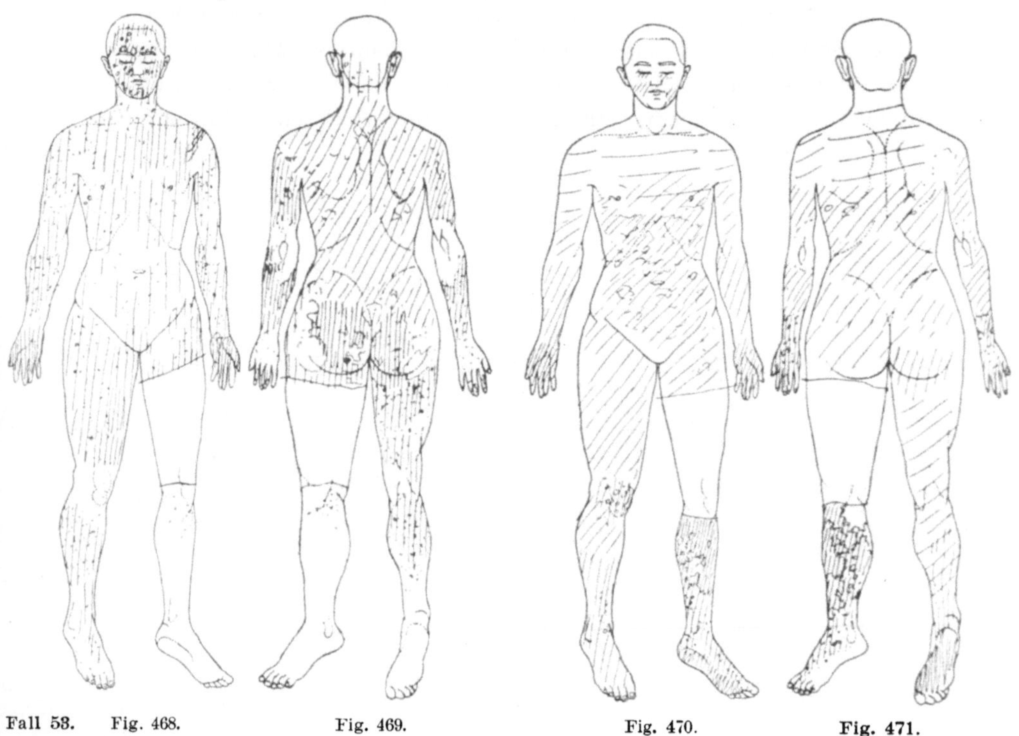

Fall 53. Fig. 468. Fig. 469. Fig. 470. Fig. 471.

Monatstag: 2. V. — 3. V.

Exanthemtag: 1. Tag (18 Std. p. e.) des Masernexanthems. — 2. Tag des Masernexanthems.

Beeinflussung des Masernexanthems durch ein voraufgegangenes Erythema multiforme. Daneben Wirkung einer Stauungsbinde am linken Beine.

Anm. 468 Follikulär-kleinfleckiges Masernexanthem, dazwischen alte gelbe Reste des Erythema multiforme (Fig. 429—430 auf S. 177). Linker Oberschenkel: seit 3 Tagen leicht abgeschnürt: Kein Exanthem unterhalb der Binde.

469 behaarter Kopf frei.

470 Haut schmutzig gefleckt durch Kombination von Masern und Erythem. Fußflächen ergriffen.

In folgenden Fällen wurden solche Versuche angestellt: mit Senfpflaster in Fall 3, mit Collodium in Fall 8, 10, 12, mit Binden in Fall 11, 21, 38, 43, 51, 52, 53.

Fall 3 (Photogramm Fig. 5 auf S. 5). Am 13. III. wurde am linken Unterschenkel ein Umschlag mit Senfmehl appliziert. 14. III. abends Beginn des Exanthems. 15. III. Bemalung und Photographie. Am linken Unterschenkel konfluierendes Exanthem im Bereiche der Senfwirkung.

Fall 8. Collodium am r. Oberschenkel, 4 Stunden a. e. (Fig. 26 auf S. 14). Keine Verfrühung des Ausschlages; aber die Stelle bleibt deutlicher sichtbar und zeigt am 4. Tage dichteres Exanthem als die Umgebung, besonders in ihrem Rande (Fig. 28 auf S. 14).

Fall 10. Collodium auf den Unterschenkeln 1, 2 Tage p. e. aufgetropft, ohne sichere Wirkung (Rötung, aber kein deutliches Exanthem) (Fig. 38—41 auf S. 18).

Fall 12. Collodium an sechs Hautstellen aufgetragen, 3, 2, 1 Tag a. e. und gleichzeitig mit dem Exanthem.

Eine Stelle am rechten Oberschenkel, die 3 Tage a. e. beschickt worden war, zeigt früheres und intensiveres Exanthem als die Umgebung, bei den übrigen ist der Einfluß nicht sehr deutlich (Fig. 51—61 auf S. 24—27).

Die weiteren Versuche wurden mit Binden unternommen. Meistens waren es elastische Trikots, wie wir sie zu Bruchbändern benützen, in einigen Fällen auch Kautschukbinden. Die Binde wurde verschieden stark angelegt, oberhalb des Knies oder in der Mitte der Oberschenkel.

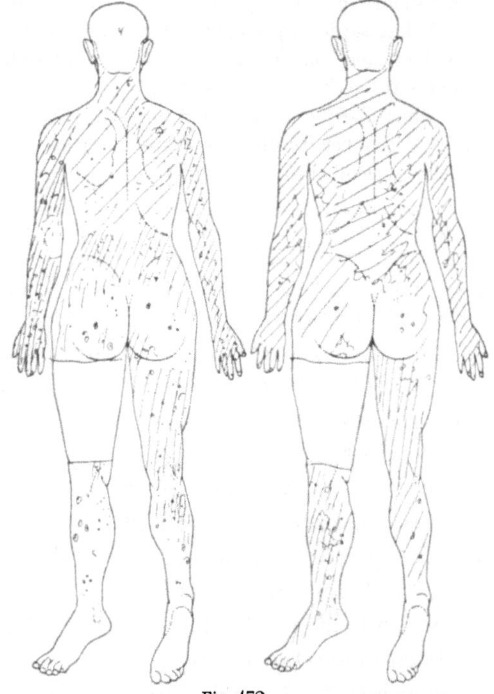

Fig. 472.

2. Tag. 3. Tag.

Wirkung der Umschnürung des linken Beines bei Fall 43.

2. Tag: links weniger Exanthem.

3. Tag: mehr Exanthem als rechts.

Fall 11. $1^1/_2$ Tage p. e. stark, bis zur leichten Cyanose; 4 Stunden lang — kein Effekt (Fig. 46—49).

Fall 21. 1. Tag p. e. — kein Effekt (Fig. 110, 114).

Fall 38. 1 Tag a. e. Trikotbinde 3 Tage lang — kein Effekt (Fig. 241 ff.).

Fall 43. Gleichzeitig mit dem ersten Beginn des Ausschlages Trikotbinde, 2 Tage lang — Effekt positiv: Fig. 472.

2. Tag: umschnürtes Bein zeigt geringeres Exanthem (wenigere Efflorescenzen und kleinere);

3. Tag: umschnürtes Bein zeigt stärkeres Exanthem (vorne und hinten);

4. Tag: umschnürtes Bein zeigt stärkeres Exanthem (nur noch hinten) (Fig. 290 auf S. 93);

5. Tag: umschnürtes Bein zeigt keine Unterschiede mehr (nicht gezeichnet).

Fall 51. Ca. 4 Stunden p. e. — ohne Einfluß (Fig. 335 ff.).

Fall 52. 1 Tag p. e. starke elastische Binde; 1 Tag lang getragen. Hat keinen Einfluß in bezug auf Zahl und Größe der Efflorescenzen, bewirkt aber eine Pigmentierung derselben; sie sind bräunlich und bei Druck bleibt ein gelblicher Fleck bestehen (Fig. 343 ff.).

Fall 53. Die Abschnürung wurde hier schon 2 Tage a. e. vorgenommen; die Binde blieb bis 2 Tage p. e. (Fig. 468—471 auf S. 198). Die Zeichnung 18 Stunden p. e. zeigt den rechten Unterschenkel mit Ausnahme von Knie und Fußsohle, sowie der Gegend der Achillessehne von dichtem Exanthem ergriffen, während am umschnürten Beine nur spärliche Papeln und Stippchen zu sehen sind. Am nächsten Tage hat sich das Bild verkehrt: der rechte Fuß ist abgeblaßt, am umschnürten sehen wir ein sehr intensives, frischrotes Exanthem. Es ist aber gegenüber rechts insoferne zurück, als die Fußsohlen und Knöchel noch nicht erreicht sind.

Die Applikation verschiedener Reize hatte mithin nur selten, und nur dann Einfluß, wenn sie sehr frühzeitig ausgeübt wurde: vor oder spätestens gleichzeitig mit dem ersten Beginne des Exanthems im Gesicht, also mindestens einen Tag vor dem sichtbaren Auftreten des Ausschlages auf der peripheren Applikationsstelle.

Am intensivsten wirkte der Senfumschlag in Fall 3: konfluierendes Exanthem. Das Collodium (das eine mechanische Schwierigkeit in der Passage der Hautgefäße verursachen sollte) hatte wenig Effekt: einmal ein verfrühter und reichlicherer Ausschlag. Stauung durch Binden bewirkte in zwei Fällen (43 und 53) eine Verspätung des Exanthems, der dann eine um so reichlichere aber noch immer etwas verzögerte Ausbildung folgte. Die Wirkung in Fall 52 war anderer Art: hier wurde nicht die Entstehung des Ausschlages beeinflußt, sondern es erfolgte durch die intensive Stauung eine Diapedese und Pigmentierung, wie man sie z. B. auch durch Biersche Stauung bei einer Vaccinereaktion leicht erreichen kann. (Fig. 343—348 auf S. 110—111.)

Anschauungen über die Entstehung des Masernexanthems.

Die vorliegenden Studien über das Masernexanthem hatte ich einerseits zu dem deskriptiv-anatomischen Zwecke unternommen, um einen akuten Ausschlag in seinem Ablaufe genau kennen zu lernen, und andererseits, um zu weiteren Beweisen für meine Hypothese über die Entstehung dieser Gattung von Eruptionen zu gelangen. Auf Grund der Erfahrungen an der Vaccine und der Kenntnisse über inokulierte und spontane Blattern hatte ich die Ansicht ausgesprochen, daß das Exanthem durch Agglutination der Krankheitserreger in den Hautkapillaren zustandekommt.

Vergleich des Absteigens des Masernexanthems mit der Verteilung der sensiblen Hautnerven.

Um meine Hypothese wahrscheinlich zu machen, mußte zuerst untersucht werden, ob die bei den Masern gefundenen Tatsachen nicht eher auf einen Zusammenhang des Exanthems mit der Verteilung der Hautnerven schließen lassen.

Wir werden zu diesem Zwecke uns vorstellen, wie ein Exanthem verlaufen müßte, das durch sukcessive Reizung der sensiblen Nerven entstehen würde.

Nach den Untersuchungen von Head versorgen die vom Cervikalmark ausgehenden Nerven den oberen Teil der Brust und des Rückens, sowie den Hauptteil der Arme; die dorsalen Nerven gehen zur Haut der unteren Partien des Stammes und der ulnaren Seite der Arme; die Lumbalnerven versorgen die Vorder- und Außenseite der Beine, die Sacralnerven endlich die Umgebung der Arme, die Innenfläche der Ober- und Unterschenkel, sowie die Planta pedis. (Fig. 473).

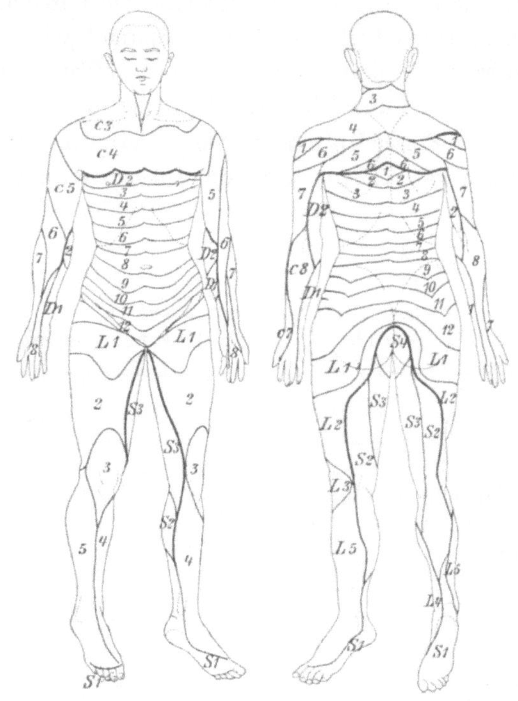

Fig. 473.
Verteilung der sensiblen Nerven nach Head.

Auf den ersten Blick besteht wohl eine gewisse Ähnlichkeit zwischen dem Schema der Headschen Zonen und den Grenzlinien des Masernexanthems (Tafel VII und VIII), aber sie ist nur eine scheinbare. Das Herabsteigen an der Vorderseite der Arme, das Zurückbleiben an der Hinterseite der Beine und an den Nates ließen sich durch den Nerveneinfluß erklären. Aber in der Reihenfolge der sensiblen Nerven kommen die Arme vor dem Stamme; erst nach vollkommenem Ergriffensein von

Unterarmen und Händen dürfte das Exanthem Brust und Rücken befallen, und es müßte sich eine deutliche Ruhepause an der Stelle nachweisen lassen, wo (in der Mamillarhöhe) auf der Brust der 4. Cervicalis an den 2. Dorsalis stößt und wo (in Axillarhöhe) am Rücken der 5. und 6. Cervicalis sich vom 1., 2., 3. Dorsalis abgrenzt. An der Crista ilei machen die Nerven nicht halt: die Umschlagstelle befindet sich erst am innersten Teile des Nates, während wir bei den Masern die ganzen Nates zurückbleiben sehen. Auch müßte diese Gegend zu allerletzt, hinter den Fußsohlen an die Reihe kommen.

Eine Einzeichnung des Nervenverteilung in das früher für die Masern aufgestellte Schema wird die Inkongruenz am besten erklären:

Die Regionen der äußeren Haut in der Reihenfolge, wie sie vom Masernexanthem ergriffen werden, und ihre sensiblen Nerven.

Hautregionen:	Nervensegmente:				
	cerebral	cervical	dorsal	lumbal	sakral
Kopf	5	1. 2			
oberer mittlerer Teil } Rücken		4, 5, 6	1—6		
unterer Teil } Rücken			7—11		
Brust		3, 4	2—5		
Bauch			6—12		
Schultern, vorne		4			
Schultern, hinten		1, 4, 6			
Oberarme, volar		5			
Oberschenkel, vorne				1, 2	
Oberarme, dorsal		7			
Unterarme, volar		6, 7	1, 2		
Unterarme, dorsal		8			
Oberschenkel, hinten				1, 2	2
Kniekehlen					2
Unterschenkel, vorne				4, 5	
Nates			1, 2	1, 2	4
Hände, volar		7, 8	1		
Hände, dorsal		7, 8	1		
Knie				3	
Unterschenkel, plantar					1, 2
Füße, vorne				4, 5	
Füße, plantar					1
Ellenbogen, dorsal		8			

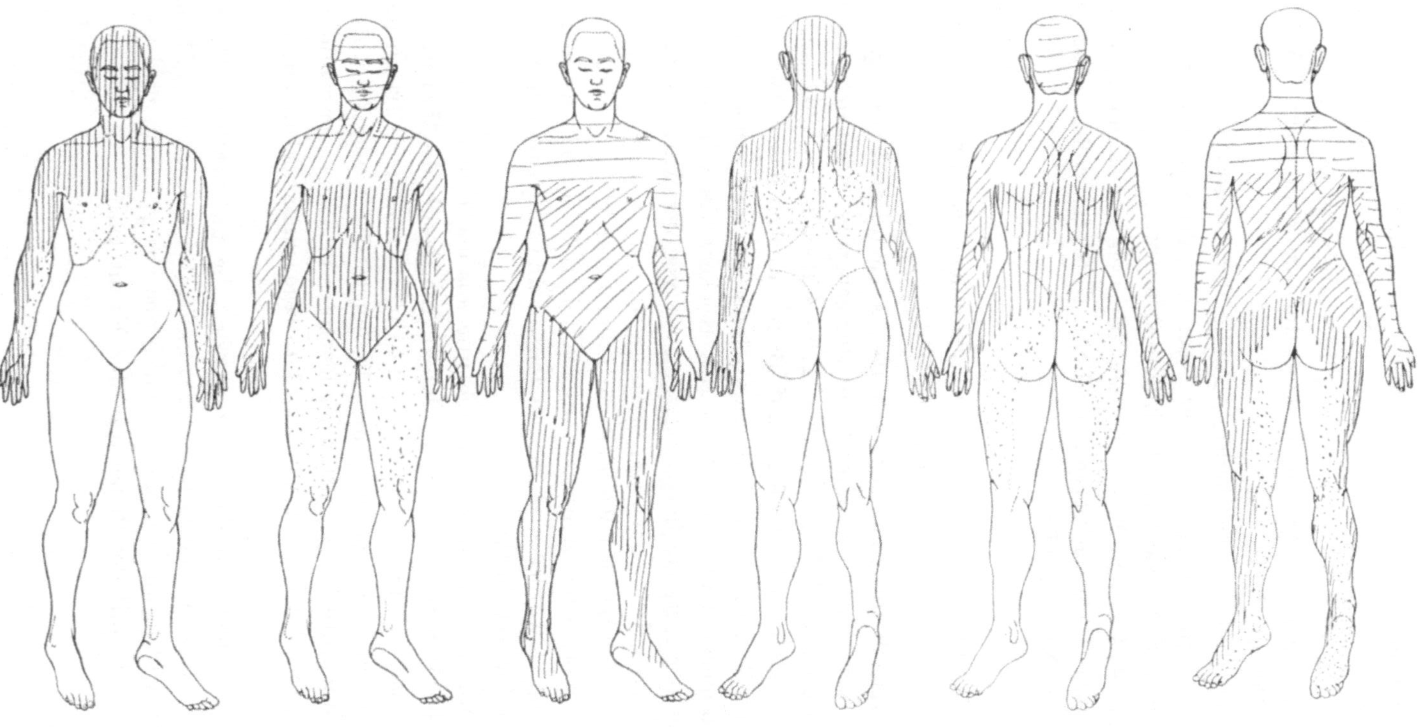

Fig. 474.

Schema der Entwicklung eines den sensiblen Zonen folgenden Exanthems.

Es stimmt eigentlich nur, daß beide mit dem Kopfe anfangen, dann geht die Fortsetzung schon auseinander. Nach dem Kopfe kommt in der Anordnung der Nerven der Hals; hier aber bei den Masern die Mitte des Rückens, die tief in die Dorsalnerven hineinreicht (Cervical. 4—6, Dorsal. 1—6).

Die Lumbalnerven der vorderen Partie der Oberschenkel (1., 2.) kommen vor dem 7. Cervicalnerv der Oberarme, der 4. Sakralnerv der Nates vor dem 8. Cervicalnerv der Ellenbogen usw.

Auf Abb. 474 auf S. 203 ist in der früheren schematischen Darstellung gezeigt, wie das Masernexanthem absteigen müßte, wenn es den sensiblen Nerven folgen wollte.

Vergleich der Entwickelung des Masernexanthems mit der Verteilung der Hautarterien.

Der Vergleich des Exanthems mit der arteriellen Versorgung der Haut hat zunächst auch nicht viel Bestechendes. Auf dem Schema der Hautarterien nach Manchot (Fig. 475—478 auf S. 206—207) sehen wir zahllose kleine Abgrenzungen auf Brust, Rücken und Armen, die wir von den Grenzlinien des Masernexanthems her nicht kennen. Aber eines ist bemerkenswert: der Bezirk des Rückens, der von den Rami perforantes der Arteriae intercostales, sowie von der Arteria sacralis, also direkt von der Aorta aus versorgt wird, ist fast identisch mit dem Bezirke, der bei den Masern so auffallend früh mit Exanthem beschickt wird: auch die Grenzen um die Schulterblätter sind uns mehrmals bekannt geworden und die Grenzen an und unterhalb der Crista ilei treffen wir regelmäßig.

Gehen wir nun von dieser Beobachtung aus und kümmern wir uns nicht um die kleinen, vielfach willkürlichen Grenzbezirke des Manchotschen Schemas. Wenn die von der Aorta direkt versorgten Partien des unteren Rückens sich von den durch die epigastrica versorgten unterscheiden, so könnte die Verspätung der letzteren Region mit der größeren Entfernung, gewissermaßen mit dem Umwege zusammenhängen, den das Blut zu machen hat.

Betrachten wir nun die Entfernungen, die die einzelnen Haut bezirke vom Herzen auf dem Blutwege trennen (beim erwachsenen Mann von 175 cm Größe und von der Aortenklappe aus gerechnet) und vergleichen wir sie mit der Reihenfolge des Exanthems.

Reihenfolge des Exanthems und arterielle Entfernung.

			Arterielle Entfernung			Wertung des Exanthems (S. 155)	Reihenfolge nach	
			von cm	bis cm	Durchschnitt		der Entfernung vom Herzen	der Wertung
v.	behaarter Kopf	Kopf	30	45	38	22	6	6
v.	Stirne	Kopf	35	40	38	27	7	1
v.	mittleres Gesicht	Kopf	35	40	38	27	8	2
v.	seitliches Gesicht	Kopf	30	35	33	13	3	12
h.	zwischen den Ohren	Kopf	25	30	28	26	1	3
h.	oberer mittlerer Teil	Rücken	20	35	28	24	2	4
h.	unterer Teil	Rücken	35	50	43	23	10	5
v.	Brust		25	50	38	21	9	7
v.	Bauch		50	65	58	18	14	10
v.	Schultern vorne		30	40	33	20	4	9
h.	Schultern hinten		30	40	33	21	5	8
v.	Oberarme volar		35	55	45	15	11	11
v.	Oberschenkel vorne		65	80	73	12	17	13
h.	Oberarme dorsal		40	50	45	11	12	14
v.	Unterarme volar		55	75	65	10	15	15
h.	Unterarme dorsal		60	80	70	10	16	16
h.	Oberschenkel hinten		75	100	88	87	21	19
h.	Kniekehlen		100	105	103	10	22	17
v.	Unterschenkel vorne		115	125	120	10	24	18
h.	Nates		70	80	75	5	18	22
v.	Hände volar		80	85	83	6	19	20
h.	Hände dorsal		85	90	88	6	20	21
v.	Knie		110	115	113	4	23	23
h.	Unterschenkel plantar		120	130	125	3	25	24
v.	Füße vorne		150	160	155	1	26	25
h.	Füße plantar		160	165	163	1	27	26
h.	Ellenbogen dorsal		50	55	53	—	13	27

Die Tafel zeigt maximale und minimale Entfernung der einzelnen Hautstellen auf dem arteriellen Wege, den Durchschnitt derselben in Zentimetern und dann die Wertung des Exanthems nach den auf S. 155 vom 2. Tage der zweiten untersuchten Serie gegebenen Zahlen. Sie enthält ferner die Reihenfolge nach der absoluten Entfernung vom Herzen und die Reihenfolge nach der Intensität des Exanthems.

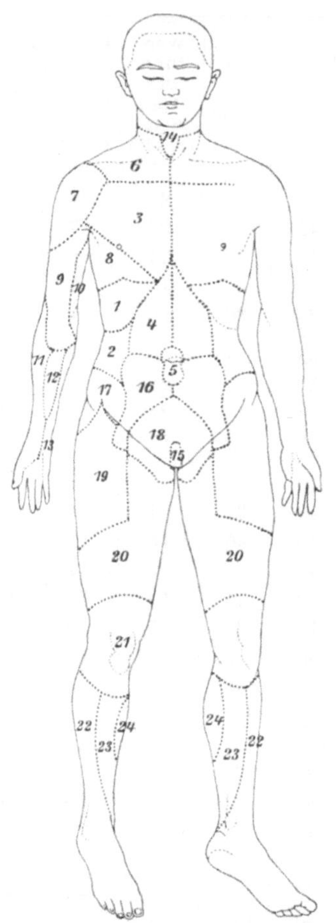

Fig. 475.

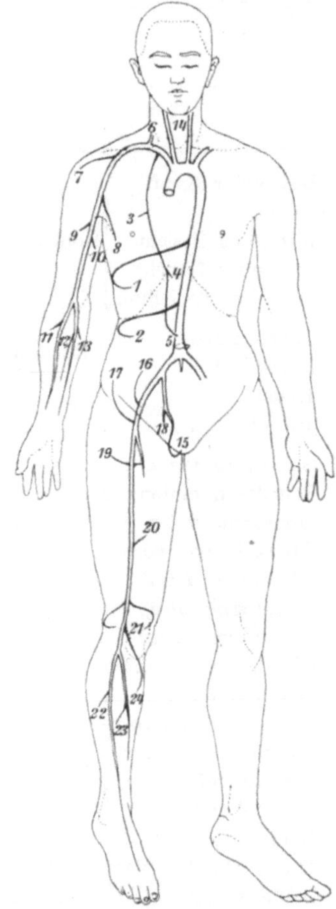

Fig. 476.

1. Rami perforantes der art. intercostales.
2. „ „ „ „ lumbales.
3. Art. mammaria interna.
4. epigastrica superfic. sup.
5. „ „ sup. et inf.
6. Tuncus thyreocervicalis.
7. Art. deltoidea subcut. ant.
8. Thoracicae.
9. brachialis.
10. collat. uln. sup.
11. radialis.
12. mediana.
13. A. ulnaris.
14. thyreoidea sup.
15. dorsalis penis.
16. epigastr. superf. inf.
17. circumflexa ilei superf.
18. pudenda ext.
19. profunda femoris.
20. femoralis.
21. Rete superfic. genu.
22. Tibialis antica.
23. „ postica.
24. poplitea.

Verteilung der Haut-

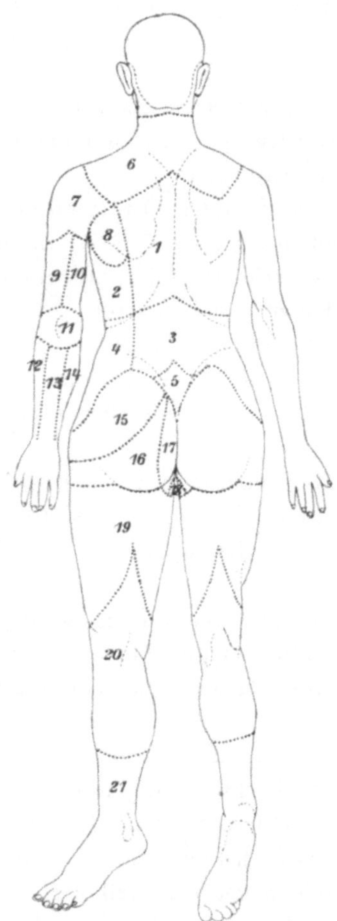

Fig. 477.

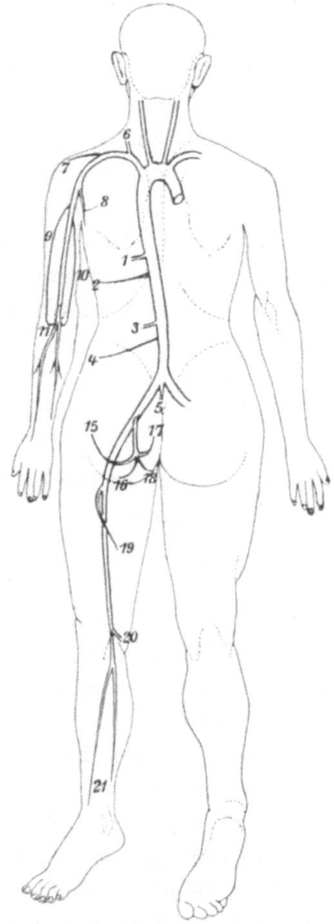

Fig. 478.

1. Arteriae costales.
2. „ „ rami perforantes post.
3. ,, lumbales.
4. „ „ rami perforantes post.
5. arteria sacralis.
6. truncus thyreocervicalis. (cervic. superficialis, transversa scapulae, transversa colli.)
7. deltoidea subc. post.
8. circumflexa scapulae.
9. collat. radialis inf.
10. „ ulnaris sup.
11. Rete cubitale.
12. Art. radialis.
13. interossea.
14. ulnaris.
15. glutaea.
16. ischiadica.
17. pudenda int.
18. obturatoria.
19. profunda femoris.
20. poplitea.
21. tibialis. (antica et postica.)

arterien nach Manchot.

Leichter zu fassen ist dieser Vergleich an Hand der Abb. 479, welche nach der Reihenfolge der Entfernung vom Herzen angeordnet ist (Kreise durch volle Linien verbunden) und außerdem die Wertung des Exanthems (in gestrichelten Linien) zeigt.

Im großen und ganzen sieht man eine starke Übereinstimmung im Verlaufe der beiden Kurven: je entfernter die Hautstellen vom Herzen, desto schwächer und später erscheint das Exanthem.

Jedoch die Kurven kreuzen sich in vielen Punkten. Untersuchen wir zunächst jene Stellen, wo die gestrichelte Kurve Zacken nach oben zeigt, wo also das Exanthem nicht so früh erscheint, als nach der Entfernung der Körperstelle vom Herzen zu erwarten wäre. Die stärksten Zacken zeigen Ellenbogen (37 Punkte), Wangen (19), Nates (18), Oberarme hinten (18); weniger auffällig ist das Zurückbleiben der Hände, der Unterarme und der Volarfläche der Oberarme.

Zacken nach der entgegengesetzten Richtung, also ein Vorauseilen des Exanthems, ergeben Stirne und Mitte des Gesichtes, die vordere Fläche der Unterschenkel und der untere Teil des Rückens.

Auch die Füße zeigen in dieser graphischen Darstellung scheinbar ein höheres Exanthem, das aber nur dadurch zu erklären ist, daß ich willkürlich die Wertung ihres Exanthems (Punkt 1) auf Teilstrich 140 angesetzt habe.

Um zu sehen, ob diese Darstellung (der Vergleich mit einer einzigen Wertung) nicht ein falsches Bild gibt, ist auf Fig. 480 (S. 210) neben der Wertung der „9 weiteren Fälle“ vom 2. und 3. Tage auch die Wertung der „Initialfälle“ am 1., 2. und 3. Tage herangezogen. Dabei sind Kopf und Rücken nicht in ihre Teile gegliedert, weil bei der Wertung der Initialfälle eine Sonderung nicht vorgenommen worden war.

Auf Figur 480 sind nun alle diese Zahlen auf das Schema der arteriellen Entfernung eingetragen, wobei die Entfernung 173 als Nullpunkt genommen wurde.

Die Wertung der Initialfälle 1. Tag (a) entspricht der Entfernung kaum, da die Schultern, die anscheinend die nächsten am Herzen sind, fast gar kein Exanthem gezeigt hatten. Der Kopf kommt unverhältnismäßig reichlich weg; auch das frühe Erscheinen des Exanthems am Bauche paßt nicht.

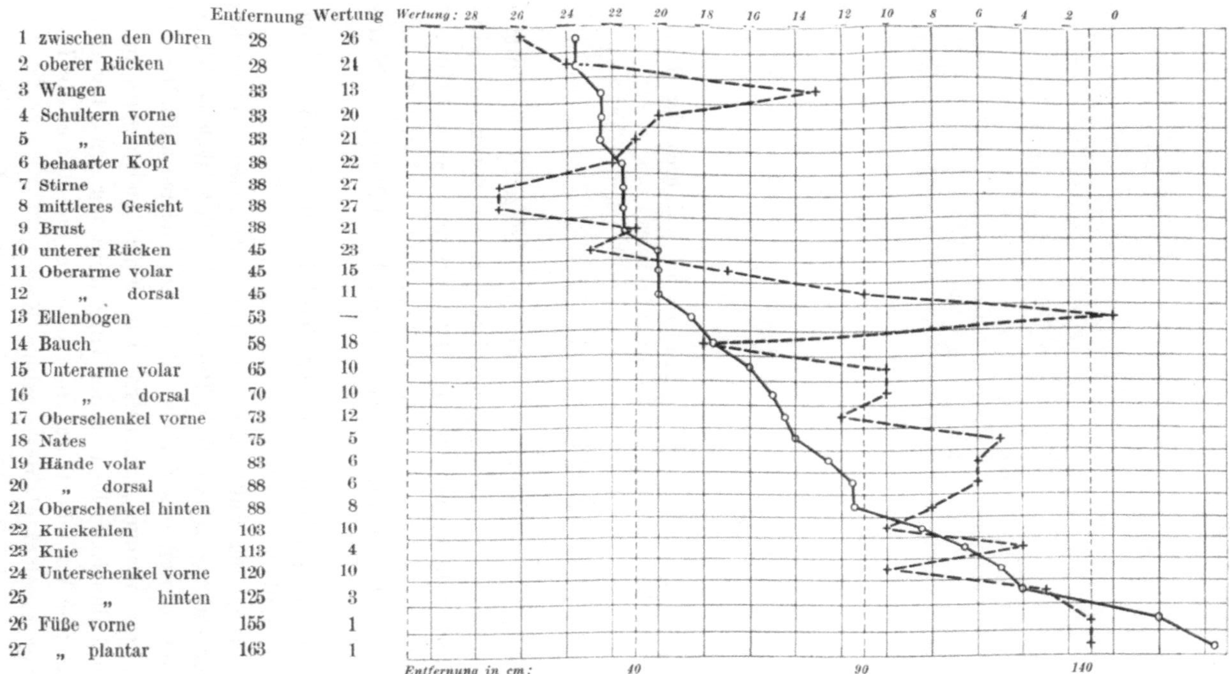

		Entfernung	Wertung
1	zwischen den Ohren	28	26
2	oberer Rücken	28	24
3	Wangen	33	13
4	Schultern vorne	33	20
5	„ hinten	33	21
6	behaarter Kopf	38	22
7	Stirne	38	27
8	mittleres Gesicht	38	27
9	Brust	38	21
10	unterer Rücken	45	23
11	Oberarme volar	45	15
12	„ dorsal	45	11
13	Ellenbogen	53	—
14	Bauch	58	18
15	Unterarme volar	65	10
16	„ dorsal	70	10
17	Oberschenkel vorne	73	12
18	Nates	75	5
19	Hände volar	83	6
20	„ dorsal	88	6
21	Oberschenkel hinten	88	8
22	Kniekehlen	103	10
23	Knie	113	4
24	Unterschenkel vorne	120	10
25	„ hinten	125	3
26	Füße vorne	155	1
27	„ plantar	163	1

Fig. 479.

Die Hautregionen nach ihrer arteriellen Entfernung (○—○) und nach der Wertung des Masernexanthems (+– – +) (2. Serie, 2. Tag).

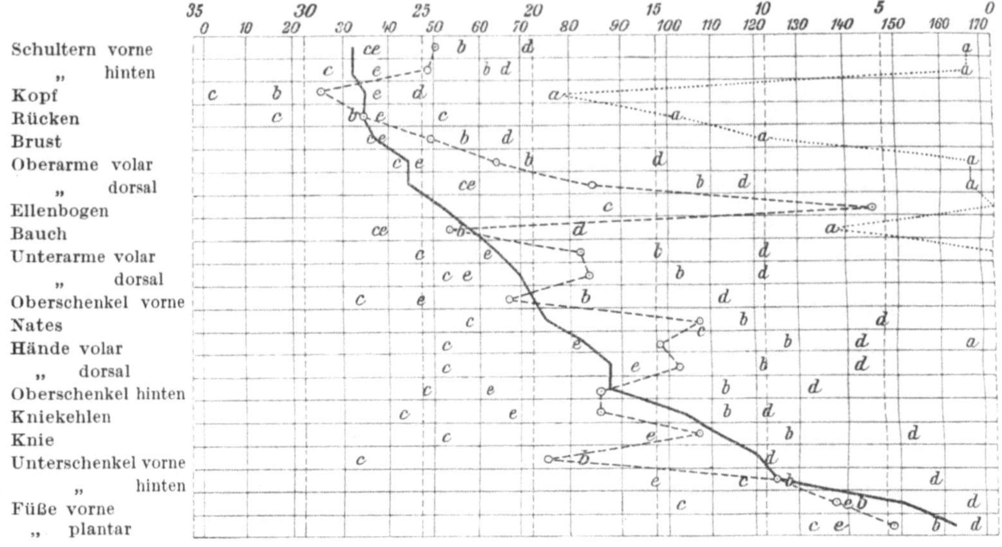

Fig. 480.

Die Hautregionen nach ihrer arteriellen Entfernung und nach der Durchschnittswertung des Masernexanthems.
1. Serie: 1. Tag *a*, 2. Tag *b*, 3. Tag *c*; 2. Serie: 2. Tag *d*, 3. Tag *e*.
Durchschnittswertung: ⊙——⊙.

Die Zahlen von b, c, d, e wurden auf der Figur 480 zu Durchschnitten zusammen gezogen ⊙, die durch gestrichelte Linien verbunden sind. Jede Durchschnittszahl stammt von $4 \times 19 = 76$ Einzelbeobachtungen. Es ergibt sich ein mit der früheren Kurve (Fig. 479) sehr ähnliches Bild.

Es bleiben zurück: Schultern, Arme, besonders Ellenbogen, Nates, Knie (relativ).

Es eilen voran: Kopf, Bauch, vorderer Teil der Oberschenkel, Kniekehlen, vorderer Teil der Unterschenkel.

Wir sehen also, daß außer der absoluten arteriellen Entfernung noch ein zweiter Faktor wesentlich in Betracht kommt. Welches ist er?

Die Teile, bei denen das Zurückbleiben am meisten auffällt, sind: Ellenbogen, Nates, Wangen, Schultern und Knie. Andererseits haben wir gesehen, daß das Exanthem an der Innenseite der Arme herunterläuft, ebenso an der Vorderseite der Oberschenkel und daß es die Kniekehle viel früher erreicht als das vordere Knie.

Das würde sich damit erklären lassen, daß das Exanthem in der Nähe der großen Gefäße früher auftritt, und daß

Erklärung zu Figur 480.

		mittlere arterielle Entfernung in cm	Wertung der Initialfälle am 1. Tage a	2. Tage b	3. Tage c	der weiteren neun Fälle am 2. Tage d	3. Tage e
v.	Kopf	35	19	31	34	25	27
h.	Rücken	35	14	28	31	24	27
v.	Brust	38	10	24	27	21	27
v.	Bauch	58	7	23	27	18	27
v.	Schultern vorne	33	1	23	27	20	27
h.	Schultern hinten	33	1	22	29	21	27
v.	Oberarme volar	45	1	20	26	15	25
v.	Oberschenkel vorne	73	—	18	28	12	25
h.	Oberarme dorsal	45	1	13	23	11	23
v.	Unterarme volar	65	—	15	25	10	22
h.	Unterarme dorsal	70	—	14	24	10	23
h.	Oberschenkel hinten	88	—	12	25	8	22
h.	Kniekehlen	103	—	12	26	10	21
v.	Unterschenkel vorne	120	—	18	28	10	19
h.	Nates	75	—	11	23	5	13
v.	Hände volar	83	1	9	24	6	17
h.	Hände dorsal	88	—	10	24	6	16
v.	Knie	113	—	9	24	4	15
h.	Unterschenkel plantar	125	—	9	11	3	15
v.	Füße vorne	155	—	6	14	1	7
h.	Füße plantar	163	—	3	8	1	7
h.	Ellenbogen dorsal	53	—	2	17	—	3

es an jenen Regionen verspätet erscheint, wo der Blutstrom einen längeren Weg durch kleine Gefäße passieren muß.

Besonders plausibel ist diese Hypothese für Ellenbogen und Knie, die an den Endpunkten von kleinen Gefäßen liegen (siehe S. 206, 207, Fig. 476, 478). Schwierigkeiten in der Erklärung bieten das frühe und intensive Auftreten auf Stirne und Kopfhaut, das relativ frühe Erscheinen am Bauche, auf der Vorderfläche der Unterschenkel, sowie das relative Zurückbleiben der Arme als Ganzes.

Daß der Kopf als Ganzes so früh und intensiv beteiligt wird, läßt sich mit der starken Vascularisation erklären. In dieser Weise erkläre ich auch, daß die Schleimhäute das Exanthem noch vor der äußeren Haut zeigen, weil sie eine viel intensivere Blutdurchströmung besitzen. Sie verhalten sich damit ähnlich wie hyperämische Hautpartien.

Ältere Anschauungen über die Masern und meine Theorie des Exanthems.

Die ältere Auffassung über das Masernexanthem, die in der klinischen Krankheit lediglich die Intoxikation durch Mikroorganismen sieht, ist bei Jürgensen (Masern, 1. Auflage in Nothnagels Handbuch) in charakteristischer Weise dargestellt: Die Infektionserreger werden in kleiner Menge aufgenommen und reifen in der Inkubationszeit zu solchen Mengen an, daß sie, ähnlich wie die Plasmodien der Malaria, zu bestimmten Entwicklungszeiten ausschwärmen und in großen Schüben den Organismus überfallen. Die Inkubationszeit hängt vom Mikroorganismus ab, sie ist beendet, wenn derselbe entweder eine Reizschwelle der Konzentration überschritten oder eine bestimmte Entwicklungsphase erreicht hat.

Lassen wir Jürgensen selbst das Wort:

Man darf nie vergessen, daß es sich bei allen Infektionskrankheiten um biologische Vorgänge handelt. Belebte Wesen treten einander gegenüber — auf der einen Seite der zur Einheit zusammengefügte, ungezählte Zellen einschließende Menschenkörper, auf der anderen Einzelzellen, wieder in unbegrenzter Menge, aber jede für sich tätig, für sich lebend. Mag sich das Leben der Mikroorganismen auch in noch so einfachen Formen abspielen, eines wissen wir, daß es Schwankungen unterliegt, welche sich durch mehr oder minder schädliche Einwirkungen auf den Leib des Menschen verraten, in welchen die Kleinwesen eingezogen sind. In dem Kampfe, der geführt wird, ist die Stärke der Eindringlinge doch meist eine in sehr kurzen Fristen wechselnde. Nehmen wir selbst an, daß der Widerstand des Menschenkörpers eine für den einzelnen einigermaßen gleiche Größe darstellt. Dann wird nur insoweit von einem Typus des sich durch den Gang der Körperwärme verratenden Kampfes die Rede sein können, als es sich um eine zeitlich begrenzte und während dieser Zeit gewissen Regeln unterworfenen Lebeweise der Mikroorganismen handelt. Das Wechselfieber, die Plasmodieneinwanderung, hat diesen Typus, der Abdominaltyphus ebenso, bei beiden sind eben die Kleinwesen schärferer Disziplin unterworfen, um ein Bild zu gebrauchen. Aber wie unendlich verschieden ist in den Einzelfällen die Fieberkurve der Sepsis, der Tuberkulose. Hier gibt es keinen Typus. Und warum? Weil eine uns an keine Regeln gebunden erscheinende, zeitlich nicht begrenzte, bald stärkere, bald schwächere Ausbreitung der innerhalb des Körpers verweilenden und sich fortpflanzenden Mikroorganismen stattfindet. Wir sehen plötzliches, stürmisches Anschwellen der Körperwärme um mehr als vier Grade, dann aber auch geringe Erhebungen um weniger als einen Grad. Eines wie das andere sich einschiebend bald in den aufsteigenden, bald in den absteigenden Teil der 24stündigen Normalkurve. Öfter, wenn auch nicht immer, verraten örtliche Erkrankungen die Stelle, wo die Niederlassung der kleinen Feinde stattfand.

Ebenso ist es mit dem Typus aus, wenn der Einbruch der pathogenen Mikrobien mit solcher Gewalt geschieht, daß in kurzer Zeit der Tod folgt. Hier ist, wie alles andere, auch die Körperwärme ihnen vollständig untertan, von der Wirkung der Regulatoren ist nichts zu spüren. Aber auch das Krankheitsbild ist bei allen das gleiche, die Eigenart des Krankheitserregers ist nicht zu erkennen.

Bei den Masern sind diese vernichtenden Stürme entschieden selten. Wie die Entwicklung der Krankheit zeigt, ist mit großer Wahrscheinlichkeit ein allmähliches Heranreifen des Giftes vorhanden. Dabei kommt es meist nicht zur gleichzeitigen Reifung des ganzen, einzelne Teile sind den anderen um etwas voraus. Der Absatz zwischen Exanthem und Enanthem läßt das deutlich hervortreten, wo er vorhanden, wird man sicher von einer doppelten Invasion reden dürfen. Aber auch die manchmal sich während der Inkubationszeit zeigenden Temperatursteigerungen sind wohl am ungezwungensten darauf zurückzuführen, daß kleinere, frühgereifte Giftmengen einbrachen.

Je größer nun die Mengen, die gleichzeitig eindrangen, desto weniger können sich die Regulatoren geltend machen und umgekehrt. Dadurch kommt eine individuell recht verschiedene, mehr oder minder gezackte Kurve zustande, welche wohl einige ziemlich regelmäßig wiederkehrende Grundlinien darbietet, aber doch daneben die Verhältnisse des Einzelfalls deutlich zum Ausdruck bringt.

Gegenüber dieser älteren Auffassung habe ich im Jahre 1903[1]) eine andere Theorie der Inkubationszeit aufgestellt und mit B. Schick an der Serumkrankheit eingehend begründet:

Die Inkubationszeit hängt bei bestimmten Krankheiten in erster Linie vom Organismus ab, und zwar von dem zeitlichen Termine, in dem er die „Antikörper der vitalen Reaktion“ produziert. Dies trifft zunächst für jene Krankheiten zu, bei denen, wie bei der Serumkrankheit, der Erreger keine Giftwirkung an und für sich hervorruft, sondern erst durch antikörperartige Reaktionsprodukte des Organismus (Ergine) in eine toxische Modifikation übergeführt wird. Dieses sekundäre, aus dem körperfremden Erreger und dem Antikörper entstehende Gift, das Richet Apotoxin nennt, bewirkt erst die Symptome der Krankheit.

Wir waren von der Serumkrankheit ausgegangen, ich bewies darauf in eingehenden Studien an der Kuhpockenimpfung, daß die Vaccine dieselben Gesetze befolgt, und daß per analogiam auch die Variolaerscheinungen in der gleichen Weise zu erklären sind. Die Masern haben wieder mit Variola in den zeitlichen Verhältnissen, in der Lokalisation und dem Ablauf des Exanthems, in den Temperaturschwankungen und endlich besonders im Verhalten der Leukocyten (Sobotka) so viele Ähnlichkeit, daß ich die Theorie weiter auf die Masern ausdehnte.

Nach unserer Auffassung kommt die Masernkrankheit folgendermaßen zustande: Die Mikroorganismen werden in kleiner Menge aufgenommen (wahrscheinlich im Respirationstrakte), vermehren sich im Innern des Organismus und üben gleichzeitig einen Reiz zur Bildung

[1]) Die Literaturzitate finden sich in der Einleitung S. 1 und 2.

eines Antikörpers aus, der ihnen spezifisch entgegengesetzt ist und der die Wirkung hat, die Mikroorganismen gewissermaßen zu verdauen. Die Antikörperbildung erfolgt erst nach acht bis zwölf Tagen. Sobald der Antikörper in größeren Mengen erscheint, erfolgt die Verdauung der Mikroorganismen, wobei toxische Abbauprodukte (Apotoxine) entstehen, die auf die Körperzellen fieber- und entzündungserregend wirken. Bei den Masern erfolgt wie bei der Vaccine eine vollständige Abtötung und Vernichtung der Mikroorganismen, daher ist die Krankheit in kürzester Zeit beendet.

Das Fieber ist durch die Apotoxinwirkung auf die Zentralorgane, das Enanthem und Exanthem durch Wirkung des Apotoxins auf Haut und Schleimhäute zu erklären.

Ganz ähnlich dieser Theorie ist die ,,Hypothese zur Erklärung des Masernexanthems", die Sittler 1909 aufgestellt hat; nur werden von ihm bestimmte Mikroorganismen, Staphylokokken als Erreger der Masern angenommen.

Soweit die Erklärung der Symptome als Ganzes. Über das Exanthem speziell habe ich eine weitere Hypothese aufgestellt, zu deren Verständnis ich auf die Variola zurückgreifen muß.

Wir kennen Exantheme von zweifellos nervöser Natur (Herpes zoster) und von sicherer epizootischer Ätiologie (Scabies). Bei der Variola ist es außer Zweifel, daß sie keiner dieser beiden Gruppen angehört, da die Eruption nicht durch Infektion von außen her sich so gesetzmäßig auf die ganze Haut verteilen könnte und da in jeder der Pusteln der Infektionserreger reproduziert wird.

Die Infektionserreger müssen durch das Innere des Körpers in die Haut gelangen; es fragt sich nun zunächst: auf welchen Bahnen? Wenn sie durch die Lymphgefäße verbreitet würden, müßte man eine stärkere Abhängigkeit von dem Orte der primären Affektion erkennen. Aber nach der Inokulation des Menschen am Arme oder des Affen an der Bauchhaut erscheint das Exanthem ebenso wie bei der kryptogenetischen, wahrscheinlich auf dem Respirationswege erworbenen Variola zuerst im Gesicht und geht dann von oben nach unten auf die übrige Haut. Wir müssen uns vorstellen, daß die Blatternerreger mit dem arteriellen Blute ankommen und sich aus irgendeiner Ursache nach Art eines embolischen Prozesses in der Haut festsetzen.

Fragen wir uns nun, zu welcher Zeit sich der Blatternerreger in der Haut ansetzt? Wir können das danach bestimmen, wann die ersten Zeichen des Exanthems auf der Haut erscheinen. Wenn wir von außen her Vaccineerreger oder Blatternerreger in die Haut des ungeimpften Menschen eingetragen haben, so vergehen zwei bis drei Tage bis zur Bildung des ersten sichtbaren Knötchens. Bei Nachimpfungen in einer späteren Phase, während der Vaccineentwicklung, erfolgt die Knötchenbildung rascher, aber frühestens nach 24 Stunden. Wir können sagen, daß eine Implantation der Blatternerreger von innen aus in die Haut frühestens nach 24 Stunden, spätestens nach drei Tagen zum Knötchen führen muß.

Nun tritt das Exanthem in seinen ersten Zeichen etwa zwei Tage nach dem Auftreten der lokalen Area und nach dem Einsetzen des Fiebers in Erscheinung; wir müssen also annehmen, daß die Implantation der Blatternerreger in die Haut ungefähr gleichzeitig mit Area und Fiebereintritt vor sich geht. Synchron mit diesen Vorgängen ist fernerhin ein rapider Abfall der Leukocytenzahl.

Auf Grund der Erfahrungen bei der Vaccination habe ich die Symptome der Area, des Fiebers und des Leukocytenabfalles bei den inokulierten Blattern durch den Eintritt von Antikörpern erklärt und den Satz aufgestellt:

Die Aussaat des allgemeinen Blatternexanthems findet in der Phase des Eintrittes allgemeiner Antikörper statt.

Über den Zusammenhang der beiden Erscheinungen habe ich die Hypothese ausgesprochen, daß die eintretenden Antikörper eine agglutinierende Wirkung auf die Blatternerreger ausüben: daß diese durch Agglutination sich in den Capillaren zusammenballen und dadurch dort festgehalten werden. Eine ausführliche Besprechung der Hypothese, die sich auch auf die mikroskopischen Befunde von Weigert, Zülzer und Chiari stützt, habe ich in meinem Buche „Vaccination und vaccinale Allergie“, S. 168–179, gegeben.

Die Morbillen haben in ihrem Verlaufe eine große Ähnlichkeit mit dem Blatternprozeß: nach einer Inkubation von acht bis neun Tagen treten Fieber und katarrhalische Symptome auf; ungefähr 14 Tage nach der Infektion erscheint der allgemeine Ausschlag, vom Kopfe auf Stamm und Extremitäten absteigend. Der Ausschlag führt aber nicht wie die Variola zur Reproduktion von infektiösen Hautherden, und damit fehlt auch die zweite Fieberperiode, ähnlich wie bei der Variola des Affen.

Außer der Ähnlichkeit in Bezug auf Fieberkurve und Exanthem haben, wie schon oben erwähnt, die Masern auch noch eine Leukocytenkurve, die der der Blattern sehr ähnlich ist. Gemeinsam ist ferner die klinische Beobachtung, daß das Exanthem um so schwächer ausfällt, je schwächlicher und anämischer das Kind ist.

Ich nehme deshalb an, daß das Masernexanthem analog dem Blatternexanthem zu erklären sei: durch eine Einwirkung agglutinierender Antikörper auf das Masernvirus, wobei es aber nur zu toxischen Reaktionen an den Hautherden kommt, nicht zu erneuter Ausbildung von Kolonien.

Sind die beobachteten Tatsachen mit der Hypothese im Einklange? Durch die Beobachtung haben wir festgestellt:

1. der Ausschlag auf der äußeren Haut steigt vom Kopfe auf den Stamm und von da auf die Extremitäten herab;
2. die Körperteile werden um so später ergriffen, je weiter sie von Kopf und Stamm entfernt sind;
3. dabei bleiben bestimmte Bezirke in ihrer Entwicklung zurück, und zwar Wangen, Knie, Nates und besonders die Außenseiten der Ellbogen;
4. das Exanthem erschöpft sich häufig, ohne die peripheren bzw. zurückbleibenden Partien erreicht zu haben;
5. hyperämische Hautpartien – rote Narben, Tuberkulinreaktionen, Ekzeme usw. — erhalten das Exanthem reichlicher und früher; anämische Hautpartien (blasse Narben) später und spärlicher als die Umgebung;
6. auch durch artifizielle Hyperämie kann das Exanthem lokal verfrüht werden, wenn die Hyperämie mindestens einen Tag vor der Entstehung des Exanthems angewandt wird;
7. ebenso frühzeitig gesetzte Stauung kann eine Verzögerung des Exanthems bewirken.

Alle diese Tatsachen lassen sich damit in Einklang bringen, daß eine Imbibition das Gewebe mit einem auf dem Wege der Blutbahn ankommenden Stoffe zur Genese des Exanthems notwendig ist. Aus ihnen läßt sich jedoch nicht entscheiden, ob die Lokalisation durch eine primäre Festsetzung des Masernvirus erfolgt oder ob die antikörperartigen Substanzen zuerst die Gewebe imbibiert haben müssen, um dann das Masernvirus zur Festsetzung zu bringen.

Ich habe schon ausgeführt, daß ich mir nicht vorstelle, daß die Infektionserreger als solche das Exanthem embolisch erzeugen, sondern daß sie erst durch die Sättigung des Gewebes mit Antikörpern veranlaßt werden, sich in der Haut festzusetzen. Nehmen wir nun an, daß die Antikörperproduktion etwa 7 Tage nach der Infektion beginnt, daß diese Stoffe vornehmlich in den großen Drüsen und im Knochenmark gebildet werden, von dort aus etwa 10 Tage nach der Infektion durch das venöse Blut und die Lymphe in den Kreislauf gelangen.

Dadurch wird das arterielle Blut Antikörper führen und wird sie allmählich in den Geweben abgeben, in ähnlicher Weise wie es den Sauerstoff abgibt. Die Gewebe, welche, wie die Nasen-, Kehlkopf- und Mundschleimhaut sehr reichlich mit Blut durchströmt werden, können sich innerhalb von 1—2 Tagen soweit sättigen, daß in ihnen eine Agglutination des fortwährend kreisenden Masernerregers erfolgt. Die Agglutination bewirkt ein mechanisches Festhalten der zusammengeballten Erreger in den Capillaren, und an diesen Stellen erfolgt dann Apotoxinbildung und Einwirkung auf die nächste Umgebung, die sich klinisch durch den Exanthemfleck (z. B. das Koplikshe Bläschen mit seinem roten Hofe) äußert.

Die äußere Haut ist weniger durchblutet als die Schleimhaut; sie sättigt sich erst um 3—4 Tage später, und zwar zunächst in jenen Partien, die in der Nähe der großen Gefäße gelegen sind. Erst wenn die nächstliegenden Gewebe Antikörper in genügender Menge absorbiert haben, erlauben sie auch die Sättigung der peripheren Partien. Je weniger Blut eine Hautstelle erhält, je weiter sie vom Herzen entfernt ist, und einen je weiteren Weg das Blut durch kleine Gefäße zu machen hat, desto später erfolgt die Sättigung.

Die Agglutination und die konsekutive Exanthembildung geschieht nach Maßgabe der Sättigung, also allmählich absteigend; zwischen der Agglutination, also der Fixation der Infektionserreger in der Haut, und der Entstehung des klinisch wahrnehmbaren Exanthems haben wir nach Analogie der Variola einen Zeitraum von 1—2 Tagen einzuschalten.

Versuchen wir nun unter Zugrundelegung dieser Hypothesen unsere weiteren Beobachtungen zu analysieren.

Die Wirkung der Hyperämie an einer bestimmten Hautstelle ist leicht zu erklären: durch einen Intertrigo, eine Tuberkulinstelle, eine hyperämische Narbe strömt mehr Blut durch als durch die umgebende Haut, also erfolgt dort raschere Sättigung, frühere Exanthembildung.

Die experimentelle Hyperämie (Senfpflaster) wirkt in derselben Weise. Sie muß aber schon 2 Tage vor Auftreten des Exanthems ausgeführt werden, weil sonst die Agglutination schon vorüber ist.

Die Stauung bewirkt eine Verspätung und Verdichtung des Exanthems. Durch die geringere arterielle Durchströmung der gestauten Partien erfolgt die Anreicherung langsamer. Die Verdichtung ist viel-

Hypothese über den zeitlichen und ursächlichen Zusammenhang der Masern-Erscheinungen.

Zeitrechnung	Masernerreger	Antikörper	Folgen des Zusammentreffens von Masernerregern und Antikörpern	Klinische Erscheinungen
Tage ante exanth. 14	Festsetzung im Körper (Infektion)			
14—4	allmähliche Vermehrung			
4		Beginn des Eintritts in den Kreislauf	Apotoxinbildung —	—> Fieber
3	Abnahme infolge der allmählichen Agglutination und Verdauung durch die Antikörper	Sättigung der Respirationsschleimhaut —	—> Agglutination in den Respirationsschleimhäuten —	—> Husten, Niesen, Exanthem
2		und der Mundschleimhaut —	—> Agglutination in der Mundschleimhaut —	—> Kopliksche Flecke
1		Sättigung der Haut v. Kopf und Rücken —	—> Agglutination in der äußeren Haut beginnt —	
Exanthembeginn 0		Sättigung der Haut am Stamme und längs der großen Gefäße —	—> Agglutination d. Stamm. usw. —	—> Exanthem beginnt auf Kopf und Rücken
Tage post exanth. 1	spärlicher Rest	Sättigung der Haut der Extremitäten, Nates —	—> Agglutination in der Haut der Extremitäten —	—> Exanthem auf Stamm und Innenseite der Arme u. Oberschenkel
2	ganz agglutiniert	Sättigung der Haut an Füßen u. Ellenbogen —	—> keine Agglutination, da der Masernerreger fehlt	—> Exanthem der Extremitäten; die Enden der Extremitäten bleiben frei
3			Apotoxinbildung hört auf —	—> Fieber hört auf

leicht der Anwesenheit von mehr Infektionserregern zuzuschreiben, welche durch die Stauung zurückgehalten werden.

Von der Menge der Infektionserreger scheint mir ein Phänomen abhängig zu sein, das wir fast immer beobachten können: Die Abschwächung des anfangs intensiven Exanthems, wenn es auf die unteren Partien des Körpers kommt. Nur ausnahmsweise schreitet der Ausschlag von Kopf bis zu den Füßen in derselben Intensität weiter. Gewöhnlich ist die Sache so, daß am 2. und 3. Tage auf Kopf und Brust noch eine Verstärkung erfolgt, während auf den Extremitäten der einmal aufgetretene Ausschlag nicht mehr verstärkt wird. Die zuletzt dazukommenden Partien erhalten ein schwaches, flüchtiges oder gar kein Exanthem.

Ich erkläre das folgendermaßen: Der Infektionserreger zirkuliert im Blute in reichlicher Menge seit der Inkubationszeit. Die gesättigten Gewebe bewirken nach und nach Agglutination, die nun die Menge der zirkulierenden Infektionserreger immer mehr vermindert. Die Agglutination betrifft von Tag zu Tag immer weniger Material, das Exanthem wird infolgedessen kleiner, flüchtiger (da es sich um apotoxische Reaktionen, nicht um Angliederung neuer selbständiger Herde handelt, wie bei den Blattern), bis zum Schlusse der Masernerreger ganz ausgesiebt ist, und die Sättigung der weiteren Gewebe (Haut der Füße, der Ellenbogen) zu keinen sichtbaren Folgeerscheinungen mehr führt.

Mit dem Verschwinden der Infektionserreger aus dem Kreislaufe hört die Apotoxinbildung in den Zentralorganen auf, mit der Ausbildung des Exanthems die Apotoxinbildung der Haut, so daß nunmehr auch das Fieber erlischt. Ein reichlicher Antikörpergehalt bleibt zurück.

Die nebenstehende Tabelle zeigt diese einzelnen Phasen in ihrer zeitlichen Koinzidenz und Reihenfolge.

Zusammenfassung der gefundenen Tatsachen.

Gegenüber den spärlichen und ungenauen Angaben in der Literatur (S. 112 und 120) wurde hier zum ersten Male der Versuch gemacht, das Bild der Masern auf der äußeren Haut an einem großen Materiale eingehend zu studieren.

Meines Wissens ist es überhaupt das erstemal, daß ein akutes Exanthem in so genauer Weise registriert und einer systematischen Bearbeitung unterzogen wurde.

Nach verschiedenen Vorversuchen, das Exanthem durch Photographie, Zeichnung, Moulage darzustellen (S. 3), wurde eine bestimmte

Methode (S. 9) der schematischen Zeichnung ausgewählt, und 46 Masernfälle wurden von mir selbst an jedem einzelnen Exanthemtage in schematischen Zeichnungen festgehalten.

Unter diesen wurden 10 Fälle ausgewählt, bei denen schon die ersten Anfänge des Exanthems beobachtet wurden, und an ihnen das Auftreten des Exanthems und der Verlauf der ersten Tage studiert (10 Initialfälle, S. 112).

Der weitere Verlauf und das Abblassen des Exanthems wurde an 9 Fällen entwickelt, welche vom 2. bis zum 5. Exanthemtage gezeichnet worden waren (S. 145).

Diese und alle übrigen Fälle wurden hierauf zur Beantwortung von Detailfragen herangezogen (Einzelheiten des Exanthems S. 173).

Erste Zeichen des Masernexanthems.

Die gewonnenen Tatsachen beziehen sich zunächst auf das Entstehen des Exanthems.

Die Anfänge des Masernexanthems finden sich in Form verstreuter roter Papeln auf Kopf und Stamm, und zwar in den einzelnen Regionen in folgender Reihenfolge der Häufigkeit:

Hinter den Ohren,
in der Mitte des oberen Rückenabschnittes,
in der Umgebung von Mund und Nase,
an den Wangen und vor den Ohren,
auf der Stirne,
selten und spärlich auf Brust und Bauch.

Das Exanthem am Beginne des 2. Tages.

Nun ergreift das Exanthem im Verlaufe von 2—4 mal 24 Stunden, durchschnittlich in 3 Tagen, den übrigen Körper.

Nach dem Verlauf der ersten 24 Stunden ist die durchschnittliche Entwicklung des Exanthems die folgende:

Auf Kopf und Rücken bis zur Crista ilei ist ein reichliches, dichtes Exanthem vorhanden; das Gesicht ist in seinen oberen und mittleren Partien intensiv ergriffen, nur die Wangen nehmen häufig noch nicht daran teil, sondern zeigen kein oder nur spärliches Exanthem.

Spärliches Exanthem findet sich auf Brust, Bauch, auf den Schultern und der Innenseite der Oberarme.

In Form vereinzelter Papeln zeigen sich Anfänge des Ausschlages auf den übrigen Teilen der Arme, auf den Oberschenkeln, den Kniekehlen, den Nates und den Vorderflächen der Unterschenkel.

Die hintere Fläche der Unterschenkel, die Füße, die Knie und Ellenbogen sind noch frei.

Das Exanthem am Beginne des 3. Tages.

Nach zweimal 24 Stunden kann die Entwicklung schon beendet sein oder sich noch in dem eben beschriebenen Stadium befinden. Durchschnittlich hat sie jedoch folgende Ausdehnung:

Kopf, Stamm, Schultern, die Vorderseite der Oberarme und der Oberschenkel sind intensiv ergriffen;

weniger konstant findet sich das intensive Exanthem auf der Dorsalseite der Oberarme, der Unterarme und der Hinterseite der Oberschenkel; spärliches Exanthem zeigen die Kniekehlen, die Unterschenkel, ferner die Hände und die Knie, nicht immer die Nates;

Anfänge des Exanthems finden sich auf den Füßen, während die Ellenbogen noch frei zu sein pflegen.

Das Exanthem am 4. und 5. Tage.

Durchschnittlich ist nun das Exanthem voll entwickelt, nur Nates, Füße und Ellenbogen sind öfters rückständig.

Der 5. Tag bringt nur ausnahmsweise noch ein weiteres Fortschreiten, das sich auf ein Nachholen früher verschonter Gebiete oder einen Nachschub auf einem früher nur schwach betroffenen Gebiete bezieht.

Abblassen des Exanthems.

Der Ausschlag ist bei seinem Erscheinen frischrot (rosa bis hochrot), nach 1—2 Tagen nimmt die Hyperämie ab; sie läßt gleichzeitig eine leichte Pigmentierung zurück.

Dieser Prozeß des Verblassens beginnt regelmäßig auf der Stirne, wo schon am Beginne des 2. Tages das Exanthem an Intensität zu verlieren pflegt.

Am Beginne des 3. Tages sind durchschnittlich Stirn und behaarter Kopf stark abgeblaßt; beginnende Abblassung findet sich im übrigen Gesichte, auf Stamm und Schultern.

Am Beginne des 4. Tages ist die Abblassung auf die Extremitäten herabgeschritten; auf Stirn und behaartem Kopfe ist in der Regel auch die zarte Pigmentierung schon verschwunden.

Am Beginne des 5. Tages endlich hat der Kopf (gewöhnlich mit Ausnahme der Wangen, die noch gerötet oder pigmentiert sind) seine Exanthemreste ganz verloren, während die Pigmentierungen am übrigen Körper — soweit das Exanthem vordrang — noch deutlich sind.

Ellenbogen und Füße bleiben häufig vom Exanthem völlig verschont, seltener Knie, Nates, Hände.

Dauer und Form der Einzelefflorescenzen.

Zur vollen Entwicklung (vom ersten Eintritt der Papel bis zum Verschwinden der Hyperämie) braucht das Exanthem an jeder Körperstelle durchschnittlich 3 Tage; die zuletzt aufgetretenen Exanthemstellen (z. B. auf den Nates und Füßen) haben einen rascheren Ablauf; sie sind blasser, flüchtiger, verschwinden oft ohne jede Pigmentierung.

Die einzelnen Efflorescenzen beginnen meistens als kleinste rote follikuläre Erhebungen, und sind öfters mit anämischen Höfen umgeben; sie vergrößern sich nach allen Seiten, konfluieren mit benachbarten Efflorescenzen und können dann die Haut so überziehen, daß nur noch spärliche helle Inseln von normaler Haut dazwischen übrig bleiben. Neben diesem appositionellem Wachstum findet in den ersten Tagen auch eine Vermehrung durch Aufschießen neuer Papeln statt, welche denselben Entwicklungsgang durchmachen — nach kurzem Bestehen ihre Hyperämie allmählich wieder einbüßen und Pigmentierung zurücklassen.

Die Intensität der Neubildung von Papeln und Verstärkung des Exanthems schwächt sich am 3. Tage sehr ab.

Sie beträgt (an den Fortschritten der einzelnen Körperstellen gemessen, siehe S. 162):

am 1.	2.	3.	4. Tage
172	160	87	17 Einheiten.

Reihenfolge der einzelnen Hautbezirke.

Das Exanthem bedeckt die Haut des Körpers in gesetzmäßiger Weise, indem es von Kopf und Rücken ausgeht, dann Stamm und Extremitäten überzieht, wobei es gewisse Hautpartien bevorzugt, andere zunächst vermeidet und erst später oder gar nicht ergreift (Tafel VII).

Die schematische Abbildung auf Tafel VIII läßt durch Schraffierung die Hautbezirke in der Reihenfolge erkennen, in welcher sie durchschnittlich ergriffen wurden.

Erklärung zu Tafel VIII: Auf der linken Körperseite sind die am frühesten ergriffenen Teile am dunkelsten schraffiert und die Intensität der Färbung nimmt um so mehr ab, je später der betreffende Bezirk sein Exanthem erhält; auf der rechten Seite ist die umgekehrte Reihenfolge eingehalten.

Die Trennungslinien der Hautbezirke sind (halbschematisch) an der Hand von solchen Fällen ausgearbeitet, welche scharfe Grenzen zwischen den befallenen und den exanthemfreien Gegenden erkennen ließen. (Hierfür wurden benutzt die Zeichnungen von den Fällen 7, 8, 9, 10, 11, 14, 17, 18, 22, 23, 24, 25, 26, 30, 31, 32, 33, 35, 36, 42, 44, 46.)

Beeinflussung des Exanthems durch allgemeine und lokale Ursachen.

Allgemeine Einflüsse ließen nur undeutliche Einwirkungen auf den gesetzmäßigen Ablauf des Exanthems erkennen; im Sommer scheint der Ausschlag sich etwas rascher zu entwickeln als im Winter. Bei kleinen Kindern bleibt das Exanthem häufiger unvollständig als bei größeren (S. 191).

Geschwister zeigten außerordentliche Ähnlichkeit in der Form des Exanthems (S. 193), aber auch bei gleichzeitiger Infektion mit demselben Virus wurde Ähnlichkeit der Ausschläge verzeichnet (S. 194).

Sehr stark macht sich der Einfluß lokaler Ursachen auf den Ablauf des Exanthems geltend. Der Ausschlag entsteht auf allen chronisch-hyperämischen Stellen früher als auf der normalen Haut der Umgebung, gleichgültig ob die Hyperämie durch Tuberkulinstellen, Druck von Strumpfbändern oder durch Intertrigo hervorgerufen ist.

Den Masern vorhergehende Lokalisationen von Erythema multiforme und Urticaria an den Extremitäten führten zu einer fast völligen Umkehr des Exanthembildes, indem die Extremitäten früher ergriffen wurden als der Stamm (S. 197).

Anämische Narben pflegen exanthemärmer zu bleiben als die Umgebung, während die sie begrenzende Haut das Exanthem anzieht (S. 195).

Künstliche Beeinflussung des Exanthems gelang einige Male durch Applikation von Hautreizen und durch Stauung, und zwar nur dann, wenn diese Maßnahmen spätestens einen Tag vor dem Sichtbarwerden des Ausschlages ausgeführt wurden.

Ein Senfumschlag bewirkte ein konfluierendes Exanthem in spärlich beschickter Umgebung.

Stauung verursachte eine Verspätung des Exanthems, der eine reichliche Ausbildung folgte.

Zusammenhang des Exanthems mit der Arterienverteilung und der Länge des arteriellen Weges zu den einzelnen Hautstellen.

Es wurde versucht, die Ursache des gesetzmäßigen Ablaufes des Masernexanthems zu ergründen, indem die aus der Beobachtung gewonnenen Durchschnittsbilder mit der Verteilung der Hautnerven und der Hautarterien verglichen wurden.

Die sensiblen Nerven zeigen eine wesentlich andere Verteilung als das Exanthem; ein Herabsteigen des Exanthems entsprechend den Headschen Zonen würde eine ganz andere Gesetzmäßigkeit zur Folge haben. Das Exanthem kann daher nicht mit der Verteilung der sensiblen Hautnerven in Zusammenhang gebracht werden.

Dagegen ergibt sich bei der Vergleichung mit den Hautarterien eine Anzahl von Ähnlichkeiten. Das Absteigen des Exanthems befolgt — mit Ausnahme einiger unaufgeklärter Punkte — die Regel, daß es um so früher erscheint, je näher die betreffende Hautstelle auf dem arteriellen Wege vom Herzen erreichbar ist, je näher sie den großen Gefäßen liegt und eine je lebhaftere Zirkulation sie hat. Umgekehrt tritt das Exanthem um so später auf, je weiter die Hautstelle vom Herzen abliegt, einen je längeren Weg das Blut durch kleine Gefäße zu passieren hat und je weniger Hyperämie sie aufweist.

Hypothese über das Wesen des Masernexanthems.

Auf Grund von beobachteten Tatsachen, von Vergleichen mit den Erfahrungen bei Variola und Vaccine wird die Hypothese aufgestellt, daß das Exanthem aus apotoxischen Reaktionen auf Masernerreger besteht, die sich in den Hautcapillaren festgesetzt haben.

Als Ursache der Fixation wird (rein hypothetisch) eine Agglutination angenommen, welche die Masernerreger erfahren, wenn sie die Capillaren eines mit Antikörper gesättigten Hautbezirkes passieren.

Die Sättigung der äußeren Haut durch Antikörper sei somit die Veranlassungsursache und Vorbedingung zum Entstehen des Exanthems.

Diese Sättigung erfolge nach Art der Abgabe des Sauerstoffes aus dem arteriellen Blute. Auf diese Weise wird das Absteigen des Exanthems erklärt: Zuerst werden jene Bezirke gesättigt, welche eine sehr intensive Zirkulation haben (Schleimhäute) oder dem Herzen und den großen Gefäßen nahe gelegen sind. Erst wenn diese abgesättigt sind, erhalten auch die übrigen Bezirke sukzessive genügend Antikörper, um eine Agglutination des Masernerregers zu bewirken.

Durch die Agglutination wird der Masernerreger allmählich aus dem Kreislaufe ausgesiebt; die Agglutination trifft bei den später gesättigten Hautbezirken (Enden der Extremitäten) nur mehr weniges Material; das Exanthem erscheint daher dort spärlich und flüchtig. Das häufige Freibleiben der Ellenbogen, Füße und Nates wird dadurch erklärt, daß zu jener Zeit, wo die am schlechtesten arterialisierten Hautpartien zur Sättigung gelangen, keine Masernerreger mehr im Blute vorhanden sind.

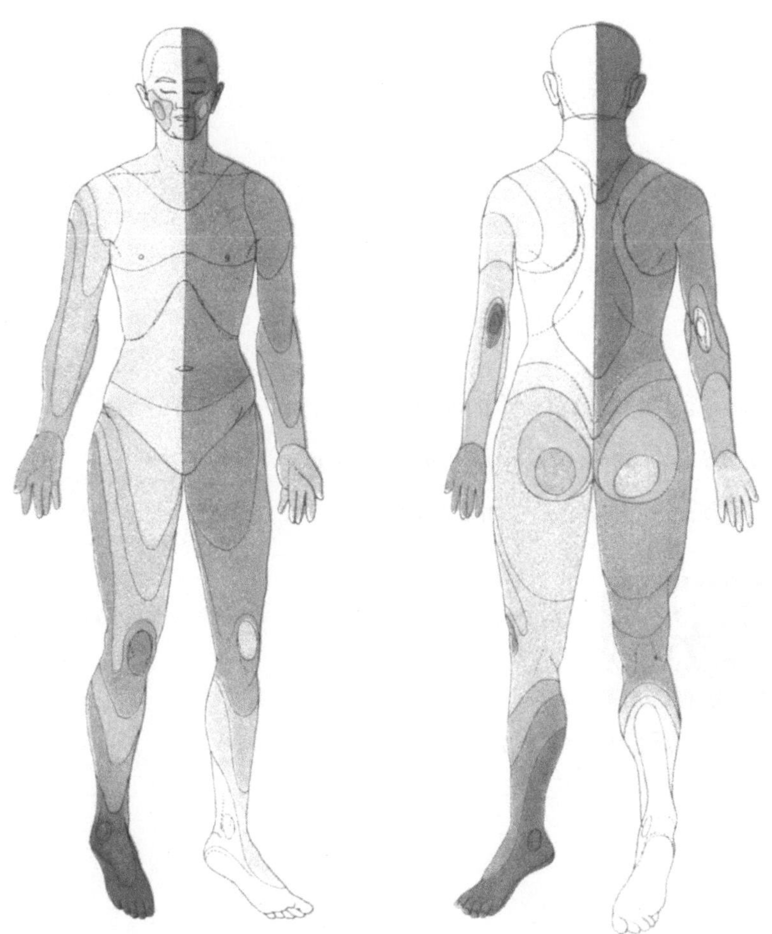

Hauptregionen des Masernexanthems.

Die Intensität der Färbung entspricht dem sukzessiven Auftreten des Exanthems.

 Verlag von Julius Springer in Berlin.

Additional information of this book

(Das Bild der Masern auf der äusseren Haut; 978-3-662-24392-3) is provided:

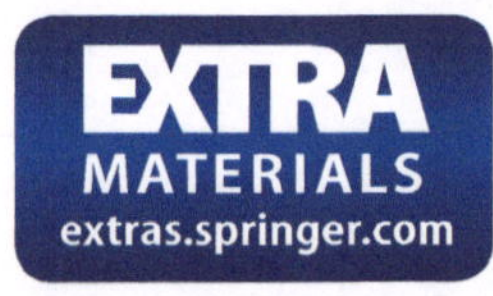

http://Extras.Springer.com